最新 **4** 訂版

アロマテラピー図鑑

監修
佐々木薫

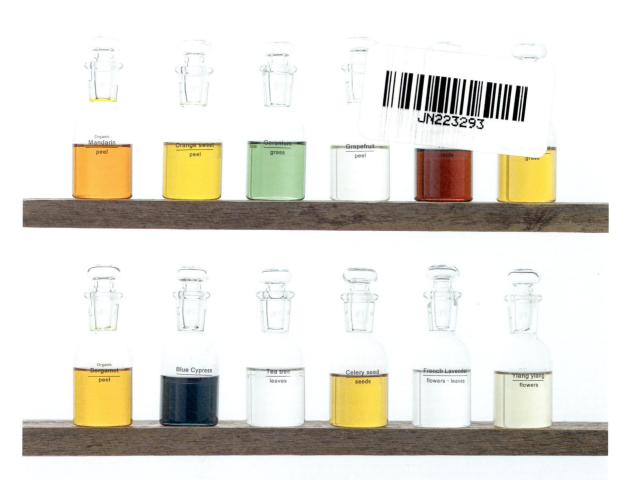

主婦の友社

CONTENTS

精油、海外から日本へ ……… 006
―その歴史と今、そしてこれから

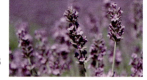

今、日本各地で精油作りが広がっています ……… 008
日本で採油される「和精油」たちのプロフィール ……… 010
日本の「香り」の文化は6世紀ごろから始まっていました ……… 013

PART 1 アロマテラピーの基礎知識と利用方法

アロマテラピーは心と体に働きかけます ……… 016
大量の植物から抽出された芳香成分のエッセンス ……… 018
まずは精油の香りをかぐことから始めましょう ……… 019
原料植物による違いなど、香りにはさまざまな種類があります ……… 020
薬ではないからこそ「正しく使うこと」が大切です ……… 022
　　　　　精油を使うときの約束 ……… 023
妊婦さん、授乳期のママ、乳幼児に安全な精油と使い方 ……… 024

検定資格でアロマテラピーを仕事と暮らしに役立たせましょう ……… 025
アロマテラピーの資格を生かす・仕事にする ……… 027

知っておきたい　精油に関する「法律」
手作りのアロマクラフトを「販売」するのはNGです ……… 028

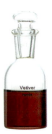

精油、海外から日本へ
―その歴史と今、そしてこれから

撮影　那須野ゆたか、熊原美恵、宮城寛明

アロマテラピーは世界各地、その土地の植物とともに育った香りの文化

　アロマテラピーは、植物が持つ香りの力を、私たち人間の生活に生かすもの。だからこそ、植物が生育するところなら、世界中どこにでも存在して不思議ではありません。

　植物は、自分の身を守るために特殊な成分を蓄えており、それは他の生物にとっても有益です。なかには毒性となるものもありますが、私たちはその特性をトライ＆エラーで学びながら活用し、古くから共存してきました。単に、精油として完成されたものを利用するだけでなく、原料となる植物の自然の姿へ目を向けたり、産地の文化や歴史にふれることで、アロマテラピーの楽しみはより深まると思います。そして、日本も産地のひとつであり、世界に誇る香り文化を育んできたことに目を向けてみましょう。

ブルガリア
ローズ
気象条件に恵まれた土地で育つ芳醇な香り。バラの谷が育む香料バラ

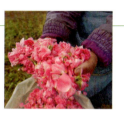

ブルガリア中央部、大きな2つの山脈に挟まれた一帯に畑が集まり、通称「バラの谷」と呼ばれます。「ブルガリアンローズオイル」には認証制度があり、高い品質は3世紀以上にわたり守られてきました。開花時期の湿潤な気候が、バラの香りを育むといわれます。6月初旬にはバラ祭りが開かれ、世界中の愛好家で賑わいます。

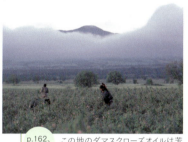

p.162、164　この地のダマスクローズオイルは芳香成分の含有量が非常に高い。

チュニジア
ネロリ（ビターオレンジ）
貴婦人が愛したビターオレンジ畑は歴史とともに肥沃な大地へ

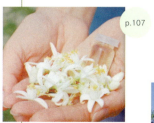

p.107

ネロリの原料となるビターオレンジの花は、もともとイタリア、フランスで栽培されていましたが、香料産業の発展とともに、地中海を隔てた対岸の国々へと広がります。なかでも良質の精油を産出するのがチュニジアです。古くから培われた香り文化の中で、副産物であるオレンジ花水が親しまれています。

開花期は3月下旬から4月上旬の2週間。熟練した女性たちが丹念に、素早く摘花する。

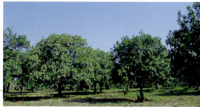

PART 3 植物油・バター・ワックス図鑑

この章の読み方 ……… 172

あ
アプリコットカーネルオイル	173
アボカドオイル	173
アルガンオイル	173
アルニカオイル	174
オリーブオイル	174
オリーブスクワランオイル	174

か
カカオバター	175
カスターオイル	175
カメリアオイル	175
カレンデュラオイル	176
キャロットオイル	176
ククイナッツオイル	176
グレープシードオイル	177
ココナッツオイル	177
小麦胚芽オイル	177

さ
シアバター	178
スイートアーモンドオイル	178
セサミオイル	178
セントジョーンズワートオイル	179
ソヤオイル	179

た
月見草オイル	179

は
パームオイル	180
ピーチカーネルオイル	180
ピーナッツオイル	180
ヒッポファエオイル	181
ヘーゼルナッツオイル	181
ヘンプシードオイル	181
ホホバオイル	182
ボリジオイル	182

ま
マカデミアナッツオイル	182
マンゴーバター	183
ミツロウ	183

ら
ローズヒップオイル	183

12カ月の精油 ……… 184

PART 4 アロマテラピーの楽しみ方

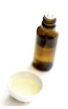

芳香浴 ……… 186
沐浴 ……… 188
スチーム吸入、湿布 ……… 190
スキンケア ……… 191
アロマトリートメント ……… 195
生活の中で使う方法 ……… 198
目的＆お悩み別 おすすめ精油一覧 ……… 200

精油の作用についての用語解説 ……… 202
精油の芳香成分と特徴 ……… 204
香りタイプ別インデックス ……… 206

CONTENTS

チャンパカ	098
チュベローズ	099
ティートリー	100
ディル	101
トゥルシー	102
トンカビーンズ	103

な

ナツメグ	104
ナルデ	105
ニアウリ	106
ネロリ	107

は

バイオレットリーフ	108
パインニードル	109
バジル・リナロール	110
パチュリ	111
ハッカ	112
バニラ	113
バルサム・ペルー	114
パルマローザ	115
バレリアン	116
ヒソップ	117
ヒノキ	118
ヒバ	119
ピンクペッパー	120
フェンネル・スイート	121
プチグレイン	122
ブラックスプルース	123
ブラックペッパー	124
ブラッドオレンジ	125
フランキンセンス	126
ブルーサイプレス	127
ブルーム・スパニッシュ	128
プルメリア	129
フレンチラベンダー	130
ベチバー	131
ペパーミント	132
ベルガモット	133
ベンゾイン	134
ホーリーフ	135

ま

マージョラム・スイート	136
マートル	137
マスティックトゥリー	138
マヌカ	139
マンダリン	140
ミモザ	141
ミルラ	142
メリッサ	143
モミ	144

や

ヤロウ・ブルー	145
ユーカリ	146
ユーカリ・シトリオドラ	147
ユズ	148

ら

ライム	149
ラヴィンサラ	150
ラバンディン	151
ラベンサラ	152
ラベンダー	153
ランタナ	154
リツエアクベバ	155
リンデン	156
レモン	157
レモングラス	158
レモンティートリー	159
レモンバーベナ	160
レモンマートル	161
ローズ・アブソリュート	162
ローズウッド	163
ローズ・オットー	164
ローズマリー	165
ロータス	166
ローレル	167
ロザリーナ	168
ロベージ	169

わ

ワームウッド	170

PART 2 精油図鑑

この章の読み方 ………… 030

あ

アニスシード	032
アンジェリカルート	033
アンブレットシード	034
イニュラ	035
イモーテル	036
イランイラン	037
イリス	038
ウインターグリーン	039
エレミ	040
オークモス	041
オールスパイス	042
オポポナックス	043
オレガノ	044
オレンジ・スイート	045

か

ガイヤックウッド	046
カーネーション	047
カシスリーフ（新芽）	048
カフィアライムリーフ	049
カボス	050
カモミール・ジャーマン	051
カモミール・ローマン	052
カヤ	053
カユプテ	054
カルダモン	055
ガルバナム	056
キャロットシード	057
キンモクセイ	058
クスノキ	059
クミン	060
クラリセージ	061
グレープフルーツ	062
クローブ	063
クロモジ	064

ゲットウ	065
コウヤマキ	066
コパイバ	067
コリアンダー	068

さ

サイプレス	069
サンダルウッド・インド	070
サンダルウッド・オーストラリア	071
シークワーサー	072
シスタス	073
シソ	074
シダーウッド・アトラス	075
シダーウッド・バージニア	076
シトロネラ	077
シナモンリーフ	078
シベリアモミ	079
ジャスミン	080
ジャスミン・サンバック	081
ジュニパーベリー	082
ジンジャー	083
スイセン（ナルキッソス、ジョンキル）	084
スギ	085
スターアニス	086
スパイクラベンダー	087
スペアミント	088
セージ	089
ゼラニウム	090
セロリシード	091
セントジョンズワート	092

た

タイム・リナロール	093
ダバナ	094
タムシバ	095
タラゴン	096
タンジェリン	097

南イタリア〜ドイツ
ベルガモット

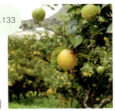
p.133

世界のベルガモット精油の約90％がここで生まれる

イタリア半島の突端の街、カラブリア州レッジョカラブリア。世界で唯一といえるベルガモットの生産地は、地中海性気候で冬は温暖、夏は乾燥する土地で、ミネラル豊富な水源もあります。ベルガモット以外にもオレンジやオリーブなどの植物が豊かに育つ地です。

香料のために果皮のみが利用される貴重な柑橘。

収穫は11月下旬から1月中旬。

オーストラリア
ティートリー

先住民たちが心身を休めた泉は芳香成分に満ちていた

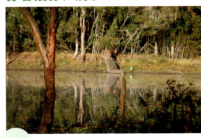
p.100

ティートリーの木が周りに自生する泉は、「マジカル・ラグーン」と呼ばれ、アボリジニ族の人たちが、旅の疲れを癒やしたり、出産前に体を清めるパワースポットでした。畑には動物たちも集まり、彼らにもティートリーの効用は熟知されているようです。

世界各地の代表的な精油と油脂とその産地

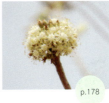
シアの花。乾期の1〜2月ごろ、直径1〜2cmの花が咲く。

マダガスカル
- イランイラン
- レモングラス
- バジル
- パルマローザ
- クローブ
- ベチバー

他

多くの芳香植物に適した土地。プラントハンターが、世界中から植物を持ち込んだ

マダガスカルといえばバニラビーンズが有名ですが、ほかにも多種多様な芳香植物が、この島では栽培されています。それは気候が植物に合うだけでなく、18世紀にフランス人植物学者ピエール・ポワブルが多種の苗木を持ち込んだことも大きく影響しているといえます。

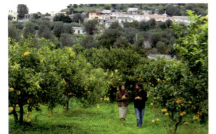
p.120

白、黒、グリーン各種の胡椒の中でも色鮮やかなピンクペッパー。

上は手摘みのイランイラン。左はバジル。
p.37 p.110

ガーナ
シアバター

強い日ざしから肌を守り食用にも使われてきた人々の命を守る木の実

落下したシアの果実の種子の中の仁を取り出し、十分に乾燥させ、女性たちの手で作られるシアバター。産地では食用油にも使われます。西アフリカの過酷な紫外線や、すり傷、切り傷から肌を守るための万能薬として常備されます。赤ちゃんのマッサージなどにも使われ、出産のお祝いなどにも贈られます。

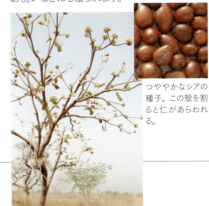
つややかなシアの種子。この殻を割ると仁があらわれる。

p.178

007

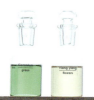

精油、海外から日本へ
―その歴史と今、そしてこれから

今、日本各地で精油作りが広がっています

精油の原料となる植物の産地は世界各地にあり、日本にも芳香成分が豊富な植物はたくさん自生し、また栽培されています。原産は海外だったとしても、日本の風土に合い、根づき、人々の生活に溶け込んだものもあります。そんな精油たちは、今や全国各地で採油されています。

香りとともに風景も素晴らしい北海道のラベンダー畑

　北海道・富良野といえば、夏のラベンダー畑で有名な観光地。その始まりは1937年だったといいます。フランスから取り寄せられた5kgほどのラベンダーの種子から、日本のラベンダーの歴史は始まりました。植物としてのラベンダーは生命力が強い常緑性低木。やせた土地でも根づき、気候が不順でも比較的安定して育ち、害虫にも強いことから、特性に最も合う環境の北海道各地で栽培が広まりました。それでも多くの苦労がありました。品種の選定もそのひとつ。同じ真正ラベンダーの種子でも、花の色、花穂の大きさ、香りもさまざま。その中で優良品種として選ばれたのが、右の3種。フランス産よりも質の高い精油が採れたそうです。土地に合う植物というだけでなく、多くの農家の苦心、工夫があってこそ根づいた日本のラベンダーです。

北海道生まれの品種

フランスから入手したのは「真正ラベンダー」の種子。この種子から育てたさまざまな性質をもった株を、さらに挿し木でふやし、その中から選ばれた優良品種がこの3種です。

はなもいわ

花は淡い紫で、花穂は短く、香りに爽快感がある。栽培と蒸留が行われた南ノ沢農場にのぞむ「藻岩山」からその名を得たそう。遅咲きだが、収油量にすぐれる。

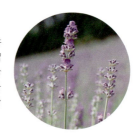

おかむらさき

花は淡い紫、花穂は長く、香りはさわやかにしてふくよか。花が満開の時期になると、ラベンダー畑の丘が一面の紫のじゅうたんになる、その様子から名づけられた。積雪に強い品種。香料用、観賞用としてすぐれる。

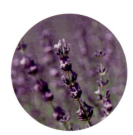

ようてい

花は赤みを帯びた紫、花穂は短く密集し、香りはさわやかさの中に深さがある。蝦夷富士とも呼ばれる羊蹄山からその名をとる。株はやや寒さに弱く、積雪にはデリケートな品種。

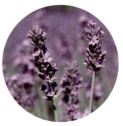

画像提供：ファーム富田

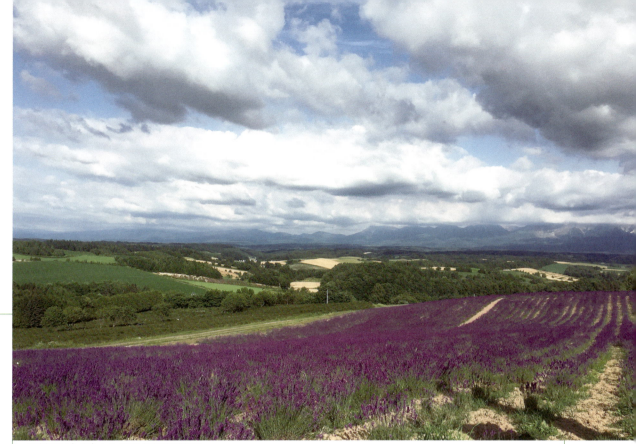

写真提供：(一社)かみふらの十勝岳観光協会

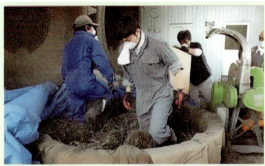

蒸留作業の担い手は観光協会の人たち。

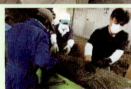

収穫して乾燥させたラベンダーを蒸留釜に詰めやすいようにカットする。

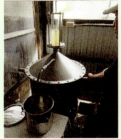

蒸留は年1回。夏の暑さの残る中、一気に行われる。

「ラベンダーの歴史を未来に」ラベンダーの町、上富良野

　隆盛を誇った北海道のラベンダー生産ですが、天然香料の需要の激減とともに少しずつ厳しい状況に。農家は畑をたたまざるを得なくなる中、唯一残った畑の写真がカレンダーとなったことがきっかけで、ラベンダーブームが起こりました。

　一方、上富良野町ではラベンダー生産の歴史を後世につなげようという気運が高まります。その拠点のひとつ、「日の出公園」を彩るラベンダーは、観光協会の手で、毎年、精油の蒸留が行われています。一度はたたまれたラベンダー農園ですが、観光農園として、また精油生産の拠点として再スタートしています。

精油、海外から日本へ
―その歴史と今、そしてこれから

日本で採油される「和精油」たちのプロフィール

北海道 ハッカ　薄荷

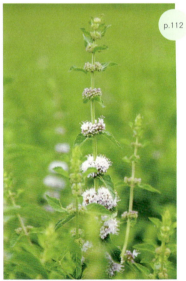

p.112

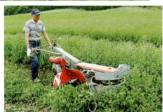

古来、日本でも自生していたといわれ、18世紀ごろから本格的に栽培されるようになったハッカ。かつて20世紀の初頭には、北海道での本格栽培が盛んとなり、大生産地となった北見地方では「ハッカ景気」と呼ばれる時代がありました。当時の隆盛が記念館として残されています。

モミ　樅　　　　p.144

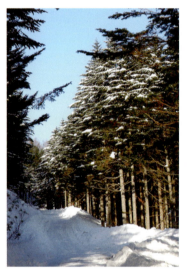

一般的にはトドマツと呼ばれ、もともと北海道に自生します。植林、伐採された木の、木材としては使われない葉と細枝の部分から精油を得ます。森林が森林として維持できるような環境づくりに取り組む下川町では、「ゼロ・ミッションプロジェクト」の一環として精油生産が行われています。

シソ　紫蘇

p.74

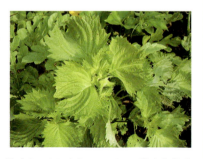

原産は中国からヒマラヤ地方といわれますが、ビタミン豊富な薬味として日本人の食生活と切り離せません。香料としては、食品香料を得ることを目的に、農家との契約栽培が行われています。近年は抗菌作用などの薬用効果も研究されています。

青森　ヒバ　檜葉

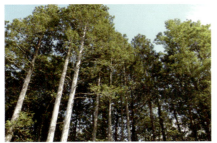
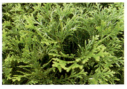

p.119

　もともと本州南部の高山地帯、四国・九州に分布していたアスナロという木が、北の地域でも自生できるように変種したのがヒバといわれています。強い抗菌力のあるヒノキチオールが含まれていて、昔から日本では心身によいものとして用いられてきました。

吉野　ヒノキ　檜

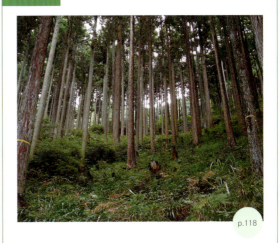

p.118

　日本原産のヒノキは、本州は福島県以南、四国、九州まで分布している樹木。日本人には「檜の風呂」といえば、和のアロマテラピーの真骨頂と呼べるでしょう。なお、おもな芳香成分は抗菌性をもつテルペンで、ヒノキチオールはほとんど含まれません。

各地　クロモジ　黒文字

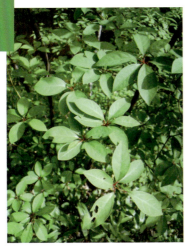

p.64

　枝の香りのよさから、和菓子に添える高級楊枝として使われてきたクロモジ。北海道から九州まで日本の各地に広く分布しています。精油成分としては殺菌効果、免疫調整作用のあるリナロールが非常に多く含まれていることからも、邪気を払う神木とされたのでしょう。

和歌山　コウヤマキ　高野槙

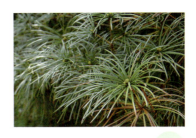

p.66

　かつては北半球全般に分布していたものが、今はほとんど日本にしかなく、日本固有の樹木とされています。においが強いことから「クサマキ」とも呼ばれ、葉を煎じたものを胃腸の薬として使っていた地域もあり、日本人の生活に根ざした植物です。

011

高知

ユズ　柚子

p.148

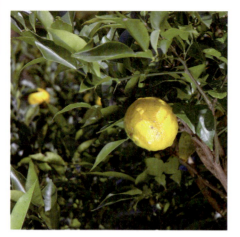

シソと並んで、和食の香りづけに欠かせないユズ。ビタミン豊富な柑橘類であることから、風邪対策や疲労回復などの民間療法もポピュラーです。高知産のユズの品質の高さは有名で、樹齢100年を超す木も見られます。

佐賀

クスノキ　樟

p.59

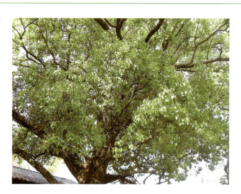

和服の保存、虫よけに使われてきたクスノキの精油の結晶成分が樟脳。香りの強い樹木はご神木として祀られることが多く、クスノキも神社の境内などによく植樹されています。また、飛鳥時代、奈良時代の古い仏像のほとんどがクスノキで作られているといわれています。

沖縄

ゲットウ　月桃

p.65

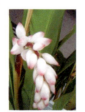

もともと東南アジアが原産の植物で、沖縄地方ではあちこちに自生し、昔からお茶や郷土菓子など生活の中に密着しています。花のつぼみが桃のような色・形だからこの名がついたともいわれます。

各地

スギ　杉

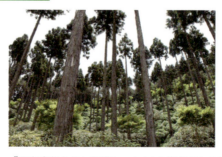

p.85

『日本書紀』にも登場し、古くから利用されてきた木で、成長が早いため木材として好まれ、ヒノキ同様に造林が推進されてきました。正倉院の宝物殿に使われるほど、その抗菌性は古くから認知され、成長した木の有効活用の一環として採油も行われています。

精油、海外から日本へ
―その歴史と今、そしてこれから

日本の「香り」の文化は6世紀ごろから始まっていました

飛鳥時代、流れ着いた香木から始まった

　日本の文献で最も古い香りの記述といえば、『日本書紀』に登場する「沈水」と呼ばれる香木。推古天皇3年(西暦595年)に淡路島に漂着したといわれます。沈水は沈香と呼ばれる樹木でジンチョウゲ科の植物。今も香道で用いられます。

　世界各地の植物に共通したことですが、抗菌作用がある植物は「魔除け」として用いられ、聖なるものとして祀られてきました。たとえばコウヤマキが高野山で焚かれる松明(たいまつ)に使用されていますが、燃やせば火の熱だけでなく、殺菌作用のある香りで空気を浄化するといったことになり、心身を守る知恵としても、植物の香りは役立っていたのでしょう。

　香りをいつくしむ方法は、香道という形で日本の伝統文化として定着していきました。右の写真は、今も香道に用いられるアロマ原料たちです。

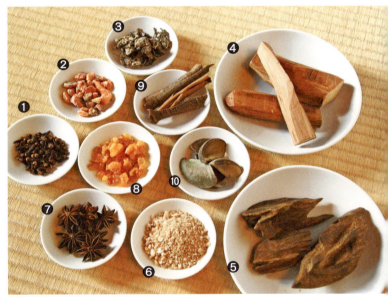

	日本の名称	読み方	欧米での名称
❶	丁子	ちょうじ	クローブ
❷	安息香	あんそくこう	ベンゾイン
❸	藿香	かっこう	パチュリ
❹	白檀	びゃくだん	サンダルウッド
❺	沈香	じんこう	
❻	竜脳	りゅうのう	
❼	大茴香	だいういきょう	スターアニス
❽	乳香	にゅうこう	フランキンセンス
❾	桂皮	けいひ	シナモン
❿	貝香	かいこう	

平安貴族のたしなみとして始まった香道

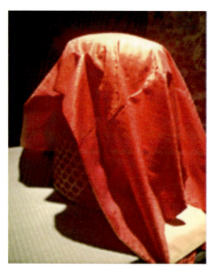

　大陸から仏教とともにたくさんの文化が伝わると同時に、香りの文化も日本に渡来しました。平安時代になると、貴族の間で「お香」が親しまれるようになります。『源氏物語』などにも香りが描かれる場面が多数登場し、「空薫物(そらだきもの)」は室内に香りをくゆらせる、まさに芳香浴。着物や寝具に香りを薫きすめる「薫衣(くのえ)」など、目には見えない香りを豊かに楽しむ方法が究められていきました。

明治時代、新たな香りの文化が伝わる

　明治時代以降、ヨーロッパから西欧の文化とともに、香水や化粧品など、香りにまつわる文化も日本に入ってきます。その背景にヨーロッパで、18世紀から香料産業が発展したことがあります。

　当初日本では、香料は輸入に頼るのみでしたが、国産化が目指され、原料植物の調査研究が進み、精油生産を達成します。北海道のハッカ、鹿児島の芳樟(ほうしょう)、富良野地方のラベンダーがその代表です。

　合成香料の発展とともに需要は減り、規模も縮小していきますが、今なお、生産が継続されている精油がいくつかあります。これも日本の誇る香り文化の歴史の一端です。

和精油があらためて今、注目されている

　日本には、ヒバ、ヒノキ、スギなど、天然資源として活用されてきた樹木が数多くあります。暮らしになじみのある檜風呂のヒノキや秋田杉などのすがすがしい芳香には、懐かしさや安心感を得られるうえ、抗菌作用や消臭作用があり、これはまさにアロマテラピー。私たちは昔から、植物に香りの恩恵を受けてきたのです。

　日本原産の植物から得た精油は和精油と呼ばれ、ユズ、ゲットウ、クロモジなどは、海外のアロマセラピストや調香師の関心を集めています。日本で親しんできた香りを世界発信できることはうれしいこと。平安時代から香り文化に親しんできた私たちだからできる日本発アロマテラピー、その未来を期待できそうです。

PART 1
アロマテラピーの基礎知識と利用方法

アロマテラピーとは何か、基礎を知ることが、精油を理解するには大切なこと。また、精油を使い始める前に、知っておきたい取り扱いの注意点について紹介します。

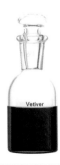

アロマテラピー

アロマテラピーは
心と体に働きかけます

アロマテラピーに興味をもったときに、まず知っておきたい基礎知識を、ここではお伝えします。アロマテラピーが、どのようにして私たちの生活に登場し、また、心と体にどう作用していくのでしょうか。

アロマテラピーは、植物の香りを活用する"芳香療法"です

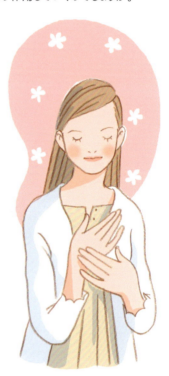

　アロマテラピーとは、「芳香療法」と訳される自然療法です。ハーブなどの芳香植物の香りのもとである精油（エッセンシャルオイル）を使って、健康や美容に役立てます。芳香成分を体に取り入れることで、自律神経やホルモンバランスと、心身のバランスをととのえます。最近では、病院や鍼灸治療院などでもアロマテラピーを取り入れている場所が増え、医学的見地から薬理効果の検証も進んでいます。

精油の歴史

精油の歴史は、3000年以上にわたります

　古代文明の栄えた地域では、3000年以上も前から、病気や不快症状の治療に植物の香り成分を利用してきました。また、古代エジプトではミイラを作るときにシダーウッドなどの芳香植物を使ったと記録が残されています。アロマテラピー（英語ではアロマセラピー）という言葉が生まれたのは、近代のフランスでした。1928年ごろ、化学者ルネ・モーリス・ガットフォセは化粧品会社の研究室で事故に遭い、手をやけどしました。その治療にラベンダーの精油を使ったところ、よい効果を得ました。それをきっかけに多くの精油を研究し、のちに彼は『アロマテラピー（芳香療法）』という本を著し、「自然の植物の香り（アロマ）」と「治療法（テラピー）」という言葉を組み合わせて「アロマテラピー」という言葉を作りました。近代医学の発達につれて、衰えつつあった植物を使った自然療法でしたが、アロマテラピーとして再認識され話題となりました。その後、研究が進み医療分野のみならず、美容の分野にも広がりました。日本では1980年代にアロマテラピーに関する本が翻訳され、多くの人がその言葉を耳にするようになりました。

「香り」は心と体に、さまざまな形で作用します

　精油は、たくさんの芳香成分を含んだ揮発性の高い物質で、1つの精油には数十から百数十もの芳香成分が含まれています。これが心と体に働きかけ、体調をととのえたり、気分をリラックス、リフレッシュさせたりします。アロマテラピーは、「なんとなくいい香りだからリラックスできる」というあいまいな表現でくくられる療法ではありません。現在ではその芳香成分の薬理作用もかなりわかってきています。では、芳香成分はどのように体に行き渡り、効果を発揮するのでしょうか？

鼻から嗅覚の経路を通し脳につながる刺激

　芳香成分は鼻腔の内側奥にある嗅上皮にある嗅毛に取り込まれます。ここが芳香成分を感知すると、情報を電気信号に置き換え、脳の嗅球に伝わります。情報整理が行われて、嗅皮質へと送られます。

　嗅皮質から脳への伝わり方としては、①扁桃体〜視床下部、②前頭葉、③海馬、この3つへのルートがあります。扁桃体では好き嫌いなどの感情が呼び起こされ、次の視床下部で自律神経系、内分泌系、免疫系などに作用します。②の前頭葉ではレモン＝さわやかなどの香りのイメージが作られ、味覚や視覚などの情報と統合されます。③の海馬につながるルートでは記憶の情報が引き出されます。これが結びついて「におい」として認識されます。

肌への効果の研究も進む

　皮膚表面には表皮を覆う皮脂膜や多重構造の角質層があるため、通常は簡単に外部からの物質を侵入させません。精油は親油性で小さな分子構造をしており、植物油で希釈したものを肌に塗布すると、浸透しやすい性質があります。肌表面の抗菌・抗炎症の作用をもつものもあり、美肌への効果のあるものもあります。

同じ香りをかいでも感じ方が異なる理由

　嗅覚受容体遺伝子には個人差があるため、そもそも同じ香りでも感じ方が異なります。さらに経験から生まれる好き嫌いなどによっても感じ方は異なるし、そのときの体調や生理状態にも左右されます。同じ人が同じ香りをかいでも、ときによって感じ方が違うのは、こうした嗅覚と脳の働きの仕組みによるからなのです。

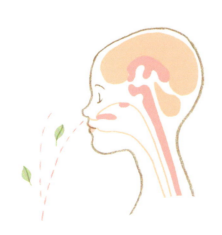

精油とは何か

大量の植物から抽出された芳香成分のエッセンス

植物の花や葉、種子、果皮、樹皮などからほんのわずかの量、抽出された芳香物質が精油です。たとえば、1000kgの植物から真正ラベンダーでは10〜30kg、ローズはたった100〜300gほどの精油しか採れません。そして、芳香物質に合わせて、抽出方法が異なります。

さまざまな抽出方法

水蒸気蒸留法

現在、最も広く使われている抽出方法。蒸留釜に原料となる芳香植物を入れて蒸気を通し、蒸気の熱によって水蒸気とともに揮発した芳香成分を冷却します。こうしてできた液体のうわずみが精油で、下には精油を微量に含んだ芳香蒸留水(フローラルウォーター)が得られます。蒸留釜に芳香植物と水を入れ、直火で加熱し芳香成分を揮発させる方法もあります。

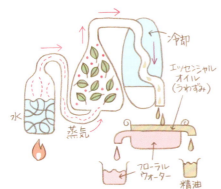

圧搾法

柑橘類の精油の抽出に行われる方法。果皮をローラーで圧縮し、遠心法で分離して精油を得ます。低温で圧縮するので、自然の香りが保たれやすいですが、圧縮の際に不純物が混入することもあり、変化しやすい成分を多く含むため、比較的劣化が早いのが欠点。

揮発性有機溶剤抽出法

石油エーテルなどの揮発性有機溶剤を使って抽出する方法。原料となる芳香植物を揮発性有機溶剤に漬け、溶け出した芳香成分や天然ワックス成分を低温で揮発させると、半固体状の「コンクリート」と呼ばれるものが残ります。これにエチルアルコールを加えて溶かし、ワックス成分を除去した精油は「アブソリュート」と呼ばれます。繊細な花の香りを得るのに適しています。

油脂吸着法

牛脂や豚脂、オリーブ油などの油脂に植物の芳香成分を吸着させる伝統的な方法。芳香成分が吸着して飽和状態になった油脂(ポマード)から、エチルアルコールで芳香成分を溶かし出したあとエチルアルコールを取り除いた精油が「アブソリュート」。冷浸法(アンフルラージュ)と温浸法(マセレーション)があります。現在はほとんど行われていませんが歴史的に重要な方法です。

超臨界流体抽出法

二酸化炭素などの液化ガスの溶剤に熱と圧力を加え、気体と液体の間の流体状態(超臨界状態)にし、芳香成分を吸着させます。圧力を緩めて溶剤を気化させると、精油(エキストラクト)だけが残ります。

精油を選ぶ

まずは精油の香りをかぐことから始めましょう

好きな香りを1つ見つける

まずは、いくつかの精油の香りをかいでみましょう。そのとき、びんを鼻に近づけすぎてしまうと、濃厚すぎて本来の香りがわからなくなります。鼻から少し離れたところにびんを持っていき、びんのふたを開けて軽く左右に振って香りを空気中に拡散させると、精油本来の香りが感じられるはずです。また、精油の香りをかぐのは一度に3〜5種類までにしておきましょう。一度に多くの香りをかぐと、香りを感じる感覚が鈍ってしまうからです。自分が心地よいと感じる精油を選びましょう

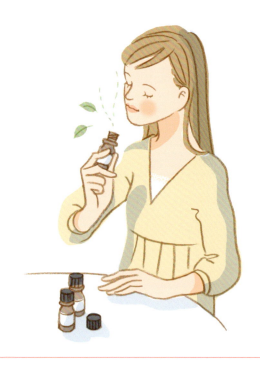

精油の選び方

天然の精油を選びましょう

精油を選ぶときには、原料となる1つの植物だけから抽出された100％天然の精油であることを確かめましょう。ポプリオイルなどの合成品と間違えないように注意します。精油名、学名、原産地（原料が栽培された場所）、抽出部位、（植物のどの部位を抽出したか）、抽出方法が記載されているかをチェックします。輸入元、製造元、取り扱い説明が表示されているかも確認しましょう。さらに、びん詰めされた製造年月などの情報も大切です。

精油そのものと同時に、容器も確認を。精油は光に弱いので、遮光性のあるガラスびんであることが大切です。開封か未開封かがはっきりわかる、密閉タイプがおすすめです。びんの口に1滴ずつ落とせるドロッパーがついているものがよいでしょう。

例としてこのパッケージには、上から名称、学名、植物の科名が表記され、必要な情報がすべて記載されています。

選び方のポイント

- 精油またはエッセンシャルオイルと表記されている。
- 100％天然植物由来のものである。
- 精油名、学名、原産地が書かれている。
- 輸入元や製造元が書かれている。
- 取扱説明書が添付されている。

香りの特徴を知り、楽しむ

原料植物による違いなど、香りにはさまざまな種類があります

たくさんの種類がある精油、タイプ別に覚えましょう

この本で紹介しているだけでも140種以上ある精油の香りは、下記のように大きく7つのタイプに分類できます。花、ハーブ、樹木、果物など原料になる植物の種類や、花、葉、木部、果実など抽出される部位によって分かれています。香りをブレンドするときは、それぞれのタイプの隣り合ったグループの香りを組み合わせると相性がいいようです。

スパイス系
スッキリとした香りで、シャープな印象が残る香り
- コリアンダー
- シナモンリーフ
- ジンジャー
- ブラックペッパー
など

樹木系
森林の中にいるような、緑と木々の印象が残る香り
- サイプレス
- シダーウッド
- ジュニパーベリー
- ユーカリ　など

柑橘系
さっぱりとした酸味を含む、フルーティーな香り
- グレープフルーツ
- ベルガモット
- マンダリン
- レモン
- オレンジ・スイート　など

7つの香りタイプの相関図
香りのタイプによって、7つに大きく分類されます。単体で楽しむときにも、ブレンドして楽しむときにも、キーワードとして利用できます。

ハーブ系
草原を思い起こさせる、さわやかな印象が残る香り
- クラリセージ
- ペパーミント
- フェンネル・スイート
- マージョラム・スイート
- ローズマリー　など

フローラル系
甘くやさしげで、華やかな気分が高揚する香り
- ラベンダー
- ローズ
- ジャスミン
- ゼラニウム
- カモミール　など

※系統の分類はあくまでも目安です。

樹脂系
甘くずっしりとした、奥深い印象が残る香り
- フランキンセンス
- ベンゾイン
- ミルラ　など

オリエンタル系
甘みと静けさが同居する、エキゾチックな印象が残る香り
- サンダルウッド
- パチュリ
- ベチバー　など

好きな2、3種類を使い分ける

自分の好きな香りを見つけて、使い続けるようになったら、ほかの香りも試してみましょう。リラックスしたいとき、リフレッシュしたいとき、あるいは不快症状があるときなど、目的やTPOに合わせて精油を使い分けていきます。そのとき、おおまかでよいので、精油の効果（心、体、肌への働き）を理解しておくとよいでしょう。

精油をブレンドして楽しむ

気に入った精油がいくつか見つかった、あるいは自分の状況に合わせて精油を使い分けられるようになったら、植物油に希釈して、自分にぴったりなブレンドオイルを作ってみましょう。香りの系統や精油の特徴を見ながら、精油の効果を考えて、相性のよいものをブレンドします。また、香りが揮発する速度からも組み合わせを考えてみましょう。ベースノート、ミドルノート、トップノートから1種ずつ選び、植物油に混ぜます。精油は各1、2滴で十分です。初心者は、まずは同じ香りのタイプの精油をブレンドすると失敗がありません。

ブレンドする香りの選び方

■ **同じタイプのグループから選ぶ**
多くは原料植物の科目も共通しているので、相性がよく、失敗がありません。柑橘系のレモンとグレープフルーツなど、まずは同じグループから2つ選んでみましょう。

■ **隣のグループを選ぶ**
左ページの相関図で見ると、フローラル系とオリエンタル系など、隣同士のグループは好相性。違和感なく、なじみやすい香りが楽しめるので、いろいろ試してみましょう。

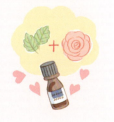

香りの3つの揮発速度

精油はそれぞれ揮発する速度が違います。揮発速度の違う精油をブレンドすることで、時間による香りの変化を楽しむこともできるし、バランスもよくなります。

トップノート 揮発が速い成分が多く含まれています。ブレンドした場合は、まず最初に香りを感じるものになります。

ミドルノート 揮発速度が中程度のもの。ブレンドした場合はトップノートに続いて現れる香りで、これによって全体的な香りの印象が決まります。

ベースノート 時間がたつとほのかに香り、数時間以上持続します。ブレンドした場合は、揮発速度が速い成分を定着させ、香りを長持ちさせる効果があります。

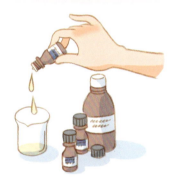

さらに芳香成分を理解し精油を活用する

精油の効果を理解するためには、芳香成分に関する知識を深めましょう。本書では各精油に含まれている特徴的な芳香成分が書かれています。巻末（p.204）の「精油の芳香成分と特徴」を参考に、その働きを理解すれば、さらに精油の活用方法が広がります。たとえば、疲れているときは、鎮静作用をもつ成分を含む精油を選ぶと、安眠を促すなど、サポートしてくれます。

精油の扱い方

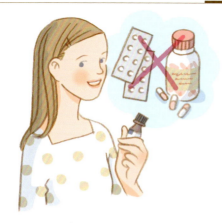

薬ではないからこそ「正しく使うこと」が大切です

精油は薬ではありません

精油は、心身に働きかけるものですが、医薬品、医薬部外品、化粧品ではありません。香りを楽しみながら、予防と健康維持を目的にアロマテラピーを行ってください。心身の状態が悪いときは、すみやかに医師の診察を受けるようにしましょう。

精油は、必ず清潔な手で正しく扱いましょう

精油は高濃度に芳香成分が凝縮されているので、注意して正しく扱いましょう。扱いが正しくないと、十分な効果を発揮しないばかりか、心身に悪影響を及ぼしかねません。また、手は必ず洗って清潔な状態で扱います。特に、精油をブレンドして作ったオイルなどでマッサージするときも、清潔な手で行うことが大切です。

びんは、丁寧に扱いましょう

精油は、基本的に薄めて使うもの。びんのふたを開閉するときなど、精油が直接手につかないように注意します。また、清潔を保つため、ドロッパー（注ぎ口）には直接ふれないこと。びんは常に立てて保管します。横にしたままの状態では、精油がもれてしまうことがあるので注意しましょう。

精油の性質を覚えて取り扱い、保管しましょう

精油の4つの性質を覚えて、取り扱いや保管に気をつけましょう。

①**芳香性**＝香りを放つ性質。植物ごとに独特の香りをもちます。
②**揮発性**＝常温で液体が気体になる性質。小皿にたらすと時間とともに揮発します。
③**親油性・脂溶性**＝油に溶けやすく水に溶けにくい性質。
④**引火性**＝火が燃え移りやすい性質。

高温多湿、直射日光を避けて保管

精油は日光、温度、湿度、酸素などの影響を受けやすい、デリケートな物質です。品質（香りや色など）が落ちないよう、精油は遮光性のガラスびんで販売されているので、そのまま保管します。精油を使って手作りしたマッサージオイルなども、遮光性のガラスびんに入れて保管することが基本です。保管場所は、直射日光を避け、風通しのよい冷暗所に。特に湿気や火気は避けます。また、精油は空気にふれると劣化しやすいので、ふたはしっかり閉めましょう。

品質保持期限を守ること

精油の品質保持期限は、未開封の場合は製造後5年、開封後は約1年が目安です。ただし、柑橘系の精油は半年以内と短めです。精油のパッケージなどに表示されている品質保持期限は開封前のものです。品質が保たれているのかどうか、わからない場合は、ティッシュペーパーなどに1滴落とし、色や香りを確かめます。おかしいなと思ったら、使用は避けましょう。

精油を使うときの約束

［精油は必ず薄めて使い、肌には直接つけないこと］

　精油は有効成分が凝縮されているので、原液を肌に直接使うと刺激が強すぎます。必ず薄めて使いましょう。精油を薄める割合は、1％以下を目安に。1滴の精油（約0.05㎖）に対して5㎖のベースオイル（植物油）で薄めます。敏感肌や顔に使う場合は、もっと薄めの濃度（0.5％以下）にします。万一手についた場合は、大量の水ですぐに洗い流してください。

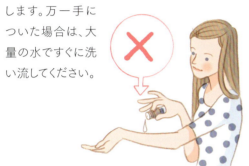

［持病がある人の使用は要注意］

　現在、医師の治療を受けている人は、アロマテラピーを始める前に医師または専門家に相談してください。高血圧やてんかんなどの持病のある人が精油を使用する場合は、特に注意が必要です。
※妊婦さん、乳幼児への注意事項はp.24を参照してください。

［精油を飲んではいけません］

　精油を飲んだり口に入れたりすることは大変危険です。海外では専門家の指導下での内服療法もありますが、決して飲用しないでください。目、唇、粘膜にも、希釈したものであっても使用を避けてください。

［光毒性（ひかりどくせい）の精油には注意］

　光毒性とは、特定の精油にあり、肌につくと紫外線と反応して、しみや赤くはれるなどのトラブルを起こす性質のこと。トリートメントオイル、化粧品、入浴剤、湿布を作るとき、使用するときには注意しましょう。光毒性をもつ精油は希釈した場合でも、肌につけた直後、紫外線にさらさないように注意します。肌についてしまったら、必ず丁寧に洗浄を。柑橘系果実類の果皮から圧搾法で採った精油に多く、ベルガモットに含まれるベルガプテンなどの成分が代表的ですが、柑橘系精油がすべて光毒性をもつわけではありません。

光毒性があるおもな精油
- アンジェリカルート
- ブラッドオレンジ
- クミン
- ベルガモット
- グレープフルーツ
- レモン

｜ パッチテストを必ず行いましょう ｜

　精油は、体質や精油の種類によっては、皮膚に刺激を受けたり、アレルギーを起こす場合があります。必ず下記の方法でテストを行ってください。
- 腕の内側に、植物油で1％以下に薄めた精油を塗り、24〜48時間後に肌の状態を見ます。
- 肌の状態は、赤くなったり、かゆくなったり、はれたりする場合は、すぐに洗い流し、その精油の使用は避けます。異常がある場合は30分程度でも反応します。

　念のため、薄めるために加えるベースオイルもテストしましょう。肌の異変がおさまらないときは、すみやかに医師にかかりましょう。

妊婦さん、授乳期のママ、乳幼児に安全な精油と使い方

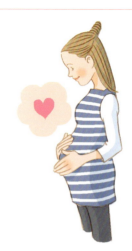

健康的な生活をサポートするアロマテラピーは、妊娠中や授乳中、赤ちゃんにも、活用できますが、精油には強い作用を伴うものがあるので、注意が必要です。使用できる精油や、使用方法に制限があるので、下記を読んで用法を守り、正しく安全に使いましょう。

安全な楽しみ方
下記の表を参考にします。妊婦は月齢によっても適する使い方が違うので注意が必要です。

●使用できる24種類の精油

以下は、妊娠中、乳幼児にも使用可能とされる精油です。ただし、使用方法に制限がありますので、必ず下記の表にある使用制限を守って使いましょう。

- イモーテル
- カモミール・ジャーマン
- サンダルウッド
- ティートリー
- ハッカ
- フランキンセンス
- マンダリン
- ラベンダー
- イランイラン
- グレープフルーツ
- ジュニパーベリー
- ネロリ
- パルマローザ
- ベルガモット
- ユズ
- レモン
- オレンジ・スイート
- サイプレス
- ゼラニウム
- パチュリ
- ブラックペッパー
- マージョラム・スイート
- ライム
- レモンバーベナ

ベビーマッサージにはキャリアオイルのみを使用

ベビーマッサージは赤ちゃんとママの肌がふれ合う大事なコミュニケーション。精油は使わず、手のひらで温めた植物油（p.172～）のみを使い、軽くおなかなどをさすってあげることから始めましょう。詳しい方法は、p.197をご覧ください。

●妊婦の場合

	芳香浴	アロママッサージ	アロマバス
妊娠1～6カ月および分娩前後	○	×	×
妊娠6～10カ月および産後授乳期間中	○	△（希釈率0.5％以下で使用）	△（全身浴3滴以下 部分浴1滴以下で使用）

※上記に示した精油に限り使用可。

●乳幼児・子どもの場合

	芳香浴	アロママッサージ	アロマバス
0～3歳未満	△ ※成人の半分以下の量	×	×
3～18歳未満	△ ※成人の半分以下の量	△ ※希釈率0.3％以下で使用	△ ※全身浴1滴以下 部分浴1滴以下で使用

※上記に示した精油に限り使用可。

※2019年現在の「㈱生活の木」の指針によるもので、変更される場合もあります。

アロマテラピー検定

検定資格でアロマテラピーを
仕事と暮らしに役立たせましょう

アロマテラピー検定で資格を取得すると、アロマテラピーの知識や実践方法などを詳しく得ることができ、
さまざまな方面で役立てられます。受験資格は特になく、
誰でも受けられるとあって人気の検定。チャレンジしてみてはいかがでしょう。

※すべての情報は、2019年7月のもので予告なく変更される場合があります。

アロマテラピー検定とは

　アロマテラピーへの関心を高め、個人で楽しんだり、知識を深めたりすることを目的に、（公社）日本アロマ環境協会が主催している検定で、1級と2級があります。2級を取得すると、アロマテラピーを自分自身で安全に楽しむための基本知識が身につきます。1級では、家族や周囲の人たちに正しく安全に楽しんでもらうための知識が得られます。1級に合格すると、アロマテラピーアドバイザーなど、さらに上級の資格を目指すことも可能です。

受験の方法

　5月と11月の年2回、全国34都市で実施されます。全国のアロマショップ、スクールなどで配布している受験要項で申し込めます。また、協会のHPでも申し込みを受け付けています。

　試験内容は、（公社）日本アロマ環境協会発行の検定テキストから出題されます。

＊受験内容は改定される場合もあるので、協会HPなどで必ず最新の情報を確認してください。

アロマテラピー検定の概要

検定の種類
- 2級　受験料6,000円（＋税）　1級　受験料6,000円（＋税）
- 2級、1級の両方を、同日に受験（併願）することも可能。併願受験料12,000円（＋税）

受験資格
なし。誰でも、何歳でも、何級からでも受験OK。

試験日
5月・11月（年2回）

会　場
札幌・釧路・青森・仙台・郡山・つくば・宇都宮・前橋・さいたま・千葉・東京・横浜・新潟・金沢・甲府・松本・岐阜・静岡・名古屋・四日市・京都・大阪・神戸・奈良・松江・岡山・広島・高松・松山・福岡・長崎・熊本・鹿児島・那覇（会場は、各都市の中心部を予定）
※受験会場、内容、受験方法については必ず最新の情報を確認してください。
➡受験要項の最新情報の確認先（公社）日本アロマ環境協会 http://www.aromakankyo.or.jp

検定の内容

試験は筆記試験（マークシート方式）と香りテストで行われます。2級と1級の受験時間は重複しないようになっているので、同日に2つの級が受験可能。1級のみの受験もできます。2級の出題範囲は11種類の精油のプロフィールと、香りのかぎ分けテスト、アロマテラピーの利用法、安全のための注意など。1級は合計30種類（2級の11種類に19種類追加）の精油が対象になり、健康学やアロマテラピーに関する法律なども対象です。

アロマテラピー検定2級

自分自身で安全に楽しむための知識と理解が得られる資格。

2級を取得すると、自分自身でアロマテラピーを楽しみ、健康に役立てるための基本の知識が得られます。指定の11種類の精油についての基礎知識と、香りのかぎ分けテスト、アロマテラピーの利用法、安全に行うための注意などが出題されるので、アロマテラピーへの興味を深めたいなら、気軽にチャレンジしてみましょう。

アロマテラピー検定 1 級

より深い知識が得られ、周囲の人とともにアロマを楽しみ、健康に役立てる資格。

1級を取得すると、自分自身だけでなく、家族や友人など自分の周囲の人たちにも正しく安全にアロマテラピーを楽しんでもらうのに必要な知識が得られます。1級では、2級の11種類に加えて19種類、合計30種類の精油が対象。健康学や、アロマテラピーに関する知識など、より深い知識が必要になります。

対象の精油　　　★印は香りテストの対象精油

精油名	検定2級		検定1級	
イランイラン			○	★
クラリセージ			○	★
グレープフルーツ			○	★
サイプレス			○	
サンダルウッド			○	
ジャーマンカモミール			○	
ジャスミン（アブソリュート）			○	
ジュニパーベリー			○	★
スイートオレンジ	○	★	○	★
スイートマージョラム			○	★
ゼラニウム	○	★	○	★
ティートリー	○	★	○	★
ネロリ			○	
パチュリ			○	
ブラックペッパー			○	
フランキンセンス	○	★	○	★
ベチバー			○	
ペパーミント	○	★	○	★
ベルガモット			○	★
ベンゾイン（レジノイド）			○	
ミルラ			○	
メリッサ			○	
ユーカリ	○	★	○	★
ラベンダー	○	★	○	★
レモン	○	★	○	★
レモングラス			○	★
ローズ（アブソリュート）	○		○	
ローズオットー	○		○	
ローズマリー	○	★	○	★
ローマンカモミール			○	★

公益社団法人 日本アロマ環境協会（AEAJ）とは？

アロマテラピーの普及・啓発を目的とする日本アロマテラピー協会を母体として1996年設立。2005年に社団法人、2012年に公益社団法人になりました。アロマテラピーに関する正しい知識の普及・調査・研究活動や、アロマテラピー関連資格の認定実施を行い、自然の香りに満ちた心地よい環境（アロマ環境）づくりを積極的に推進しています。

アロマテラピーを仕事にする

アロマテラピーの資格を生かす・仕事にする

アロマテラピーは、さまざまな分野で活用されています。
ここ数年、日本でも公共スペースで活用されるシーンが増えてきました。検定1級取得後なら、
アロマテラピーに関わる仕事に就くために、さらに下記のような資格が目指せます。

アロマテラピーアドバイザー

精油やアロマクラフトに用いる材料、リラクセーション、リフレッシュなどアロマテラピーの効用に関する知識をもち、安全性や法律面も含めて正しく社会に伝えることができる能力を認定する資格。アロマテラピーに関する販売に携わること、一般の人に安全なアロマテラピーをアドバイスすることに適しています。入会、認定講習会受講後に登録手続きができます。

● **こんな仕事に** 精油やリラクセーションに関わるグッズ・アイテムを販売しているショップのスタッフなど。

● **アロマショップスタッフ** 精油やリラクセーションに関わるグッズやアイテムを販売しているショップのスタッフです。体と心の不調を感じている人に、店頭でアドバイスをするためにも専門知識はもっていたいので、アロマテラピーアドバイザーの資格が有効です。

アロマテラピーインストラクター

家庭や地域で、正しく安全にアロマテラピーを実践する知識や方法を指導できる能力を認定する資格。教育に携わる仕事に適しています。アロマテラピーアドバイザー資格取得後、認定校で必須履修科目を修了しアロマテラピーインストラクター試験に合格すると認定されます。

● **こんな仕事に** カルチャースクールや専門スクールの講師の仕事やボランティアなどを通して教育活動に携わるなど。

● **専門インストラクター** カルチャースクールや専門スクールでアロマテラピーの知識を教えるインストラクターです。アロマテラピーの世界に興味のある人に対し、専門知識を深く教える仕事なので、アロマテラピーインストラクターの資格を目指しましょう。

アロマセラピスト

トリートメントやコンサルテーションを含めたアロマテラピーを、一般の人に提供できる資格です。プロのアロマセラピストや、ボランティアとして、第三者にアロマテラピーを実践するために必要です。アロマテラピーアドバイザー資格取得後、認定校で必須履修科目を修了しアロマセラピスト学科試験と、ボディトリートメント実技試験・カルテ演習を修了すると認定されます。

● **こんな仕事に** サロンやスパなどのスタッフ。マッサージ、トリートメントのほかセラピーも行うことができます。

● **アロマセラピスト** 心と体の不調改善を目指し、また、より豊かな生活を送る人のために、アロマテラピーを施すセラピストです。サロンやスパなどでのマッサージなども含め、セラピーを行うため、アロマセラピストの資格が望まれます。

アロマブレンドデザイナー

精油を組み合わせてブレンドすることで、さまざまなシーンや目的に合ったオリジナルの香りを創作することができる能力を認定する資格。
アロマテラピーアドバイザー資格を取得していること、認定校でアロマブレンドデザイナー標準カリキュラムを修了することが資格取得の条件となります。

● **こんな仕事に** ブレンドの専門的なスキルを身につけることによって、アロマテラピーのトリートメントに生かすことができます。

● **アロマブレンドデザイナー** 精油のブレンドを楽しめるようになり、イメージどおりの香りが作れるようになれます。トリートメントに生かすほか、オリジナルの香りによる空間芳香作りができます。

アロマハンドセラピスト

安全にアロマテラピーを行うための知識を持ち、第三者にアロマハンドトリートメントを提供できる能力を認定する資格。
アロマテラピーアドバイザー資格を取得していること、認定校でアロマハンドセラピスト標準カリキュラムを修了していることが資格取得の条件となります。

● **こんな仕事に** 福祉施設などでのボランティアや、地域活動などでも、ハンドトリートメントは需要があります。

● **アロマハンドセラピスト** 家族や周囲の人々にアロマハンドトリートメントを行います。アロマハンドセラピーは全身のトリートメントと異なり、物や場所が限られた中でも手軽に行うことができ、イベントにも向いています。

COLUMN 知っておきたい 精油に関する「法律」

知っておきたい　精油に関する「法律」

［ 手作りのアロマクラフトを「販売」するのはNGです ］

　精油を使って自分で作った石けんやスプレー、化粧水などのアロマクラフトは、自分自身で楽しむもので、家族やごく親しい人にプレゼントするのはかまいませんが、販売することはできません。インターネット販売やバザーであってもNG、「化粧品製造業」の許可を受けない限り、禁止されている行為です。これは右記の医薬品医療機器等法第13条(製造業の許可)によります。親しい人に贈る場合も、使用材料や使い方をよく説明してください。

> **医薬品医療機器等法第13条（製造業の許可）**
>
> 医薬品、医薬部外品又は化粧品の製造業の許可を受けた者でなければ、それぞれ、業として、医薬品、医薬部外品又は化粧品の製造をしてはならない(第1項)。
> ※「製造」には、小分けを含む(医薬品医療機器等法第1条の4参照)。

［ 「○○に効く」という宣伝文句も禁止です ］

　手作りのクラフトはもちろん、化粧品製造業の許可を取得していたとしても、精油を使った製品は医薬品や医薬部外品ではありません。「○○に効く」「△△の症状におすすめ」といった効果をうたってはいけません。アロマクラフトの販売以外でも、アロマトリートメントや芳香浴を行う時にも同様に、症状緩和などの効果・効能を表示することはできません。

　いずれにしても、アロマクラフトは個人で楽しむためのもの、ということを忘れないようにしましょう。

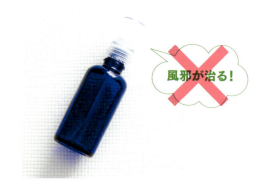

> **もし、アロマクラフトを使用してトラブルが生じた場合は？**
>
> 万が一、人からもらったクラフトを使用してトラブルが生じた場合は、使用した人の不注意によるものだったとしても、プレゼントした側が損害賠償(民法709条)や過失傷害(刑法209条)など、民事上・刑事上の責任を問われる可能性があります。肌への安全性など十分に注意しましょう。

PART 2
精油図鑑

141種の精油について、香りの特徴、色、学名、体・心・肌への作用など、個々のプロフィールを五十音順に紹介します。また、原料となる植物の特徴や歴史、興味深いエピソードなどについても知ることで、精油への理解がより深まることでしょう。

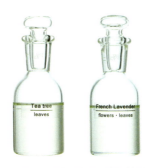

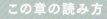

この章の読み方

精油のプロフィールを1ページに1種類紹介しています。精油のもとになった植物のことから香りの特徴、注意事項までわかるようになっています。五十音順に並んでいるので、香りの特徴ごとの分類については、各ページの左右端にある表示や、巻末のインデックス(p.206〜)を参照してください。

精油の名称
日本語での名称、英語の名称、別名を記載しています。

原料になる植物について
原料となる植物のプロフィール、精油の抽出方法と植物の部位について解説しています。

香りの分類
香りを7つのタイプに分類しています。詳しくは、p.20で解説しています。

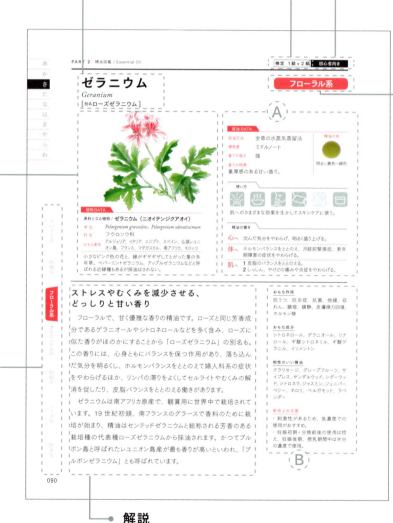

解説
香りの特性や、体への働きかけ、また、精油の歴史や世界各地での用いられ方について解説しています。

PART 2　精油図鑑

検定について
アロマテラピー検定に登場する精油については、ここをチェックしてください。検定については、p.25〜をご覧ください。

初心者向き〜上級者向き
日常的に使いこなしが簡単なものから高度なものまで、目安を表示しています。

香りの分類
香りを7つのタイプに分類しています。詳しくは、p.20で解説しています。

A 精油のDATA

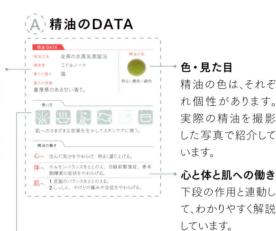

精油について
香りの特徴、揮発度、香りの強さ、また採油法について解説しています。精油がもつ働きについてもわかります。

色・見た目
精油の色は、それぞれ個性があります。実際の精油を撮影した写真で紹介しています。

心と体と肌への働き
下段の作用と連動して、わかりやすく解説しています。

使い方
おすすめの使い方を紹介していますが、解説以外にも、手軽に使える方法を記号で表記しています。

 芳香浴にOK　 スチーム吸入にOK　 アロマトリートメントにOK

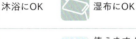 沐浴にOK　　　　　　　　　　　湿布にOK　 アロマクラフトにOK

 適しています　 使えますが、低濃度で使用　 使えません

※必ず下段の「使用上の注意」をよく読んで使いましょう。

精油の「ケモタイプ」について
　ローズマリー・ベルベノン、ローズマリー・シネオールなど、同じ植物名でもいろいろ種類のある精油があります。これは原料の植物が同じでも、日照、土壌、季節変動など生育環境が違うと、精油成分の構成比率に著しく違いが生じる場合があるためです。これらは「ケモタイプ（Chemo type ＝化学種）」と呼ばれます。
　たとえばローズマリーには8種のケモタイプがあり、特にベルベノン、シネオール、カンファーが有名です。タイムにも複数のケモタイプがあり、リナロールが使いやすいとされています。詳しくは各精油のページをお読みください。レシピの材料にもケモタイプを指定しているものがあります。

B 精油の作用、成分など

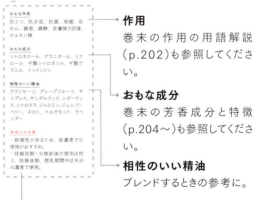

作用
巻末の作用の用語解説（p.202）も参照してください。

おもな成分
巻末の芳香成分と特徴（p.204〜）も参照してください。

相性のいい精油
ブレンドするときの参考に。

使用上の注意
心、体、肌への作用があるのが精油です。注意事項をよく守って使用してください。

PART 2　精油図鑑 / Essential Oil

上級者向き

アニスシード
Anise seed

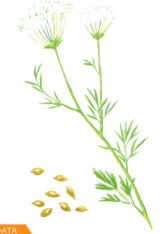

スパイス系

精油DATA

採油方法	種子の水蒸気蒸留法
揮発度	トップ〜ミドルノート
香りの強さ	中

精油の色：無色

香りの特徴
ピリッとスパイシーな香りのあとに、温かみのあるほのかな甘みを感じる。

使い方

ほかの精油とブレンドして、更年期障害改善のマッサージオイルに。

植物DATA

原料となる植物／**アニス**

学名	*Pimpinella anisum*
科名	セリ科
おもな産地	エジプト、中近東、ヨーロッパ、ロシア

羽毛のような葉は鮮やかな緑色。夏に小さな白い花をつける。アニスシードはスパイスとしてもよく使われる。

精油の働き

心へ
1 元気をなくした気持ちを快活にする。
2 リラックスでき、イライラがおさまる。

体へ
1 消化を助け、胃腸の膨満感をやわらげる。
2 咳、痰など気管支系の不調を鎮める。

肌へ
感染症の皮膚疾患を改善する。

疲れた体を元気づける、お菓子やお酒でおなじみの香り

　甘みのあるスパイシーな香りをもつ、地中海地方原産のハーブを原料とした精油です。気持ちを落ち着かせる作用があるため、不眠症にも有効とされています。

　アニスは薬草として古くから親しまれ、特に胃の薬として重宝されたといわれています。古代エジプトでも、ミイラを作るときの防腐剤としても使用されていたそうです。胃腸の消化を助ける作用があることから、調理用スパイスとして珍重され、祝宴でのデザートとしてアニスケーキが流行し、これが今のウエディングケーキの原型になったともいわれます。

　原料のアニスシードは、種子のように見える果実。その香りは中華料理のスパイスとしておなじみのスターアニス（八角）に似ていますが、植物分類的には全く別種です。

おもな作用
消化促進、整腸、強壮、通経、弛緩、抗炎症

おもな成分
trans-アネトール、ヒマカレン、アニスアルデヒド

相性のいい精油
サンダルウッド、シダーウッド、マンダリン、ローズウッド

使用上の注意
・刺激性があるため、低濃度での使用がおすすめ。
・妊娠中・授乳中は使用を避ける。

| 慣れてきたら | PART 2　精油図鑑 / Essential Oil |

アンジェリカルート
Angelica root

 ハーブ系

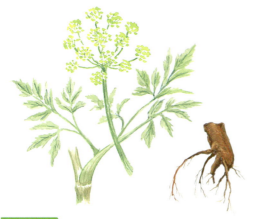

植物DATA

原料となる植物 / アンジェリカ

- 学名　*Angelica archangelica*
- 科名　セリ科
- おもな産地　イギリス、オランダ、ハンガリー、ベルギー

川辺などの水の近くに多く見られる。種子からも水蒸気蒸留法で精油が採れる（アンジェリカシード精油）。

精油DATA

採油方法	根の水蒸気蒸留法
揮発度	ベースノート
香りの強さ	中～強

香りの特徴
ムスクの香りに似ている。柑橘系にやや甘くスパイシーなオリエンタル調が加わった複雑な芳香。

精油の色 無色

使い方

マッサージオイルに。更年期や月経前後によい。

精油の働き

- **心へ**
  1 無気力や精神疲労から脱する手助けになる。
  2 弱った神経を安定させ、ストレスをやわらげる。
- **体へ**
  1 抵抗力を強め、風邪などをひきにくくする。
  2 痰を取り、咳の症状をやわらげる。
- **肌へ**　疲れた肌の色を明るくする。

心にひそむ力を発揮させる
パワーに満ちた精油

　スパイシーで奥行きのある、大地を感じさせる香りをもち、「不安と力の精油」と呼ばれています。それは、不安にさいなまれたときや気分が沈んでいるときに、心を落ち着かせて力を与えてくれる作用をもつことに由来します。この香りに浸ると、ゆったりとおだやかな気分に導かれることでしょう。

　原料となるアンジェリカは、ヨーロッパで古くから薬草として利用されてきました。「精霊の根（ホーリースピリットルート）」とも呼ばれ、神聖な植物として扱われていたのです。アンジェリカという名前も、エンジェルがその秘めたる力を人間に教えてくれたという言い伝えが由来だそうです。リキュール類の香りづけにも利用されています。フランス産の有名なシャルトルーズ酒、ベネディクティーヌ酒などが代表的です。

おもな作用
去痰、消化促進、整腸、強壮、通経、弛緩、抗炎症

おもな成分
α-フェランドレン、β-フェランドレン、α-ピネン、リモネン、β-ミルセン

相性のいい精油
カモミール、クラリセージ、グレープフルーツ、ゼラニウム、マンダリン、ラベンダー、レモン

使用上の注意
・光毒性があるため、使用直後に紫外線に当たることは避ける。
・刺激性があるため、低濃度での使用がおすすめ。
・妊娠中・授乳中は使用を避ける。

PART 2　精油図鑑 / Essential Oil

上級者向き

アンブレットシード
Ambrette seed

スパイス系

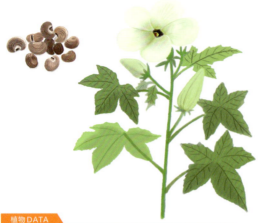

精油 DATA

採油方法	種子の水蒸気蒸留法、揮発性有機溶剤抽出法、超臨界流体抽出法
揮発度	トップ～ミドルノート
香りの強さ	強

精油の色
淡黄色

香りの特徴
華やかさのある妖艶な香り。

使い方

香料として多く用いられる。

植物DATA

原料となる植物 / アンブレット

学名	*Abelmoschus moschatus*、*Hibiscus abelmoschus*
科名	アオイ科
おもな産地	西アフリカ、エクアドル、中国、マダガスカル、マルティニク、セイシェル

草丈2mほどになる2年草。細長い鞘に黒い種子が実るオクラの近縁種。

精油の働き

心へ　緊張をほぐし、不安感を楽にする。

体へ　むくみを改善する。

肌へ　ほてりや炎症を抑えるスキンケアのアロマクラフトに。

華やかな香りの「媚薬」として、香料にも用いられてきた

　肌の潤いを生み出し、女性らしい美しさに貢献する女性ホルモンのエストロゲン。その分泌を促すともいわれるのがアンブレットシードです。アンブレットの種子から採れる精油の香りは、ムスクにも似ていることから、その代替品としても、大変貴重なオリエンタル系の香水の原料です。ムスクはジャコウジカから得る動物性香料で、媚薬として使われる魅惑の香りですが、ワシントン条約により、現在、天然のムスクは入手できません。

　種子は精油以外に、コーヒーやお酒などの香りづけにも用いられていました。甘やかな香りは媚薬として使われることもありましたが、リラックス効果も高く、高ぶった神経を鎮めてくれる働きがあります。また、体がほてったときなどは、熱を発散させて、むくみの解消にも役立ちます。エストロゲン分泌を促す働きから、肌のアンチエイジングにも用いられます。

おもな作用
強心、強壮、刺激、神経強壮、鎮痙、消臭、抗炎症、防虫

おもな成分
酢酸ファルネシル、ファルネソール、アンブレットライド、酢酸デシル、酢酸ドデシル、ネロリドール

相性のいい精油
クラリセージ、サンダルウッド、ネロリ、パチュリ、フランキンセンス、ローズ

使用上の注意
・妊娠中・授乳中は使用を避ける。
・非常に酸化しやすいため、冷蔵庫で保管する。

上級者向き

PART 2　精油図鑑 / Essential Oil

イニュラ
Inula

ハーブ系

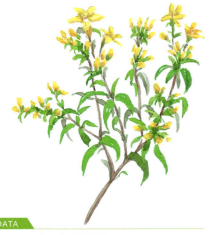

精油DATA

採油方法	花と葉の水蒸気蒸留法
揮発度	ミドルノート
香りの強さ	中〜強

香りの特徴
樟脳（しょうのう）のようなやや甘く刺激のある香りの中に、かすかにフローラル調の香りが存在する。

精油の色

明るい緑色

使い方

風邪の初期症状に。

精油の働き

心へ　バランスをくずしてイライラする気持ちを鎮める。

体へ
1 鼻づまりをやわらげ、呼吸を楽にする。
2 風邪やアレルギーが原因の頭痛、耳痛、のどの痛みを鎮める。
3 不整脈をととのえる。

肌へ　肌の炎症をやわらげる。

植物DATA

原料となる植物	イニュラ（イヌラ）
学名	*Inula graveolens*
科名	キク科
おもな産地	フランス

地中海沿岸から、北アフリカ、アジア、オーストラリア、アメリカ西海岸と広範囲に生育。やや乾燥した日当たりのよい場所に自生する。

のどの不調や不快な鼻づまりなどに芳香浴が効く

　風邪や、花粉症などのアレルギーによる鼻づまり、のどの不調を軽くさせる働きがあります。痰を取り除く作用もあるので、風邪の初期症状の緩和や、慢性的な気管支炎や呼吸器障害の改善にも役立つとされています。

　ディフューザー（p.186）を使って精油を部屋に拡散させるなど芳香浴を行うと効果的です。

　同属のエレキャンペーン（オオグルマ〈*Inula helenium*〉）は薬草として親しまれ、ガーデンの植栽にもよく使われます。根を生のままエキス、シロップにしたり、乾燥させたものをハーブティーやチンキにして利用する。東西を問わず、ぜんそく、気管支炎などの呼吸器系や消化器系の不調の薬草療法に処方されます。

おもな作用
うっ滞除去、強壮、抗炎症、鎮静

おもな成分
ボルネオール、酢酸ボルニル、カンフェン

相性のいい精油
クラリセージ、シダーウッド、バジル・リナロール、ペパーミント、レモン

使用上の注意
・肌への使用はしない。
・妊娠中・授乳中は使用を避ける。
・キク科アレルギーの人は注意する。

PART 2 精油図鑑 / Essential Oil

慣れてきたら

イモーテル
Immortelle
[別名 ヘリクリサム、エバーラスティング]

ハーブ系

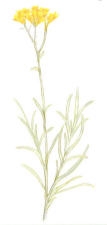

精油DATA

採油方法	花の水蒸気蒸留法
揮発度	ミドルノート
香りの強さ	強

精油の色：淡黄色

香りの特徴
ウッディー調を含むハチミツのような甘い香り。

使い方

トリートメントオイルに。
関節炎や打撲の痛みやあざを解消。

植物DATA

原料となる植物 / **イモーテル**
学名　*Helichrysum italicum*
科名　キク科
おもな産地　イタリア、フランス

地中海沿岸の原産で、現在でも多く自生している植物。カレープラント、エバーラスティングとも呼ばれる。

精油の働き

心へ
1 心の免疫力も高め、状況を切り開く力を与える。
2 浮き足立った心に落ち着きを与えてくれる。

体へ
1 熱を伴う風邪の諸症状をやわらげる。
2 筋肉や関節の炎症をやわらげる。
3 痰を切れやすくする。

肌へ
1 ニキビややけど、切り傷の治りを早める。
2 敏感肌の人のスキンケアに。

深い陶酔感を得られる
フレッシュで甘美な香り

　ラズベリーに似たフレッシュさと、「極上のハチミツ」と呼ばれるほどの甘い香りを併せもつ精油です。

　刺激が少なく、抗炎症、抗ウイルス作用にすぐれています。炎症を抑える作用でニキビややけどといった肌トラブルを解消し、肌の弱い人でもスキンケアに使うことができます。また、熱を伴う風邪の症状、筋肉痛や関節の痛みをやわらげる働きももっています。

　原料となるヘリクリサムは、地中海地方でよく見られる、丸い黄色い花とカレーやコショウのような香りをもつ植物です。岩盤や鉄道の端など、日が当たる場所なら荒地でも生えてくる強い生命力をもつことで知られます。採蜜植物でもあり、上質のハチミツも採れます。

　水蒸気蒸留法で採油したものが一般的で、収穫24時間以内の蒸留で、高品質の精油が得られます。溶剤を使って抽出するアブソリュートタイプもあるようです。

おもな作用
抗炎症、抗ウイルス、粘液過多治癒、鎮静、去痰

おもな成分
α-ピネン、γ-クルクメン、α-カリオフィレン、ネロール、酢酸ネリル、β-ジオン

相性のいい精油
カモミール、グレープフルーツ、サイプレス、ベルガモット、ラベンダー、レモン、ローズマリー

使用上の注意
・妊娠初期・分娩前後の使用は控え、妊娠後期、授乳期間中は半分の濃度で使用。
・キク科アレルギーの人は注意する。

検定 1級　初心者向き　　　　　　　　　　　　　　　　　　　　　　　　PART 2　精油図鑑 / Essential Oil

イランイラン
Ylang ylang

オリエンタル系

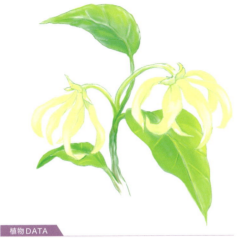

精油DATA

採油方法	花の水蒸気蒸留法
揮発度	ミドル〜ベースノート
香りの強さ	中〜強

香りの特徴
大人の女性に似合う高級香水を思わせる濃厚で甘美な香り。

精油の色　淡黄色

使い方

フレグランスやマッサージなど、幅広い用途に。

精油の働き

心へ
1 心配事や不安、パニックから解放し、元気づける。
2 ロマンチックな気持ちを高める。

体へ
1 血圧を下げ動悸を抑える。
2 不感症気味の人にも働く。

肌へ　脂性肌の皮脂バランスをととのえる。

植物DATA

原料となる植物 / イランイラン

学名	*Cananga odorata*
科名	バンレイシ科
おもな産地	コモロ、マダガスカル、レユニオン島

野生では高さ10mを超える常緑高木。精油の原料となる花はジャスミンに似た強い香りを放つ。

不安から心を解き放ち、恋する気持ちを高める甘く官能的な香り

　エキゾチックで、甘くフローラルな香りをもつ精油です。イランイランという名前は、「花の中の花」を意味するマレー語の「アランイラン」に由来。原産地はモルッカ諸島です。

　甘く濃厚なイランイランの香りには古くから催淫効果があるといわれ、原産地では、新婚のカップルが夜を過ごすベッドにイランイランの花びらを敷きつめる風習があるそうです。その官能的な香りは、高級フレグランスの原料としても広く使われ、よく使われる香りの一つです。

　精油は、その蒸留過程の違いで4段階の品質に分けられ、価格にも幅があります。なかでも「イランイラン・エクストラ」は、蒸留時間の最初の1〜2時間に蒸留される最高品質のもので、二次蒸留以降の精油に比べて軽く、親しみやすい香りが特徴です。

おもな作用
うっ滞除去、強壮、抗ウイルス、抗炎症、鎮痙、鎮静

おもな成分
リナロール、ゲラニオール、酢酸ベンジル、α-ファルネセン、β-カリオフィレン、安息香酸メチル

相性のいい精油
オレンジ・スイート、サンダルウッド、ジャスミン、ベルガモット、ラベンダー、レモン、ローズ

使用上の注意
・刺激性があるため、低濃度での使用がおすすめ。
・妊娠初期・分娩前後の使用は控え、妊娠後期、授乳期間中は半分の濃度で使用。

PART 2　精油図鑑 / Essential Oil

上級者向き

イリス
Orris
[別名 オリス、オリスルート]

フローラル系

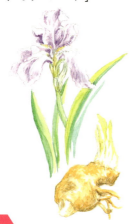

植物DATA
原料となる植物 / **シボリイリス、ニオイイリス、ムラサキイリスなど**
学名　*Iris pallida*、*Iris florentina*、*Iris germanica*
科名　アヤメ科
おもな産地　イタリア、中国、フランス、モロッコ

紫や白の花をつける。

精油DATA
採油方法	根茎の水蒸気蒸留法
揮発度	ベースノート
香りの強さ	強
香りの特徴	スミレの花に似たフローラルな香り。

精油の色
淡淡黄色

使い方

スミレのような香りとして、
手作り香水のブレンドに少量加える。

精油の働き
心へ　1 心をリラックスさせる。
　　　　2 気分を明るくし、幸福感を与える。

体へ　咳や気管支炎を鎮める。

幸福感にあふれる
スミレに似た香りで、香水の原料にも

　イリスは、「オリス」「オリスルート」などとも呼ばれ、スミレに似た甘くフローラルな香りをもち、その根から採った香料が香水の原料として使われます。主成分であるイロンには肌を引き締める働きがあるため、化粧品に利用されたり、咳を鎮める作用もあります。粉末にした根は、ポプリ、リネンの香りづけとして使われます。

　原料植物が根づいてから3～4年目ごろの根を収穫して2～3年ほど乾燥させたものを、水蒸気で蒸留して精油を抽出します。少量しか採れず、大変貴重で高価な精油です。

　イリスの原産地は地中海沿岸地方。19世紀にイタリアのフローレンス（フィレンツェ）付近で栽培され始めたといわれています。フィレンツェ市の紋章にもイリスの花が使われています。花も根と同じくスミレに似たよい香りがしますが、花そのものから精油が抽出されることはほとんどありません。

おもな作用
血圧降下、抗うつ、抗炎症、鎮痙、鎮静

おもな成分
γ-イロン、α-イロン、ミリスチル酸

相性のいい精油
サイプレス、サンダルウッド、シダーウッド、バイオレットリーフ、ベルガモット、ミモザ

使用上の注意
・フレグランス以外の肌への使用は避ける。
・妊娠中・授乳中は使用を避ける。

> 上級者向き

PART 2　精油図鑑 / Essential Oil

ウインターグリーン
Wintergreen

ハーブ系

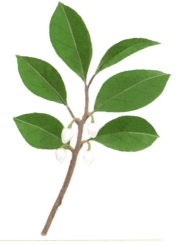

精油DATA
- 採油方法：あらかじめ温水に浸しておいた葉を水蒸気蒸留
- 揮発度：トップノート
- 香りの強さ：強
- 香りの特徴：清涼感のある、メントール系の香り
- 精油の色：淡淡黄色

使い方
医師または専門家の指導のもとでのみ使用する。

精油の働き
体へ
1. 腰痛、リウマチなどの関節・筋肉の痛み緩和に。
2. 咳を鎮める。

植物DATA
- 原料となる植物／ウインターグリーン
- 学名：*Gaultheria fragrantissima* Wall.、*Gaultheria procumbens* L.
- 科名：ツツジ科
- おもな産地：主にアメリカ北東部、北米およびカナダ

15cmほどの低木の常緑樹。花は白く、真っ赤な実をつける。精油は葉から抽出する。

スーッとする清涼感のある香りで筋肉・関節の痛みを鎮める

　北アメリカの先住民が「ティーベリー」と呼び、葉をお茶として飲んでいたともいわれるウインターグリーン。葉は清涼感のある香りが濃く、湿布薬や歯磨き粉のような香りがします。ウィンターグリーンの葉にはもともと精油成分はありませんが、温水に浸すことによって、その分解過程において精油が生成されます。イギリスの薬局方ではこれをリウマチの治療薬としても用いています。そのスーッとするメントール系の香り成分のほとんどがサリチル酸メチルのため、鎮痛や解熱に効果があり、筋肉の痛み、神経痛など、関節や筋肉の症状に有効です。また、呼吸器系の症状にも用いられ、咳を鎮める働きも。古くから医療領域では使用されてきましたが、家庭での使用は避けたほうがよいでしょう。

おもな作用
鎮痛、抗炎症、抗リウマチ、鎮咳、収れん、駆風、利尿、月経促進、催乳、刺激、解熱

おもな成分
サリチル酸メチル、ホルムアルデヒド、グルテリン

相性のいい精油
イランイラン、オレガノ、スイセン、タイム、バニラ

使用上の注意
- アスピリンアレルギーのある人は使用を避ける。
- 妊娠中・授乳中は使用を避ける。

039

PART 2　精油図鑑 / Essential Oil

上級者向き

エレミ
Elemi

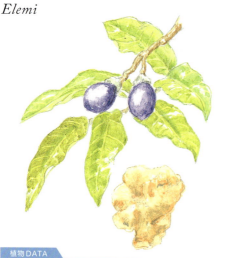

樹脂系

精油DATA

採油方法	樹脂の水蒸気蒸留法
揮発度	ミドルノート
香りの強さ	強

精油の色：透明〜淡黄色

香りの特徴
少しスパイシーな、熟成した甘さのある香り。レモンのようなさわやかさもある。

使い方

疲れをほぐすマッサージに。

精油の働き

心へ　ストレスをやわらげ、リラックスさせる。

体へ　1 免疫機能を高め、体力をアップさせる。
　　　2 体の冷えを予防・改善する。

肌へ　1 肌のほてりを鎮め、乾燥させる。
　　　2 傷あとの修復を促す。

植物DATA

原料となる植物	エレミ
学名	*Canarium luzonicum*
科名	カンラン科
おもな産地	インドネシア、フィリピン、マレーシア

樹高30mほどまで成長する樹木。白い花を咲かせ、果肉や種子は食用にもなる。

甘さの中にシトラス系の香りのアクセントが

　エレミは、フィリピンが原産の樹木。この幹の樹皮に傷をつけ、しみ出した樹脂を蒸留して精油を抽出します。フランキンセンス（p.126）やミルラ（p.142）の近縁種で香りも似ていますが、エレミの香りには、甘くスパイシーな中にレモンのようなさわやかさも含まれているのが特徴です。

　中東でも古くから利用されており、樹脂に防腐作用があることから、エジプトでは遺体を保存する際に使われたといわれます。ヨーロッパでも、15世紀頃から傷口に塗る軟膏などにエレミを配合していたそうです。

　エレミの精油には、皮脂の分泌などをコントロールして肌をきれいに保つ働きがあるといわれており、フェイスマッサージにも使えます。甘い香りは、心を落ち着かせ、リラックスさせてくれます。免疫機能を刺激したり、体を温めるともいわれています。

おもな作用
粘液溶解作用、鎮静、収れん

おもな成分
リモネン、テルピネン、ミルセン、α-フェランドレン、サビネン、パラシメン、エレモール、α-テルピネオール、1,8-シネオール

相性のいい精油
オレンジ・スイート、カルダモン

使用上の注意
・刺激性があるため、低濃度での使用がおすすめ。
・妊娠中・授乳中は使用を避ける。

上級者向き　　　　　　　　　　　　　　　　　PART 2　精油図鑑 / Essential Oil

オークモス
Oak moss

樹脂系

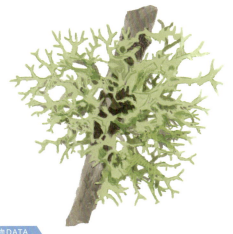

精油 DATA
採油方法	地衣の揮発性有機溶剤抽出法
揮発度	ベースノート
香りの強さ	強
香りの特徴	湿った土っぽいコケの香り。

精油の色 オレンジ

使い方

香料として用いられる。

精油の働き
- 心へ　緊張をほぐし、ストレスから解放。
- 体へ　痰を切り、咳を鎮める。
- 肌へ　保湿用スキンケアに。

植物 DATA
原料となる植物 / **オークモス**
- 学名　*Evernia prunastri*
- 科名　サルオガセ科
- おもな産地　ユーゴスラビア、フランス　ヨーロッパ、北アメリカ

カシや針葉樹に寄生する薄く緑がかった白いコケ（樹枝状地衣類）。

深く苔むした森林の香りで
心身ともに落ち着かせる

　精油に使われる植物には、草木類だけでなく地衣類（コケ）もあります。オークモスはその名のとおり、カシ（オーク）に寄生するコケ。胞子で繁殖するコケ類は、カビ類と同様に抗生物質のもととなるものも多く見られ、呼吸器系の薬草として用いられてきたものもあります。オークモスの精油にも鎮咳、抗菌作用があります。
　その香りは、昼なお暗いような深い森林の湿った香り。カシの大木の茂った枝葉の下、木肌を覆うように生えたコケ類のイメージです。その香り成分が鎮静させるのは咳だけでなく、心を落ち着かせる働きも。14世紀ごろからフレグランスの香料の一つとして使われています。シプレ調の香水に欠かせません。また、オークモスは乾燥させたものがポプリの材料としても用いられます。

おもな作用
去痰、抗菌、鎮静、保湿、鎮咳

おもな成分
β-オルシノール、カルボン酸メチル、エベルニン酸エチル、ヘマトム酸エチル、クロロヘマトム酸エチル、リシノール、クロロアトラノール、アトラノール

相性のいい精油
イランイラン、オレンジ・スイート、ゼラニウム

使用上の注意
・フレグランスを除き肌への使用は避け、0.1%以下の濃度で使用（国際プロフェッショナル・アロマセラピスト連盟〈IFPA〉ガイドライン）。
・妊娠中・授乳中は使用を避ける。

041

PART 2　精油図鑑 / Essential Oil

上級者向き

オールスパイス
Allspice
[別名ピメント]

スパイス系

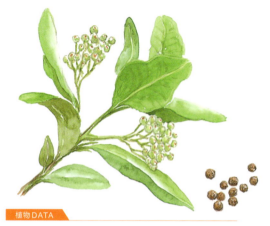

精油DATA

採油方法	葉の水蒸気蒸留法
揮発度	ミドルノート
香りの強さ	中～強

精油の色

黄色がかった茶色

香りの特徴
ピリッとした強い刺激を感じるが、ほのかな甘みがあり、さわやかで親しみやすい芳香。

使い方

局所的なマッサージに。少量の使用を心がける。

精油の働き

心へ　疲れた心を元気づけ、気力を高める。

体へ　1 体を温め、血行をよくする。
　　　2 風邪の咳や気管支炎の症状をやわらげる。
　　　3 腹痛、筋肉痛、頭痛、歯痛をやわらげる。

肌へ　血行をよくし、顔色を明るくする。

植物DATA
原料となる植物／**オールスパイス**

学名	*Pimenta officinalis*
科名	フトモモ科
おもな産地	インド、ジャマイカ、中南米

ピメント（Pimento）の別名をもつ。高さ10～30mの常緑高木。

3大スパイスの風味を併せもつ、男性的な深い香り

　オールスパイスの名は、ナツメグ、クローブ、シナモンの3つのスパイスの風味を併せもっていることに由来。日本では「百味胡椒（ひゃくみこしょう）」とも呼ばれます。精油は、温かみのある甘くスパイシーな香りをもち、香水では、おもに男性的なニュアンスを出すために用いられます。また、消化促進や殺菌などの働きもあります。

　原料となるのは西インド諸島原産の熱帯性の常緑高木で、房状の小さな白い花が咲きます。未熟な果実を乾燥させたものがスパイスとして、煮込み料理や菓子の香りづけに使われています。原産地である中南米では古代のマヤ文明時代にはすでに、調味料として使っていたほか、遺体の防腐剤として詰め物に使われていたそうです。

　精油は果実からも水蒸気蒸留法で得られ、流通していますが、刺激が大変強いため、一般にはあまり用いられません。

おもな作用
抗炎症、瘢痕形成、血行促進、鎮咳、消化促進、殺菌

おもな成分
オイゲノール、メチルオイゲノール、カリオフィレン

相性のいい精油
オレンジ・スイート、パインニードル、フランキンセンス、ラベンダー、レモン、レモングラス

使用上の注意
・刺激性があるため、低濃度での使用がおすすめ。
・妊娠中・授乳中は使用を避ける。

上級者向き

PART 2　精油図鑑 / Essential Oil

オポポナックス
Opoponax
[別名 スイートミルラ]

樹脂系

精油DATA

採油方法	樹脂の水蒸気蒸留法、揮発性有機溶剤抽出法
揮発度	ミドルノート
香りの強さ	強
香りの特徴	ミルラに近いが、より甘い香り。

精油の色
オレンジ〜淡い黄緑色

使い方

香料として用いる。

精油の働き

心へ　不安感から解放させ、リラックスする。

体へ　胃腸の調子をととのえる。

植物DATA

原料となる植物	**オポポナックス**
学名	*Commiphora erythraea*
科名	カンラン科
おもな産地	ソマリア、エチオピア、スーダン

樹高5mほどになる樹木。樹皮からしみ出た樹脂を使用する。

古代ギリシャでは薫香として
たかれたものが現代は変化

　ミルラ（p.142）に近いカンラン科の木の樹脂から抽出される精油で、ミルラに似ていますが、より甘い香りをもっています。旧約聖書の中にもこの樹脂についての描写があり、古代ギリシャの神殿では薫香として用いられたという記述がある歴史のある香り。ですが、ここ数十年で商業用に採取されることが激増し、現在はカンラン科のいくつかの近縁種を原料植物とするものが、オポポナクスと呼ばれています。

　木が自らを守るために、樹皮の表面に抗菌作用のある樹脂を出すことから、精油としては、抗菌作用、抗炎症作用があり、皮膚の感染症に用いられることがあります。原産地であるソマリアでは傷の手当てや消化器系の症状緩和にも用いられてきた歴史があります。中医学では血液循環不良やリウマチにも用いられます。

おもな作用
去痰、駆風、健胃、抗炎症、抗カタル、抗菌、収れん、血行促進、鎮静、皮膚細胞再生

おもな成分
β-オシメン、α-ビサボレン、α-サンタレン、β-ミルセン、ベルガモテン、ゲルマクレンD、デカノール

相性のいい精油
クラリセージ、ジュニパーベリー、パインニードル、フランキンセンス

使用上の注意
・フレグランスを除き肌への使用は避け、0.6%以下の濃度で使用（国際プロフェッショナル・アロマセラピスト連盟〈IFPA〉ガイドライン）。
・妊娠中・授乳中は使用を避ける。

PART 2 　精油図鑑 / Essential Oil

上級者向き

オレガノ
Oregano
[別名 ワイルドマージョラム]

スパイス系

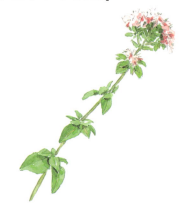

精油DATA
採油方法	地上部の水蒸気蒸留法
揮発度	トップ〜ミドルノート
香りの強さ	強
香りの特徴	スパイシーでカンファーのような香り。

精油の色

淡黄色

植物DATA
原料となる植物 / **オレガノ**

学名	*Origanum vulgare*
科名	シソ科
おもな産地	モロッコ、フランス、トルコ

草丈80〜90cmほどに育つ多年草。薄い紫色の花をつける。

使い方
医師または専門家の指導のもとでのみ使用する。

精油の働き
体へ　1 呼吸器系、消化器系のトラブルに。
　　　2 消化機能をととのえる。

スパイスでもおなじみ。
消化器系・呼吸器系のケアにも

　イタリア料理のスパイスとしてもおなじみのオレガノ。原産は地中海沿岸地方で、古代エジプト時代から使われてきた植物。語源はギリシャ語で「山の喜び」で、胃腸や呼吸器系のトラブルに古くから用いられてきました。

　主成分は精油成分として殺菌力が最も強いとされるフェノール類で、現代科学の中では、精油の抗菌作用を測るテストにおいて抜群の結果を示しています。バクテリアの繁殖やウイルスの働きを抑えるために、感染症予防にも用いられています。

　刺激が強く、医師または専門家の指示のもとで使用します。

おもな作用
寄生虫駆除、去痰、駆風、健胃、抗ウイルス、抗感染、殺菌、消毒、鎮痙、鎮痛

おもな成分
カルバクロール、パラシメン、γ-テルピネン、チモール、β-カリオフィレン、α-ピネン、β-ミルセン

相性のいい精油
オークモス、ゼラニウム、ラベンダー、ローズマリー

使用上の注意
・妊娠中・授乳中は使用を避ける。

検定 1級+2級　初心者向き　　　　　　　　　　　　　　　PART 2　精油図鑑 / Essential Oil

オレンジ・スイート
Orange sweet

柑橘系

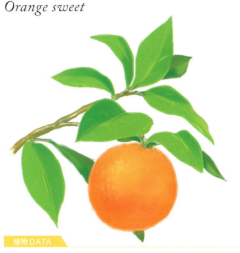

植物DATA
原料となる植物 / **スイートオレンジ**
学名　*Citrus sinensis*
科名　ミカン科
おもな産地　アメリカ、イスラエル、イタリア、コスタリカ、スペイン、ブラジル、フランス

甘味が強く芳香をもつ果実は、世界中で好まれる。ビタミンBやCが豊富で、美容健康にも役立つ。

精油DATA
採油方法　果皮の圧搾法
揮発度　トップノート
香りの強さ　中〜強
香りの特徴　オレンジの皮をむいたときに広がる甘くフレッシュな香りそのもの。

精油の色  淡黄オレンジ

使い方

芳香浴をはじめ幅広い用途に。

精油の働き
心へ　1 気分を明るく元気にし、不安を取り除く。
　　　2 緊張やストレスをやわらげる。
体へ　1 消化不良や食欲不振、便秘などを改善する。
　　　2 空気を浄化するので、風邪の季節によい。
肌へ　疲れた肌をいきいきと元気によみがえらせる。

疲れた心に、元気と勇気を取り戻す「クリスマスの香り」

　柑橘系特有の快い甘い香りで、気持ちをリラックスさせる効果をもつ精油です。また、胃腸の働きを助ける作用で、消化を助けるともいわれています。

　オレンジの語源は、アラビア語の呼び名であった「ナランジ」とされています。ギリシャ神話でアフロディーテに捧げられた黄金のリンゴは、実はオレンジだったとも。かつてアラブ社会やヨーロッパ社会では、オレンジ園を持つことが富の象徴であり、フランスのベルサイユ宮殿にも、オレンジ園が残されています。ヨーロッパではクリスマスシーズンに魔よけとして使われたそう。現在ではオレンジの栽培はアメリカの重要な産業です。

　市販のジュース用に果汁を搾る際に果皮から採るオレンジの精油は、大量生産のため、比較的安価。そのメリットもあり、香水・食品産業でも広く利用されています。

おもな作用
駆風、抗菌、鎮静

おもな成分
リモネン、ミルセン、リナロール、シトラール、オクタナール、デカナール

相性のいい精油
イランイラン、サイプレス、シナモンリーフ、ジャスミン、ジュニパーベリー、ラベンダー、レモン、ローズ

使用上の注意
・刺激性があるため、低濃度での使用がおすすめ。
・妊娠初期・分娩前後の使用は控え、妊娠後期、授乳期間中は半分の濃度で使用。

045

ガイヤックウッド

Guaiacwood

[別名 グアヤクウッド、ユソウボク]

樹木系

上級者向き

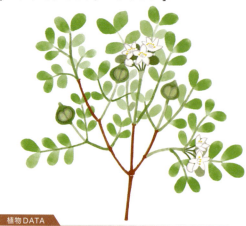

精油DATA

採油方法	木部の水蒸気蒸留法
揮発度	ミドルノート
香りの強さ	中
香りの特徴	ティー系のバラに似た香りにスモーキーな香りが混ざることも。

精油の色
白色～薄黄色

使い方

香料として用いられることが多い。

精油の働き

心へ　気力の調和をとり、人生の目的を見つける支援をする。

体へ　痛風、リウマチ、関節痛の緩和に。

植物DATA

原料となる植物／ガイヤックウッド

学名	*Bulnesia sarmienti*
科名	ハマビシ科
おもな産地	パラグアイ、アルゼンチンに自生

南米原産の、樹高3.5mほどになる木。木の深部は緑がかった褐色、樹皮は白い。

堅い樹木から抽出される
ウッディーでローズに近い香り

　ガイヤックウッドの木材は非常に堅く、木彫りや、船などの滑車や部品の原料として使われてきました。おがくずや木端から水蒸気蒸留法で抽出される精油は、ティーローズ系の香りを含みながら、さほど高価ではないため、ローズ調の香りづけをした石けんやコスメに使われることも。スモーキーな香りが感じられることもあります。

　抗炎症作用があるため、リウマチや痛風の症状緩和に使われていたことが、英国の資料にも記載があります。一時期、集中的に伐採されたことがありましたが、現在はガイヤックウッドの輸出国では管理制限が設けられ、原生種も守られるようになりました。

おもな作用
抗炎症、酸化防止、抗リウマチ、消毒、発汗、利尿、緩下

おもな成分
グアイオール、ブルネソール、ブルネセン、グアニン、パチュレン、グアコニック酸など。

相性のいい精油
オークモス、サンダルウッド、ゼラニウム、ネロリ、ローズ、スパイス調およびウッディー・フローラル調など。

使用上の注意
・妊娠中・授乳中は使用を避ける。

上級者向き PART 2 精油図鑑 / Essential Oil

カーネーション
Carnation

 フローラル系

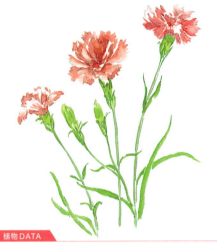

精油DATA

採油方法	花の揮発性有機溶剤抽出法（アブソリュート）
揮発度	ミドルノート
香りの強さ	中〜強

精油の色

濃オレンジ〜茶色

香りの特徴
カーネーションの花の香りそのまま。やや濃厚でスパイシー。クローブにも似た香り。

使い方

フレグランスに。

精油の働き
心へ　1 気分をスッキリ軽やかにしてくれる。
　　　2 不安を取り除き、ストレスをやわらげる。

植物DATA

原料となる植物 / **カーネーション**

学　名	*Dianthus caryophyllus*
科　名	ナデシコ科
おもな産地	アメリカ、エジプト、ケニア、ヨーロッパ

ヨーロッパ、西アジア原産の多年草。ローズなどと異なり、観賞用と精油抽出用の区別がない。花は食用としても人気。

花をそのまま閉じ込めたような甘く濃厚な香り

　カーネーションの花の甘い香りは、やや濃厚でスパイシーさも併せもつもの。ほかの精油とブレンドしても香り全体を引き締め、奥行きを出す効果で、フレグランス製品の原料としてよく用いられます。原料全体が豊富でも、採油率が0.02〜0.03％ととても低く、大量生産されないため、非常に貴重な精油とされています。高価なため、多くは合成香料が使われますが、消化を促進し、おなかにたまったガスを排出するという効能もあります。

　カーネーションの栽培の歴史は古く、古代ギリシャ、テオフラストスの『植物誌』にも登場します。学名は*Dianthus*（神の花）、*caryophyllus*（クローブ＝丁子）の意味で、強い香りをもつ尊い花として扱われていたことがわかります。欧米では可憐な姿や芳香が好まれ、幸福のシンボルとしてさまざまな行事に用いられるようです。

おもな作用
駆風、抗菌、鎮静

おもな成分
α-ピネン、β-ピネン、2-メチルオクタン

相性のいい精油
イランイラン、オレンジ・スイート、ゼラニウム、ベチバー、レモン、ローズ

使用上の注意
・フレグランス以外の肌への使用は避ける。
・妊娠中・授乳中は使用を避ける。

PART 2　精油図鑑 / Essential Oil

カシスリーフ（新芽）
Blackcurrant bud
[別名シャマード]

上級者向き

ハーブ系

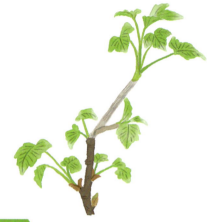

精油 DATA

採油方法	新芽のみの揮発性有機溶剤抽出法
揮発度	トップノート
香りの強さ	強

精油の色

深緑〜茶色

香りの特徴
カシス様のフルーティーな香り。ウッディーでほのかなアニマル調の香り。

植物 DATA

原料となる植物／カシス（ブラックカラント）
学名　*Ribes nigrum* L.
科名　スグリ科
おもな産地　フランス、オランダ、アメリカ、カナダ

樹高1〜2mほどの低木。赤黒い実をつける。

使い方

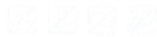

フレグランスに個性をつける目的でブレンドする。

精油の働き

心へ　心に温かみをもたらし、気分を明るくする。

果実はリキュールにも使われ、精油は新芽のみから抽出

　カシスの原産はアジアで、チベットなど寒冷地を経由してヨーロッパへ渡ったといわれ、フランスやオランダでおもに栽培されています。カシスの果実はジャムやシロップ漬けにして食用にされます。フランスのブルゴーニュ地方では18世紀ごろより、このカシスから作ったリキュールを「クレームドカシス」と呼び、伝統的な産物としています。また、カシスの果実は、下痢やのどの痛みによいとされ、昔から珍重されてきました。

　そのカシスの新芽だけから抽出されるのがカシスリーフの精油。1kgの新芽を収穫するためには約200ヘクタールの畑が必要とされ、手作業で摘みとるために希少価値の高い精油です。柑橘類を除き、フルーティーノートでは唯一の天然原料として、フレグランスの世界で注目されます。

おもな作用
鎮静

おもな成分
δ-3-カレン、β-ピネン、β-フェランドレン、d-リモネン、テルピノレン、α-ピネン、γ-テルピネン、オシメン、p-シメン

相性のいい精油
イリス、オレンジ・スイート、ゼラニウム、ネロリ、フランキンセンス、ベルガモット、レモン、ローズ

使用上の注意
・フレグランス以外の肌への使用は避ける。
・妊娠中・授乳中は使用を避ける。

> 上級者向き　　　　　　　　　　　　　　　　　PART 2　精油図鑑 / Essential Oil

カフィアライムリーフ
Kaffir lime leaf
［別名 コブミカン、バイマックルー、コンバーバリーフ］

柑橘系

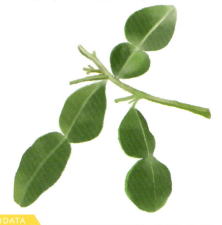

植物DATA
原料となる植物 / **カフィアライム**
- 学名　　*Citrus hystrix*
- 科名　　ミカン科
- おもな産地　東南アジア

高さ2〜10mほどになる柑橘系の樹木。数字の8のような形にくびれている葉が特徴。

精油DATA
- 採油方法　　葉の水蒸気蒸留法
- 揮発度　　　トップノート
- 香りの強さ　強
- 香りの特徴

レモンやライムに似た中に、ほのかに甘さを感じる爽快な香り。

精油の色
透明〜淡黄色

使い方

リフレッシュしたいときのフレグランスとして。

精油の働き
- 心へ　ストレスによる心の疲れを癒やす。
- 体へ　疲労回復に。

タイ料理に欠かせないハーブから採れるさわやかな柑橘の香り

コブミカンという別名のとおり、果実の表面はこぶだらけでゴツゴツした形。その果実から得られるエキスも料理の香りづけなどに使われますが、メインに使われるのは、葉です。タイなど東南アジア料理、特にトムヤムクンには欠かせない香りです。葉をそのままかじると強い柑橘系の香りがしますが、加熱しても固いままなので食用には用いられず、香りづけのみに使われます。

精油も葉から抽出します。滋養強壮によいとされ、心身ともにリフレッシュしたいときに合います。

おもな作用
疲労回復、強壮、抗ストレス、抗うつ、鎮静、血行促進、デオドラント

おもな成分
シトロネロール、シトロネラール、リナロール、サビネン、ギ酸シトロネリル

相性のいい精油
グレープフルーツ、ベルガモット、ライム、レモン

使用上の注意
- 刺激性があるため、低濃度での使用がおすすめ。
- 妊娠中・授乳中は使用を避ける。

PART 2　精油図鑑 / Essential Oil

カボス
Kabosu

 柑橘系

上級者向き

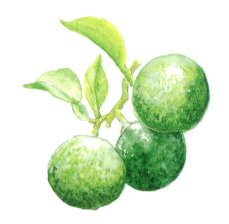

精油 DATA

採油方法	果皮の圧搾法
揮発度	トップノート
香りの強さ	中

香りの特徴
料理に使われる果汁・果皮と同様のさわやかな香り。

精油の色　濃オレンジ～茶色

使い方

さわやかな香りを楽しむルームスプレー、オーデコロンに。

精油の働き

心へ
1 気持ちを前向きにさせる。
2 イライラを鎮め、リラックスさせる。
3 意識をクリアにし、集中力を高める。

体へ
1 血行をよくして冷えを予防・改善する。
2 新陳代謝を活発にし、疲労を回復させる。

肌へ　肌をみずみずしく保つ。

植物 DATA

原料となる植物 / カボス

学名	*Citrus sphaerocarpa*
科名	ミカン科
おもな産地	日本（大分県）

ユズの近縁種の小高木。果実が熟す前の9～10月に収穫する。

日本人にはなじみ深い
フレッシュな柑橘系の香り

　ユズの近縁種。果汁や皮が料理に使われるため、日本人にはおなじみのさわやかな香りです。柑橘類特有のスッキリした香りは、心身をリフレッシュさせてくれます。主成分であるピネンやリモネンには、抗菌作用や抗炎症作用があるほか、血行をスムーズにして代謝をアップする働きもあります。

　カボスは大分県の特産品で、日本での生産量の9割以上が大分産。江戸時代、ある医師が京都から持ち帰った苗木を植えたのが始まりといわれており、大分県内には、樹齢200年以上の古木も残っているそうです。

　精油は、カボスの皮を圧搾して得られます。熟すとユズのように皮が黄色くなりますが、最も香りがよいのは完熟する前のもの。調理用にも精油用にも、皮が黄色く色づく前に収穫したものが使われます。

おもな作用
抗ウイルス、殺虫、消化促進、免疫調整、抗菌、抗炎症、血行促進

おもな成分
β-ピネン、d-リモネン、γ-テルピネン、オシメン、ゲラニオール、デカナール、β-ファルネセン、β-カリオフィレン、酢酸ゲラニル

相性のいい精油
ジュニパーベリー、ペパーミント、ベルガモット、ユーカリ、ユズ、ラベンダー、ローズマリー、レモン

使用上の注意
・刺激性があるため、低濃度での使用がおすすめ。
・妊娠中・授乳中は使用を避ける。

検定 1級　初心者向き　　　　　　　　　　　　　　　PART 2　精油図鑑 / Essential Oil

カモミール・ジャーマン
Chamomile German
[別名 カモマイル・ジャーマン、カミツレ]

フローラル系

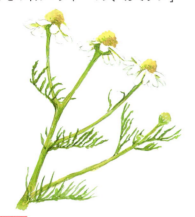

精油 DATA
採油方法	花の水蒸気蒸留法
揮発度	ミドルノート
香りの強さ	中
香りの特徴	甘くややスパイシー。カモミール・ローマン（p.52）よりまろやか。

精油の色：濃青色

使い方

肌荒れ用のクリームに。

精油の働き
- **心へ**　安らぎを与え、心地よい眠りに誘う。
- **体へ**　1 関節の痛みをやわらげる。
　　　　　2 更年期障害の症状を改善する。
- **肌へ**　1 抗炎症作用があるので、肌が荒れているときに。
　　　　　2 切り傷の治癒を促進し、虫刺されにも有効。

植物 DATA
原料となる植物 / ジャーマンカモミール

学名	*Matricaria chamomilla*
科名	キク科
おもな産地	イギリス、エジプト、ドイツ、ハンガリー、フランス、モロッコ

こぼれダネでも繁殖する一年草。近くに植えた草木の病気を治すことから、昔から「植物のお医者さん」とも。

甘い香りにうっとりと安らぐ
美しいブルーの精油

　フルーティーで濃厚な香りをもつ、濃い青色の精油です。この珍しい青色は、含有する芳香成分のカマズレンによるもの。カマズレンには抗炎症の効果があり、抗アレルギー作用にもすぐれています。ほかに、肌荒れ、更年期障害、生理痛など女性の悩みにも役立ちます。

　原料となるカモミール・ジャーマンはキク科の一年草です。カモミールという名前は、ギリシャ語で「大地のリンゴ」という意味をもちます。和名はカミツレ。日本でも古くから薬草として知られていました。

　古代では病気の治療などに幅広く利用されてきました。また、肌の炎症を抑える働きにすぐれ、明るい色の髪を輝かせ、美しくすることから、化粧品やシャンプーの原料として利用されてきました。花のハーブティーは伝統的に民間薬として活用されています。

おもな作用
抗アレルギー、抗炎症、鎮痙、鎮静、ホルモン様、瘢痕形成

おもな成分
ビサボロールオキサイドA、ビサボレンオキサイド、ビサボロールオキサイドB、β-ファルネセン、カマズレン

相性のいい精油
イランイラン、ゼラニウム、ベルガモット、マージョラム・スイート、ラベンダー、レモン、ローズ

使用上の注意
・妊娠初期・分娩前後の使用は控え、妊娠後期、授乳期間中は半分の濃度で使用。
・キク科アレルギーの人は注意する。

051

PART 2　精油図鑑 / Essential Oil

検定 1級　初心者向き

カモミール・ローマン
Chamomile Roman

［別名 カモマイル・ローマン］

フローラル系

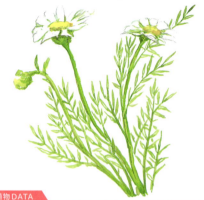

精油 DATA

採油方法	花の水蒸気蒸留法
揮発度	ミドルノート
香りの強さ	中〜強

精油の色 淡淡黄色

香りの特徴
甘酸っぱいようなリンゴの香りにハーブの青臭さがプラスされ、さわやかながらコクのある香り。

使い方

抗炎症、リラックス作用を生かした毎日のスキンケアローションに。

精油の働き

心へ　1 悩みを抱えて沈んだ気持ちを励ます。
　　　2 ネガティブな感情を抑え、心地よい眠りに誘う。
体へ　1 頭痛、歯痛・生理痛、関節痛をやわらげる。
　　　2 消化不良や膨満感、便秘の改善に。
肌へ　肌荒れ、乾燥肌、ニキビ肌にも使える。

植物 DATA

原料となる植物 / ローマンカモミール

学名	*Anthemis nobilis*
科名	キク科
おもな産地	イギリス、イタリア、ハンガリー、ドイツ、フランス、南アフリカ、モロッコ

多年草。近縁には、花が八重のものや花をつけずに芝生のように広がる種もあり、ハーブガーデンの植栽としても人気。

心地よい眠りを誘う
ほのかなリンゴの香り

　青リンゴを思わせる甘酸っぱい香りといわれますが、カモミール・ジャーマンよりも、香りにさわやかな強さがある精油です。カモミール・ジャーマンはキク科の一年草ですが、こちらは同じキク科の多年草です。

　この香りは、鎮静効果や消炎作用をもつエステル類を主成分としていて、精神的な問題を抱えて落ち込んでいるときに、気分転換のよいきっかけとなります。イライラや不安を解消し、心地よくしてくれるため、欧米ではカウンセリングの治療などにも利用されています。また、原料となるハーブは、子どもにも使用できる民間療法として親しまれ、子どもがむずかるときになだめたり、寝つきの悪い子どものために、日常的に利用されています。

　ハーブティーも消化を助け、安眠を促すお茶として親しまれています。

おもな作用
抗アレルギー、抗炎症、鎮痙、鎮静、鎮痛、ホルモン様、瘢痕形成

おもな成分
アンゲリカ酸イソブチル、メタクリル酸イソアミル、アンゲリカ酸イソアミル、カマズレン

相性のいい精油
イランイラン、シダーウッド、ジャスミン、パルマローザ、ベルガモット、メリッサ、ラベンダー、ローズ

使用上の注意
・妊娠中・授乳中は使用を避ける。
・キク科アレルギーの人は注意する。

> 上級者向き

PART 2　精油図鑑 / Essential Oil

カヤ
Kaya

柑橘系

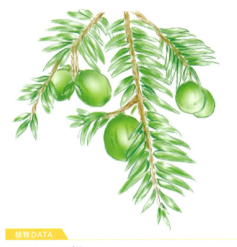

精油DATA

採油方法	果実の水蒸気蒸留法
揮発度	ミドルノート
香りの強さ	強
香りの特徴	レモンとユズを合わせたような香り。

精油の色　無色

使い方

芳香浴でリラックスした気分に。

精油の働き

心へ
1 リラックス。
2 ストレスの緩和。
3 気持ちの切りかえやリフレッシュに。

体へ
1 血圧を下げる。
2 アレルギーや炎症、けいれんを鎮める。

植物DATA

原料となる植物／**カヤ**

学名	*Torreya nucifera*
科名	イチイ科
おもな産地	日本（高知県）

東北地方から屋久島まで広く生育している常緑樹。幹は樹高20m、周囲3mほどまでになる大木。

和風テイストの柑橘系の
さわやかな香り

　レモンとユズの香りを合わせたような、さわやかな柑橘系の香りの日本由来の精油です。

　カヤの木は常緑針葉樹で、成長が遅く、湿気に強いことから建材や高級品の碁盤、将棋盤に使われてきました。精油はカヤの果実から採ります。このカヤの実は、漢方では便秘、食欲不振などの胃腸トラブル時や、虫下しとして利用されてきました。

　カヤには、柑橘系の精油に含まれるリモネンという成分が多く、スッキリとした香りが際立ち、気持ちをリフレッシュする作用があります。また、森林浴効果のある成分とされるピネンも含まれており、気持ちをリラックスさせて、おだやかにしてくれます。芳香浴やルームスプレーなどに使うと、部屋の空気がさわやかな香りで清浄され、安らぎます。精油には、血圧を下げたり、アレルギー症状をやわらげる成分も含まれます。

おもな作用
血圧降下、抗アレルギー、抗炎症、鎮痙、鎮静

おもな成分
α-ピネン、d-リモネン、β-ミルセン、α-テルピネン

相性のいい精油
オレンジ・スイート、グレープフルーツ、サイプレス、ジュニパーベリー、ペパーミント、ライム、ラベンダー、レモン

使用上の注意
・刺激性があるため、低濃度での使用がおすすめ。
・妊娠中・授乳中は使用を避ける。

PART 2　精油図鑑 / Essential Oil

慣れてきたら

カユプテ
Cajuput

樹木系

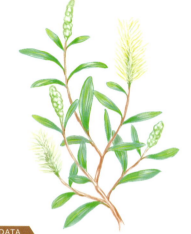

精油DATA

採油方法	葉と枝の水蒸気蒸留法
揮発度	ミドルノート
香りの強さ	中〜強
香りの特徴	さわやかなカンファー調でややフルーティーな香り。

精油の色 無色

使い方

クリームにブレンドし、咳が続くときに胸に少量塗る。

植物DATA

原料となる植物 / **カユプテ**

学名	*Melaleuca leucadendron*
科名	フトモモ科
おもな産地	オーストラリア、フィリピン、ベトナム、マレーシア

非常に生命力のある東南アジア原産フトモモ科の常緑樹。樹皮が白っぽいため、ホワイトティートリーとも呼ばれる。

精油の働き

心へ　気持ちを盛り上げ、やる気を出させる。

体へ　1 咳、のどの痛みの症状をやわらげる。
　　　　2 感染症を改善する。

肌へ　1 やけどや切り傷の治りを促す。
　　　　2 脂性肌をととのえ、ニキビの治りを促す。

ニキビ肌や脂性肌のスキンケアに適した精油

　すぐれた殺菌力をもち、スッキリとした香りのする精油です。ユーカリ（p.146）やティートリー（p.100）と同じフトモモ科の植物から採れますが、これら2種よりマイルドで甘い香りのため、強い香りが苦手な人や子どもにも安心して使えます。

　原料のカユプテの名は、マレー語で「白い木」を意味する「カユ・プティ（カユプテ）」が由来。原産地の東南アジアやインド、中国では、古くからさまざまな症状に効く万能薬として用いられてきました。感染症や、やけどや切り傷、筋肉痛、歯痛などの痛み止めとしても利用されていました。

　発汗・解熱作用があるため、風邪のひき始めにカユプテのアロマバスでゆっくりと温まると、汗をたっぷりとかくことができ、回復を早めます。また、気持ちを前向きにさせ、やる気を起こさせる作用があります。

おもな作用
去痰、抗ウイルス、抗炎症、抗カタル、抗菌、ホルモン様、免疫調整

おもな成分
1,8-シネオール、シトラール、α-テルピネオール、リナロール、リモネン、α-ピネン、ミルセン、β-ピネン

相性のいい精油
サイプレス、ジュニパーベリー、ゼラニウム、ベルガモット、ラベンダー、ローズ、ローズマリー

使用上の注意
・刺激性があるため、低濃度での使用がおすすめ。
・妊娠中・授乳中は使用を避ける。

上級者向き　　　　　　　　　　　　　　　　　　　　　PART 2　精油図鑑 / Essential Oil

カルダモン
Cardamon

スパイス系

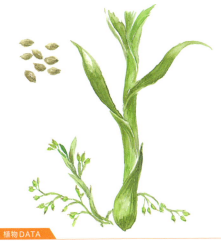

精油 DATA

採油方法	種子の水蒸気蒸留法
揮発度	トップ〜ミドルノート
香りの強さ	中

精油の色：淡淡黄色

香りの特徴
スパイシー、ウッディー、リッチ、スイートで温かみの感じられる香り。

使い方

神経性の胃痛などのボディオイルとして。

植物 DATA

原料となる植物	カルダモン
学名	*Elettaria cardamomum*
科名	ショウガ科
おもな産地	インド、グアテマラ、スリランカ

インド、スリランカなどに野生、または栽培される。楕円形の果実が熟す直前に種子を収穫し、精油の原料とする。

精油の働き

心へ
1 緊張や疲れを癒やし、気持ちをおだやかにする。
2 マイナス感情を抑え、やさしく寛容な気分にする。

体へ 食欲不振、膨満感、便秘などに働く。

肌へ
1 肌荒れ、乾燥肌、ニキビ肌をととのえる。
2 口臭の軽減・予防。

薬や香辛料として3000年以上の歴史をもつ偉大な精油

　レモンのような甘酸っぱさとスパイシーさ両方を含み、オリエント調の個性的な香りをもつ精油です。頭をスッキリさせ、消化器系のトラブルによる食欲不振の解消や消化促進などにも働きます。

　カルダモンの果実は、最も古いスパイスの一つ。紀元前2世紀ころにはインドからヨーロッパに輸出されていたとされ、今もサフランやバニラと並ぶ、高価なスパイスとして知られています。原産国のインドでは「スパイスの女王」と呼ばれ、料理には欠かせない存在。また、エジプトでは薫香や香料のほか、種子をかんで歯を白くしていたという説も。中国伝統医学では、現在も「小豆蔲（しょうずく）」という生薬として、健胃や腸内にたまったガスの排出促進に用いられています。また中近東ではコーヒーにカルダモンを入れたカルダモンコーヒーが愛飲されるなど、利用範囲の広い植物です。

　香調を魅力的にする香料として調香師にも人気があります。

おもな作用
去痰、抗ウイルス、抗炎症、抗カタル、抗菌、ホルモン様、免疫調整

おもな成分
酢酸テルピネル、酢酸リナリル、1,8-シネオール、リモネン、リナロール

相性のいい精油
イランイラン、オレンジ・スイート、ジュニパーベリー、ゼラニウム、レモン、ローズ、ローズウッド

使用上の注意
・妊娠中・授乳中は使用を避ける。

055

PART 2　精油図鑑 / Essential Oil

ガルバナム
Galbanum

 上級者向き

樹脂系

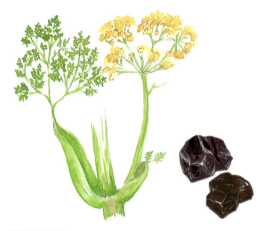

精油DATA
採油方法	樹脂の水蒸気蒸留法
揮発度	トップノート
香りの強さ	強

精油の色：無色

香りの特徴
湿った森林のグリーンの香りに、植物の根を掘ったときの土臭さと、鼻を刺すスパイス香が混じる。

使い方

ブレンドしてフレグランスに。

植物DATA
原料となる植物	ガルバナム
学名	*Ferula galbaniflua*
科名	セリ科
おもな産地	イスラエル、イラン、シリア、トルコ、レバノン

中東諸国で見られる低木。昆虫がつけた幹の傷や、採取者が根元につけた刻みから出るゴム状の樹脂が精油の原料。

精油の働き
- **心へ**　不安や感情の乱れを除き、心を落ち着かせる。
- **体へ**
  1. 咳、痰など、呼吸器系の不調を改善する。
  2. 頭痛、筋肉痛、関節炎などをやわらげる。
  3. 月経時の不調や更年期障害の症状をやわらげる。
- **肌へ**
  1. ニキビ、吹き出物を改善する。
  2. 肌をやわらかくし、老化によるしわを防ぐ。

ブレンドに用いることで芳香に深みを与える精油

　森林にほのかに果実が香るような、独特の深みのある香りをもつ精油です。古代より薫香として名高く、神秘的な力をもつとされ、宗教儀式や瞑想などに使われました。旧約聖書の「出エジプト記」にも、神殿で使われていたという記載があります。また、古代ローマ人はこれを「緑のにおい」と考えていたともいわれます。強い防腐作用があるとされ、エジプトではミイラの防腐剤として用いられたという記録もあります。

　炎症や痛みを鎮め、女性ホルモンに似た作用があります。また、軽い催眠作用があり、不安定な気持ちや張りつめた神経をほぐして、元気を取り戻します。

　もともとは、昆虫が葉や枝を傷つけたときにしみ出る樹液が固まったものから採った精油で、軽いオリエンタル調の香水の原料としても、使われています。

おもな作用
強壮、駆風、催眠、鎮静、抗炎症、ホルモン様

おもな成分
α-ピネン、β-ピネン、δ-3-カレン

相性のいい精油
イランイラン、サンダルウッド、ジャスミン、ゼラニウム、パルマローザ、フランキンセンス

使用上の注意
- 刺激性があるため、低濃度での使用がおすすめ。
- 妊娠中・授乳中は使用を避ける。

慣れてきたら　　　　　　　　　　　　　　　　　　　PART 2　精油図鑑 / Essential Oil

キャロットシード
Carrot seed

ハーブ系

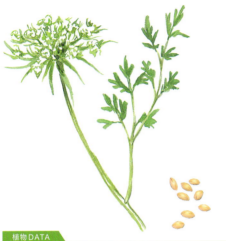

植物DATA

原料となる植物／**ワイルドキャロット**

学名　　　*Daucus carota*
科名　　　セリ科
おもな産地　フランス

野菜用のニンジンとは異なる。葉や茎は野菜用に似ているが、根は食用に適さない。

精油DATA

採油方法　　種子の水蒸気蒸留法
揮発度　　　ミドル〜ベースノート
香りの強さ　中〜強
香りの特徴

かすかにニンジンの甘い香りを含んだ独特の香り。土っぽくウッディー。

精油の色　　淡黄色

使い方

しみを改善するトリートメントオイルに。

精油の働き

心へ　ストレスを軽減し、精神的な疲労感を取り除く。
体へ　1 体内の毒素を排出させ、むくみなどを改善する。
　　　2 月経の周期を正常化させ、月経痛をやわらげる。
肌へ　しみ、しわに作用し、肌をいきいきとさせる。

肌に若さを取り戻す
アンチエイジングの精油

　精油は、乾燥した漢方薬のような強い香りとともに、ほのかに甘いニンジンの香りがして、気分をやわらげてくれます。ニンジンから採れる精油ですが、食用としておなじみの種とは異なり、ワイルドキャロットというニンジンの原種が原料。1〜1.5mにも成長する種の、種子から採油します。

　ニンジンは、古くから食用だけでなく医薬的価値の高い植物として利用されてきました。なかでも多く含まれているβ-カロテンに、肌のハリや弾力を高めて若さを保つ、女性にうれしい効能があります。また、特にワイルドキャロットはリンパの流れを刺激するので、体内の毒素のデトックスを促す力が強く、むくみ解消にも役立ちます。

　なお、植物油の「キャロットオイル」（p.176）は、植物油に根を浸して抽出したものです。

おもな作用
うっ滞除去、抗炎症、抗菌、神経強壮、皮膚細胞再生、ホルモン様

おもな成分
α-ピネン、β-ピネン、テルピネン-4-オール

相性のいい精油
オレンジ・スイート、ジュニパーベリー、ネロリ、プチグレイン、ベルガモット、メリッサ、ライム、ラベンダー、レモン、レモンバーベナ、ローズマリー

使用上の注意
・妊娠中・授乳中は使用を避ける。

PART 2　精油図鑑 / Essential Oil

上級者向き

キンモクセイ
Osmanthus
［別名 オスマンサス］

フローラル系

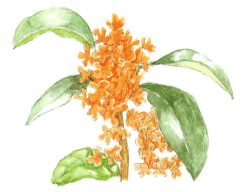

精油DATA

採油方法	花の揮発性有機溶剤抽出法（アブソリュート）超臨界流体抽出法
揮発度	ミドルノート
香りの強さ	中
香りの特徴	甘さの中にスパイシーさがあるキンモクセイの香り。

精油の色
黄赤色〜赤褐色

植物DATA

原料となる植物	**キンモクセイ**
学名	*Osmanthus fragrans*
科名	モクセイ科
おもな産地	中国

樹高3〜4mになり、9〜10月にオレンジ色の小さな花が咲く。雌雄異株で、日本で栽培されているのは結実しない雄株がほとんど。

使い方

手作り香水のブレンドに。ルームフレグランスに。

精油の働き

心へ　イライラを鎮め、リラックスさせる。

オレンジ色の小さな花から濃厚な香りを抽出

　日本でも庭木としてよく知られているキンモクセイの精油です。9〜10月に咲く小さなオレンジ色の花で、香りが大変強く、開花とともに甘く華やかな香りが遠くまで漂います。学名の「*Osmanthus*」も、ギリシャ語で「香りのある花」を意味する言葉に由来しています。

　キンモクセイの原産地は中国で、有数な産地の一つが桂林市。「桂」とはモクセイ科の植物をさします。キンモクセイの香りは変化しやすく抽出が難しいもの。収穫した花を塩水に浸して貯蔵し、液体のCO_2を超臨界状態に保ち、その中に原料を入れて芳香成分を抽出するというような、昔ながらの手法を生かして近代的な最新技術のもと行う採油もされています。精油はおもに芳香浴や香水などに使われ、濃厚な甘い香りには、心身の緊張をほぐしてリラックスさせる働きがあるといわれています。

おもな作用
うっ滞除去、抗炎症、抗菌、神経強壮、皮膚細胞再生、ホルモン様

おもな成分
リナロール、ジヒドロ-β-イオノン、cis-リナロールオキサイド、trans-リナロールオキサイド

相性のいい精油
ラベンダー、レモングラス、ローズ

使用上の注意
・フレグランス以外の肌への使用は避ける。
・妊娠中・授乳中は使用を避ける。

上級者向き

クスノキ
Camphor
[別名 カンファー、本樟（ほんしょう）]

樹木系

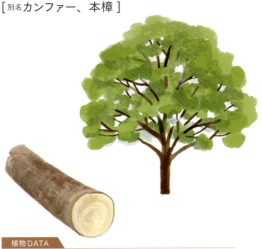

精油DATA
採油方法	木部の水蒸気蒸留法
揮発度	トップノート
香りの強さ	強

香りの特徴
衣類の防虫に使う樟脳の、シャープで薬のような香り。

精油の色 ほぼ無色

使い方

衣類の防虫のためにコットンにしみ込ませ、サシェとして。

植物DATA
原料となる植物	クスノキ
学名	*Cinnamomum camphora*
科名	クスノキ科
おもな産地	日本（佐賀県）、中国、台湾

高さ10m以上にもなる常緑樹。

精油の働き
心へ 頭をスッキリさせ、不安感をなくし落ち着かせる。
体へ 風邪などの感染症予防。

古くから防虫、腐敗防止に用いられた「樟脳」

　日本では、古くから「樟脳（しょうのう）」として衣類の防虫に用いられたり、セルロイドの原料にされてきたクスノキ（「本樟（ほんしょう）」と呼ばれます）。日本人にはなじみ深い香りでしょう。木そのものが特異な香りを放つことから「臭し（くすし）」という言葉が語源となった、あるいは薬の木から名がついたともいわれます。

　虫を寄せつけないことや鎮痛効果があること、古代では魔よけとして珍重され、神社などで聖木として祀られることも多くあります。非常に大木に育ち、害虫に強く腐敗しにくいという特性から、船の建材としても用いられてきました。

　こうした木から採れる精油は、毒性のあるサフロールを除去するため蒸留を繰り返し、透明になったものだけが使われます。

　ホーリーフ（p.135）、ラヴィンサラ（p.150）はクスノキの亜種です。

おもな作用
鎮痛、鎮静、去痰、刺激、抗けいれん、殺菌、抗炎症、強心、血圧上昇、抗うつ、消毒、利尿、駆虫、抗リウマチ

おもな成分
カンファー、1,8-シネオール、サビネン、リモネン、サフロール、α-ピネン

相性のいい精油
カモミール、カユプテ、フランキンセンス、メリッサ

使用上の注意
・刺激性があるため、低濃度での使用がおすすめ。
・肌への使用はしない。
・妊娠中・授乳中は使用を避ける。

PART 2　精油図鑑 / Essential Oil

上級者向き

クミン
Cumin

スパイス系

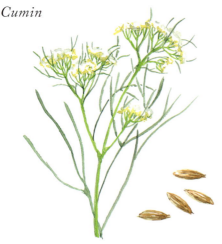

精油 DATA

採油方法	種子の水蒸気蒸留法
揮発度	トップノート
香りの強さ	中〜強
香りの特徴	じゃこう（ムスク）のような甘さのあるスパイシーな香り。

精油の色

淡黄色

使い方

フレグランスとしてブレンドし、香りにアクセントをつける。

植物 DATA

原料となる植物	**クミン**
学名	*Cuminum cyminum*
科名	セリ科
おもな産地	インド、エジプト、中国、トルコ、モロッコ

エジプト原産の一年草。晩春に咲いた白やピンクの小さな花が果実（種子）へと変化し、精油の原料となる。

精油の働き

心へ　気持ちを高揚させ、自信をつけさせる。

体へ
1　胃の働きを活発にし、消化を促進する。
2　頭痛、筋肉痛、関節痛などをやわらげる。
3　男性の生殖能力を高め、男女ともに性欲を強める。
4　月経不順を改善する。

天然の媚薬といわれる
甘く魅惑的な香り

　カレーでおなじみのスパイスですが、アロマテラピーでも、スパイシーでエキゾチックな香りが魅力的です。

　クミンは古くから栽培された植物で、旧約聖書の時代から、薬草として珍重され、租税の一種として納められるほど貴重なものでした。精油にも食欲増進や消化を助ける働きがあり、痛みをやわらげる作用があるといわれます。エジプトでは頭痛薬、インドのアーユルヴェーダでは刺激剤や消化器系の薬、イギリスではリウマチや痛風の鎮痛剤として用いられ、漢方でも「馬芹（ばきん・うまぜり）」と呼ばれ、胃薬として使われています。

　気分を高揚させて性欲を高める催淫作用があるといわれ、中世ヨーロッパでは、戦地に赴く恋人の心変わりを防ぐために持たせたり、結婚式で花嫁・花婿のポケットにしのばせておく習慣があったといわれています。

おもな作用
強壮、鎮静、気分高揚

おもな成分
クミンアルデヒド、γ-テルピネン、β-ピネン

相性のいい精油
アンジェリカルート、イランイラン、カモミール、コリアンダー、サンダルウッド、シナモンリーフ

使用上の注意
・光毒性があるため、使用直後に紫外線に当たることは避ける。
・刺激性があるため、低濃度での使用がおすすめ。
・妊娠中・授乳中は使用を避ける。

| 検定 1級 | 初心者向き |

PART 2　精油図鑑 / Essential Oil

クラリセージ
Clary sage

ハーブ系

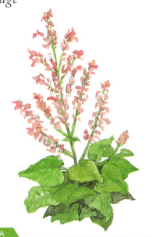

精油DATA

採油方法	葉と花の水蒸気蒸留法
揮発度	トップ〜ミドルノート
香りの強さ	中〜強

香りの特徴
マスカットを思わせるややフルーティーでウッディーな香りを含んだ、温かみのある香り。

精油の色

淡淡黄色

使い方

婦人科系のトラブル改善のためのトリートメントオイルに。

精油の働き

心へ
1 緊張や不安で疲労した神経をほぐす。
2 パニック状態に陥ったとき、平静心に戻す。

体へ
1 月経不順に働く。
2 血行を促して体を温める。

肌へ
1 髪の毛の成長を促進する。
2 脂性肌をととのえる。

植物DATA

原料となる植物 / クラリセージ

学名	*Salvia sclarea*
科名	シソ科
おもな産地	イタリア、ハンガリー、フランス、ブルガリア、モロッコ、ロシア

ヨーロッパ原産のセージの一種。ピンクや紫の花をつける。プロバンス地方に自生する。

女性のためのうれしい効能が凝縮された精油

　甘く温かみのある、心地よい香りの精油で、緊張や不安をやわらげ、気分を明るくしてくれます。また、血行を促進して体を温める作用もあるため、冷えや肩こり、頭痛にも効果があります。このようなさまざまな効能の中で最も注目すべきは女性ホルモンのバランスをととのえ、PMS（月経前症候群）や月経不順、更年期障害など、女性特有のトラブルを緩和する作用があることです。

　ヨーロッパでは「キリストの目（オクルス・クリスティ）」と呼ばれ、このハーブの粘液を目の清浄に用いていたそうです。クラリセージの名は「明るい」を意味するラテン語に由来しています。

　またマスカットのような香りがすることから、ドイツではワインの香りづけに用いることがあり、そのため「マスカテーラ（マスカットから造ったワイン）・セージ」とも呼ばれています。

おもな作用
消化促進、殺菌、抗炎症、通経、強壮、催淫、自律神経調整

おもな成分
酢酸リナリル、リナロール、ゲルマクレン D、ジテルペンアルコール類のスクラレオール

相性のいい精油
カモミール、ジュニパーベリー、ペパーミント、ラベンダー、レモン、ローズ

使用上の注意
・刺激性があるため、低濃度での使用がおすすめ。
・妊娠中・授乳中は使用を避ける。

PART 2　精油図鑑 / Essential Oil

検定 1級　　初心者向き

グレープフルーツ
Grapefruit

柑橘系

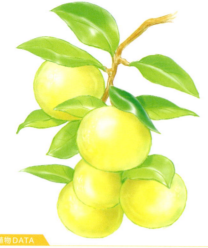

精油 DATA

採油方法	果皮の圧搾法
揮発度	トップノート
香りの強さ	中〜強

精油の色

黄色

香りの特徴
グレープフルーツの果実の香りそのまま。オレンジほど甘みが強くなく、さわやか。

使い方

肌を引き締め、代謝作用をアップする。

精油の働き

心へ　1 気持ちを高揚させて元気にし、幸福感を与える。
　　　2 沈みがちな気持ちを明るくリフレッシュさせる。
体へ　1 体内脂肪の燃焼を促す。
　　　2 デオドラント効果で汗のにおいを抑える。
肌へ　切り傷ややけどの治りを促す。

植物 DATA

原料となる植物／**グレープフルーツ**
学名　*Citrus paradisi*
科名　ミカン科
おもな産地　アメリカ、アルゼンチン、イスラエル、ブラジル

常緑高木で、温帯から熱帯で栽培される。

香りでやせるといわれる、ダイエットの強力な味方

　甘酸っぱくさわやかな香りのする精油。学名「楽園の柑橘」が示すように、陽光あふれる楽園の気分を呼び起こす香りです。グレープフルーツは、18世紀、西インド諸島バルバドス島で発見され、19世紀にフロリダに伝わり、世界各地に広まりました。グレープフルーツという名は、ぶどうのような房状に実をつけることなどに由来するとされます。香りの中に、血流をよくして体脂肪を分解・燃焼するホルモンの分泌を促す成分のあることが証明され、さまざまな食品・飲料やダイエット商品に用いられています。
　リンパを刺激して老廃物を排出させるとして、むくみやセルライトを予防・改善するため、マッサージにもよく使われます。また、デオドラント・抗菌作用にもすぐれており、アロマバスや足浴、スプレーなどでの汗やにおい対策におすすめです。ただし、光毒性があるので、肌への使用には注意が必要です。

おもな作用
血圧降下、抗炎症、鎮痙、鎮静、抗菌

おもな成分
d-リモネン、α-ピネン、β-ピネン、ヌートカトン、フロクマリン、シトラール、オクタナール、ゲラニオール

相性のいい精油
イランイラン、カモミール、ゼラニウム、ペパーミント、ベルガモット、ラベンダー、ローズ

使用上の注意
・光毒性があるため、使用直後に紫外線に当たることは避ける。
・刺激性があるため、低濃度での使用がおすすめ。
・妊娠初期・分娩前後の使用は控え、妊娠後期、授乳期間中は半分の濃度で使用。

| 上級者向き | PART 2 　精油図鑑 / Essential Oil |

クローブ
Clove
[別名 丁字（ちょうじ）]

スパイス系

精油DATA
採油方法	つぼみの水蒸気蒸留法
揮発度	ミドル〜ベースノート
香りの強さ	強

精油の色　淡黄色

香りの特徴
強く刺激的だが、心地よさを感じるのは、スパイシーなだけでなく、ややフルーティーなため。

使い方

歯が痛むとき、ティッシュに1滴落としてかぐと痛みがやわらぐ。

植物DATA
原料となる植物 / **クローブ**
学名　*Eugenia caryophyllata*
科名　フトモモ科
おもな産地　インドネシア、ザンジバル島、スリランカ、マダガスカル

モルッカ諸島原産の常緑高木で、高さ10〜20mにもなる。

精油の働き
心へ　疲労から気力が衰えているときに刺激を与える。
体へ　1 歯の痛みをやわらげる。
　　　　2 眠気やだるさを一掃したいときに役立つ。
　　　　3 口臭を抑え、予防する。
肌へ　抗菌作用がニキビ肌を鎮める。

歯の痛み止めや口臭予防に利用された
スパイスの精油

　スパイシーで刺激的な香りの中にも、まったりとした趣がある、とても強い芳香をもつ精油です。その香りは、疲れて弱っている心に刺激を与えて、気力を充実させてくれます。

　原料のクローブは釘のような形から「丁子（ちょうじ）」の名で知られ、はるか遠くからもその香りが感じられるとして「百里香（ひゃくりこう）」の別名があります。開花直前のつぼみを乾燥させたものをスパイスとして料理やお菓子、飲料の香りづけに利用します。ヨーロッパで大変人気があり、新航路開拓の引き金にもなりました。古くから鎮痛効果のある薬草としても知られ、歯痛のときに、古代ローマでは葉を、中国ではつぼみをかんで歯痛止めにしていたといわれます。

　精油には強い殺菌・抗菌効果のあるオイゲノールという成分が多く含まれ、カビを防いだり虫よけなどに使われます。精油は枝葉からも抽出されます。

おもな作用
うっ滞除去、駆風、抗ウイルス、抗菌、消臭、鎮静、殺菌、抗真菌

おもな成分
オイゲノール、酢酸オイゲノール、β-カリオフィレン

相性のいい精油
オレンジ・スイート、グレープフルーツ、ペパーミント、ベンゾイン、ローズ、ローズマリー

使用上の注意
・刺激性があるため、低濃度での使用がおすすめ。
・妊娠中・授乳中は使用を避ける。

PART 2　精油図鑑 / Essential Oil

クロモジ
Kuromoji

　上級者向き

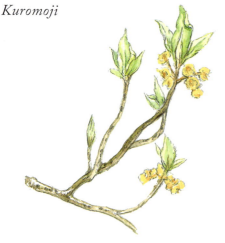

樹木系

精油 DATA

採油方法	枝と葉の水蒸気蒸留法
揮発度	ミドルノート
香りの強さ	中

精油の色：淡黄色

香りの特徴
黒糖のような甘さの中に、ウッディーな香りが感じられる。

使い方
筋肉痛をやわらげるマッサージに。
ブレンドに深みを加える香りとして手作り香水に。
空気を清浄にする芳香浴に。

精油の働き
- 心へ　イライラを鎮め、リラックスさせる。
- 体へ　1 痛みをやわらげる。
　　　　2 筋肉のこりをほぐす。
- 肌へ　炎症をやわらげる。

植物 DATA
原料となる植物 / **クロモジ**
学名　Lindera umbellata
科名　クスノキ科
おもな産地　日本

樹高5mほどになる落葉低木。本州、四国、九州などの山地に自生する。緑がかった樹皮に黒い斑点がある。

「黒文字油」として、日本では古くから香り成分を利用

　クロモジは、山地に自生するクスノキ科の樹木。漢字では「黒文字」と書きます。名前の由来は、樹皮の黒い斑点が文字のように見えることから。枝や葉によい香りがあるため、古くから高級つまようじの原料として使われてきました。一部に樹皮を残して太めに削られているのが特徴で、つまようじそのものを「黒文字」と呼ぶこともあります。

　精油は葉と枝を蒸留して抽出されます。甘くさわやかな香りには、鎮静作用があるリナロールや酢酸ゲラニルなどが含まれており、リラックスしたいときにおすすめ。日本では、古くからクロモジの精油に近いものが作られており、「黒文字油」と呼ばれて香料として利用されてきました。また、クロモジは、「ウショウ」という名の生薬で薬用酒の原料にも使われています。神経を落ち着かせたり、咳を鎮めたりするとして、薬酒などにも配合されています。

おもな作用
強壮、抗ウイルス、抗菌、抗真菌、鎮痙、鎮痛、鎮静

おもな成分
リナロール、ゲラニオール、α-テルピネオール、1,8-シネオール、酢酸ゲラニル、α-ピネン

相性のいい精油
グレープフルーツ、ホーリーフ、ラベンダー、リツエアクベバ、レモン

使用上の注意
・刺激性があるため、低濃度での使用がおすすめ。
・妊娠中・授乳中は使用を避ける。

慣れてきたら　　　　　　　　　　　　　　　　　　　PART 2　精油図鑑 / Essential Oil

ゲットウ
Gettou

ハーブ系

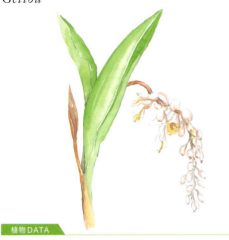

精油DATA

採油方法	葉の水蒸気蒸留法
揮発度	ミドルノート
香りの強さ	中

精油の色：淡黄色

香りの特徴
森林のグリーンと柑橘系のレモンを混ぜ合わせたような、スッキリとさわやかな香り。

使い方

ローションやトリートメントオイルに。

精油の働き

心へ 1 脳をスッキリと活性化し、集中力を高める。
　　　 2 不安やストレスを軽くし、安眠を促す。

体へ 1 血圧を下げ、筋肉のけいれんをやわらげる。
　　　 2 抗菌作用により、体を清潔に保つ。

肌へ 収れん作用で、肌を引き締める。

植物DATA

原料となる植物 / **月桃**

学名	*Alpinia speciosa*
科名	ショウガ科
おもな産地	台湾、日本

琉球諸島の山野に自生する多年草。葉は長大な披針形で高さ2〜3mにまで成長する。初夏には白とピンクの可憐な花が咲く。

美容効果に注目が集まる
沖縄原産の貴重な精油

　ショウガ科の植物特有のさわやかな香りや、ほのかにフローラルな妖艶さを併せもつ香りの精油です。

　東インド原産で南アメリカ、オセアニア、アジアの熱帯から亜熱帯に分布します。自生する沖縄では「サンニン」の名で親しまれてきました。古くから防虫・防カビ・抗菌作用で知られ、葉を虫よけとして利用するほか、「カーサームーチー」という餅を作ったり、茎の繊維でロープや紙を作るなど、人々の暮らしに根ざしてきました。収れん作用による美肌効果もあることから、月桃エキスを配合した化粧品もあります。また、葉には抗酸化作用のあるポリフェノールが含まれ、ハーブティーとしても人気です。

　精油には、鼻炎の治療にも使われるシネオールが含まれており、花粉症対策にも期待がもたれています。

おもな作用
血行促進、抗炎症、抗酸化、収れん、鎮静、防虫、抗真菌、抗菌

おもな成分
テルピネン-4-オール、ボルネオール、サビネン、α-ピネン、β-ピネン、1,8-シネオール

相性のいい精油
アンジェリカルート、クラリセージ、ペパーミント、マージョラム・スイート、ローズマリー

使用上の注意
・刺激性があるため、低濃度での使用がおすすめ。
・妊娠中・授乳中は使用を避ける。

PART 2　精油図鑑 / Essential Oil

上級者向き

コウヤマキ
Kouyamaki

樹木系

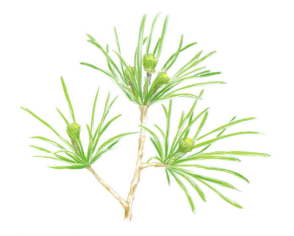

精油DATA

採油方法	葉と枝の水蒸気蒸留法
揮発度	ミドルノート
香りの強さ	中
香りの特徴	グリーン調のウッディーな香り。

精油の色

無色

使い方

芳香浴や芳香剤、消臭剤として効果がある。

植物DATA

原料となる植物	コウヤマキ（高野槇）
学名	*Sciadopitys verticillata*
科名	コウヤマキ科
おもな産地	日本（和歌山県ほか）

和歌山県の高野山の周辺などに生育する常緑大高木。

精油の働き

心へ　1 リラックス。
　　　2 ストレス緩和。

森林浴を思わせる深遠で
ウッディーな和の精油

　スッキリとした森林の香りが印象的で、どこか懐かしさも感じさせる精油です。

　原料となるコウヤマキの木は、本槇(ほんまき)とも呼ばれる日本特産の常緑樹。世界遺産に登録されている日本の霊山・高野山の周辺などに生育する大木です。湿気に強く加工しやすいため、昔から建材に利用されており、近畿地方の古墳には、コウヤマキの木棺が使用された例もあるほど。仏壇や仏具の製造にも使われ、古くから生活に根づいてきた、日本人にはなじみ深い香りです。

　コウヤマキの精油は端枝などから採油されますが、大量の枝葉からわずかな量しか採ることのできない貴重なものです。消臭効果を生かして玄関や部屋の芳香剤に使うと、帰宅時や来客時に和の香りにリラックスできるでしょう。抗菌や防虫にも役立ちます。

おもな作用
抗菌、抗酸化、収れん、消臭、鎮静、防虫

おもな成分
α-ピネン、リモネン、ミルセン、トリサイクレン

相性のいい精油
オレンジ・スイート、サイプレス、ティートリー、ユーカリ、ラベンダー、レモン

使用上の注意
・刺激性があるため、低濃度での使用がおすすめ。
・妊娠中・授乳中は使用を避ける。

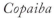

コパイバ
Copaiba

樹木系

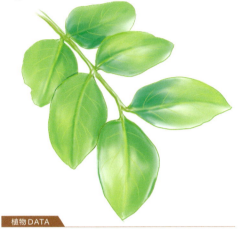

精油DATA

採油方法	樹液の水蒸気蒸留法
揮発度	ミドル～ベースノート
香りの強さ	中～強

香りの特徴
かすかな甘みがあり、ややスパイシーで温かみのある森林の香り。

精油の色: 無色

使い方

芳香浴。風邪の初期症状に。

精油の働き

心へ
1 ストレスを除き、集中力や創造力を高める。
2 多忙で疲労が蓄積したとき、リフレッシュさせる。

体へ
1 気管支炎やぜんそくの症状をやわらげる。
2 鼻炎、花粉症の症状をやわらげる。

肌へ 肌を保湿、再生し、若々しく保つ。

植物DATA

原料となる植物	コパイバ
学名	*Copaifera officinalis*
科名	マメ科
おもな産地	コロンビア、ブラジル、ベネズエラ

ブラジル・アマゾンの奥地に数万年前から自生する。精油は樹齢100年以上の幹から自然に採取される芳香性の樹液。

アマゾンの先住民たちが珍重したという樹液

　コパイバの精油は、樹齢100年以上の木の幹から自然にしみ出す樹液を水蒸気蒸留したもの。

　アマゾンの先住民は、このコパイバの樹液を「天然の秘薬」として珍重し、やけどや切り傷など皮膚疾患の薬として使ったり、分娩時のへその緒の処置に用いたりしていました。現在もブラジルでは、軟膏や化粧品の原料とするほか、歯磨き粉に混ぜたり、コーヒーに加えるなど、コパイバを生活に取り入れています。また、ヨーロッパではイエズス会の神父が南米から持ち帰ったことから「イエズスのバルサム」と呼ばれていました。

　採れたての精油は透明でサラサラしていますが、空気にふれると色・粘度ともに変化します。そのため、市販の精油には粘度が高く、黄色がかった明るい茶色のものもあります。

おもな作用
抗炎症、収れん、抗菌、保湿、皮膚組織の修復

おもな成分
β-カリオフィレン、α-フムレン、α-パエン

相性のいい精油
サイプレス、シダーウッド、ジュニパーベリー、ティートリー、パインニードル、プチグレイン、マートル、ユーカリ、ローズウッド

使用上の注意
・妊娠中・授乳中は使用を避ける。

PART 2　精油図鑑 / Essential Oil

上級者向き

コリアンダー
Coriander

スパイス系

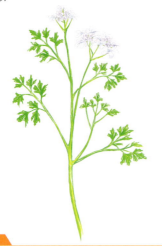

精油DATA

採油方法	種子の水蒸気蒸留法
揮発度	トップノート
香りの強さ	中

精油の色

無色

香りの特徴
ツンと刺激のあるスパイシーで鋭い香り。樟脳（しょうのう）のようなやや濃厚な甘さも感じられる。

使い方

フレグランスの素材としてなど。

精油の働き

心へ　疲れて弱った気持ちに活力を与える。

体へ　1 消化を促し、食欲を増進させる。
　　　2 体を温め、血行をよくし、体内の毒素を排出する。
　　　3 炎症を抑え、関節痛、腰痛、のどの痛みなどをやわらげる。

肌へ　肌を引き締める。

植物DATA

原料となる植物 / **コリアンダー**

学名	*Coriandrum sativum*
科名	セリ科
おもな産地	インド、ルーマニア、ロシア

高さ30〜60cmほどになる一年草。生の葉は、パクチーやシャンツァイの名で知られる。

落ち込んで無気力になった心をシャキッとさせる香り

　原料となるコリアンダーは、若いときの葉は非常にクセのある香りをもつハーブですが、この種子から採れる精油は、甘く官能的な香りがします。この香りは、精神的に疲れたときに活力を取り戻すだけでなく、意識を活性化させ、記憶力を高めることから、仕事や勉強の能率アップに活用されます。

　この香りで、古代エジプト人は気分を高揚させ、催淫作用を促す「幸福をもたらすスパイス」と考えていたとされ、紀元前13世紀のラムセス2世の墓からは、副葬品として多くのコリアンダーの種子が見つかっています。また、古代ギリシャやローマでは薬草やワインの香りづけとして、インドではスパイスや安眠剤として、中国では消化促進や消化器系のトラブルに働く生薬として、世界各地でさまざまに利用されてきました。

おもな作用
抗炎症、収れん、消化促進、抗菌、保湿、皮膚組織の修復

おもな成分
リナロール、α-ピネン、γ-テルピネン、リモネン、酢酸ゲラニル、カンファー

相性のいい精油
オレンジ・スイート、クラリセージ、サイプレス、サンダルウッド、ジュニパーベリー

使用上の注意
・妊娠中・授乳中は使用を避ける。

検定 1級　初心者向き　　　　　　　　　　　　　　　　　　PART 2　精油図鑑 / Essential Oil

サイプレス
Cypress

樹木系

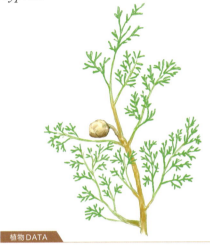

精油DATA

採油方法	葉と枝の水蒸気蒸留法
揮発度	ミドルノート
香りの強さ	中

精油の色：無色

香りの特徴
陽の当たる森林を歩いているような、新鮮な木の香り。ややスパイシーな刺激が香りを引き締める。

使い方

皮脂を抑えるスキンケアに。

植物DATA

原料となる植物	サイプレス
学名	*Cupressus sempervirens*
科名	ヒノキ科
おもな産地	イタリア、インド、スペイン、ドイツ、フランス、モロッコ

和名は糸杉（いとすぎ）。常緑の針葉樹。丈が高く、まっすぐに伸びて25mにも達する。

精油の働き

心へ　気持ちを引き締め、冷静な判断を促す。

体へ
1 むくみを改善し、体を引き締める。
2 ホルモンバランスをととのえ、月経不順に働く。
3 咳や気管支系の不調を改善する。

肌へ　汗を抑え、ニキビ肌や脂性肌をととのえる。

現実にしっかり向き合える強さと勇気を与える糸杉の精油

　サイプレスはヒノキの近縁種で、ヒノキに似た、ウッディーで気分をスッキリさせるさわやかな香りの精油です。デオドラント効果にすぐれ、体を引き締める作用もあるので、沐浴やスプレーで使うと効果的。ホルモンバランスへの作用もあり、更年期のうつに使われます。

　サイプレスは古来、文化や宗教と深い関わりがある木で、地中海に浮かぶキプロス（Cypros）島の名は、この木を崇拝していたことからついたといわれ、古代エジプトやローマでも神や死と密接な関係がある神聖な木として崇められていました。学名の一部の *sempervirens* は、「永遠に生きる」という意味。この言葉どおり、サイプレスの木は腐敗しにくいため、建材としても広く利用されています。キリストが磔にされた十字架が、この木で作られていたという伝説のほか、ヨーロッパでは墓地の周辺によく植えられており、南欧では庭園などの観賞用として親しまれます。

おもな作用
強壮、神経高揚、鎮痙、鎮静

おもな成分
α-ピネン、δ-3-カレン、リモネン、γ-カジネン

相性のいい精油
オレンジ・スイート、クラリセージ、グレープフルーツ、サンダルウッド、ジュニパーベリー、パインニードル、ベルガモット、ベンゾイン、ラベンダー、レモン、ローズマリー

使用上の注意
・妊娠初期・分娩前後の使用は控え、妊娠後期、授乳期間中は半分の濃度で使用。

069

PART 2　精油図鑑 / Essential Oil

| 検定 1級 | 初心者向き |

サンダルウッド・インド
Sandalwood Indian

[別名 白檀（びゃくだん）]

オリエンタル系

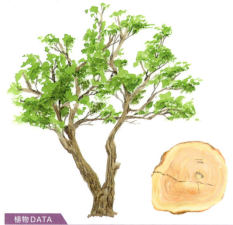

植物DATA
- 原料となる植物：サンダルウッド
- 学名：*Santalum album*
- 科名：ビャクダン科
- おもな産地：インド、インドネシア、スリランカ、マレーシア

和名は白檀（びゃくだん）。ほかの木の根に寄生する半寄生性の常緑樹。

精油DATA
- 採油方法：心材の水蒸気蒸留法
- 揮発度：ベースノート
- 香りの強さ：中
- 精油の色：淡淡黄色

香りの特徴
寺院に立ちこめる白檀のお香の香り。パウダリーで甘く、非常に東洋的。

使い方

ゆったりと深い呼吸をしたい吸入法、手浴法を。寝つきが悪いときにはトリートメント法を。気持ちを落ち着かせたいときには芳香浴法。香りを長持ちさせる保留剤として香水などに使用することも。

精油の働き
心へ
1. 強い鎮静作用で心を深く鎮め、おだやかにする。
2. 性感を高め、性欲をかき立てる。

体へ
1. のどの痛みなど気管支系の不調を改善する。
2. 心臓を強化し、血行を促進する。

肌へ
1. 肌をやわらかくし、トラブル肌を改善する。
2. 切り傷やひび割れを改善する。

深い鎮静作用で心を平安に導くが、入手困難になりつつある精油

「白檀（びゃくだん）」の和名で知られるサンダルウッドは、お香としてもよく使われる、甘みと深さをもつ香りの精油です。最初の香り立ちが控えめなため、つい多めに使いがちなので使用量に注意が必要です。心を深く鎮め、刺激も少ないため、リラクセーション・マッサージに最適です。血行をよくして肌をやわらかくする作用もあります。

原料となる樹木は、標高600〜1000mの乾燥地で育つ常緑半寄生の香木です。幼樹のときにほかの植物の根に寄生し、養分を得ながら成長するのが特徴。樹齢60〜80年の木から精油を採ることができ、黄褐色の心材は白檀と呼ばれ、扇子の骨などに使われます。ただ、近年は乱伐のため収穫量が激減し、残念ながら入手が困難な精油になりつつあります。

おもな作用
うっ滞除去、強壮、抗ウイルス、抗炎症、収れん、ホルモン様、鎮静、血行促進

おもな成分
α-サンタロール（特徴成分）、β-サンタロール（特徴成分）、サンタレン、サンテノン

相性のいい精油
イランイラン、カーネーション、サイプレス、ジャスミン、ネロリ、パルマローザ、ラベンダー、レモン

使用上の注意
・妊娠初期・分娩前後の使用は控え、妊娠後期、授乳期間中は半分の濃度で使用。

検定 1級 　初心者向き

PART 2　精油図鑑 / Essential Oil

サンダルウッド・オーストラリア　オリエンタル系
Sandalwood Australian

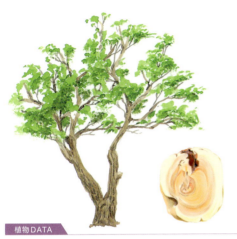

植物DATA
原料となる植物／サンダルウッド

学名　　　*Santalum spicatum*
科名　　　ビャクダン科
おもな産地　オーストラリア

和名は白檀（びゃくだん）。ほかの木の根に寄生する半寄生性の常緑樹。

精油DATA
採油方法　　心材の水蒸気蒸留法
揮発度　　　ベースノート
香りの強さ　中

精油の色
淡淡黄色

香りの特徴
寺院に立ちこめる白檀のお香の香り。パウダリーで甘く、非常に東洋的。

使い方

肌を柔軟にする作用があるため、トリートメントによい。ゆったりと深い呼吸をする吸入法、手浴法や、芳香浴法にも。香りを長持ちさせる保留剤としても利用。

精油の働き
心へ
1 強い鎮静作用で心を深く鎮め、おだやかにする。
2 性感を高め、性欲をかき立てる。

体へ
1 のどの痛みなど気管支系の不調を改善する。
2 心臓を強化し、血行を促進する。

肌へ
1 肌をやわらかくし、トラブル肌を改善する。
2 切り傷やひび割れを改善する。

インド産と同じパワーをもちながら手軽に使える精油

　サンダルウッド・インドと同じビャクダン科の別種から採れる精油です。インド産の *S.album* 種の伐採規制が進む中、新たに注目されています。サンダルウッドというとインド産のイメージが強いですが、もともとはオーストラリア、ハワイ諸島、ニューカレドニアなどにも自生していました。香りや特徴は、ほぼインド産のものと同じですが、オーストラリアのほうが、やや軽く、深く甘い香りの中に、ほんのりとグリーンベースのさわやかさも感じます。
　原木はオーストラリア原産の常緑高木で、西オーストラリアの広範囲に分布、プランテーションで栽培されています。インド産と同様に深い鎮静作用があり、心おだやかに過ごしたいときや、ぐっすり眠りたい夜に、沐浴やマッサージなどがおすすめです。最近は肌をやわらかくするとして、化粧品の材料としても注目されています。

おもな作用
うっ滞除去、強壮、鎮静

おもな成分
α-サンタロール（特徴成分）、β-サンタロール（特徴成分）、サンタレン、サンテノン

相性のいい精油
イランイラン、カーネーション、サイプレス、ジャスミン、ネロリ、パルマローザ、ラベンダー、レモン

使用上の注意
・妊娠初期・分娩前後の使用は控え、妊娠後期、授乳期間中は半分の濃度で使用。

PART 2　精油図鑑 / Essential Oil

上級者向き

シークワーサー
Flat lemon
[別名 ヒラミレモン]

柑橘系

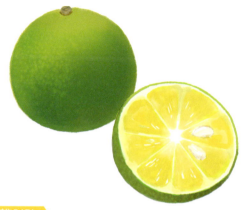

精油DATA

採油方法	果皮の水蒸気蒸留法
揮発度	トップ
香りの強さ	強

精油の色：淡緑がかった黄色

香りの特徴
スッキリと酸味のある柑橘の香り。

使い方

頭をスッキリさせるフレグランスとして。

植物DATA

原料となる植物 / シークワーサー

学名	*Citrus depressa*
科名	ミカン科
おもな産地	日本（沖縄県）

高さ5mほどになる柑橘系の樹木。白い花を咲かせ、緑色の4cmほどの実をつける。

精油の働き

心へ
1 集中力を高める。
2 慢性的なストレスを緩和する。

体へ
1 食欲を増進させる。
2 疲労を回復する。

天然の健康食品ともいえる
果皮から採れる酸っぱいさわやかな香り

　沖縄を代表する柑橘類ともいえるシークワーサー。直径4cmほどの丸い柚のような形の果実がなり、シーは「酸っぱい」、クワーサーは「食べさせる」という沖縄の方言が由来で、非常に酸っぱい味が特徴的。「ヒラミレモン」とも呼ばれ、実から採れる果汁をジュースとして飲用されたり、料理の薬味に使われたりします。シークワーサーの実にはビタミンB₁、ビタミンC、クエン酸、カロテンが豊富。また血糖値や血圧を抑制するフラボノイドの一種ノビチレンを多く含むことが近年わかってきました。

　天然の健康食品ともいえる果実の果皮から精油は抽出され、さわやかで清涼感のある香りがあります。

おもな作用
免疫調整、抗炎症、精神安定、安眠

おもな成分
d-リモネン、ピネン、テルピネン

相性のいい精油
オレンジ・スイート、グレープフルーツ、ライム、レモン、レモングラス

使用上の注意
・フレグランス以外の肌への使用は避ける。
・妊娠中・授乳中は使用を避ける。

上級者向き　　　　　　　　　　　　　　　　　　PART 2　精油図鑑 / Essential Oil

シスタス
Cistus
[別名 ロックローズ、ラブダナム]

樹脂系

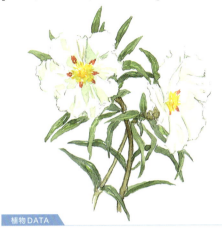

精油 DATA

採油方法	葉と枝の水蒸気蒸留法、揮発性有機溶剤抽出法（アブソリュート）
揮発度	ベースノート
香りの強さ	強

精油の色　濃オレンジ〜茶色

香りの特徴
かすかに樹脂やムスクの香りを漂わせる、甘い香り。

使い方

スキンケアに。

植物 DATA
原料となる植物 / シスタス
- 学名　　　*Cistus ladaniferus*
- 科名　　　ハンニチバナ科
- おもな産地　スペイン、地中海地方

春から夏にかけて葉や若い枝の腺毛から、多量の特異臭をもつ樹脂状の物質を分泌する。

精油の働き
心へ
1 気持ちを落ち着かせ、緊張をほぐす。
2 自律神経のバランスをとる。

体へ
1 風邪、咳、気管支炎の症状をやわらげる。
2 関節の痛みをやわらげる。

肌へ
1 ニキビの治りを促す。
2 皮膚の老化、しわを改善。妊娠線を予防する。

ムスクを思わせる樹脂の甘い香りで
心の緊張をほぐす精油

　ムスク（じゃこう）を思わせる甘く、強い香りが特徴で、自律神経に働きかけて気持ちを落ち着かせ、緊張を解きほぐす効果があるといわれています。また、殺菌・収れん作用があり、肌の回復効果が高いため、多くの化粧品の香料として用いられています。

　シスタスの葉は揮発性の高い油分を多く含むため、夏になると山火事の原因になるともいわれています。その強い香りは、忘れていた記憶までも思い出させるといわれ、古くから宗教的な儀式や祭式では重要な精油として珍重されてきました。ガム状になった琥珀色の樹脂は「ラブダナム」と呼ばれ、これは世界最古の天然芳香剤の一つ。粘性が強く、石のように見えることから「ロックローズ」とも呼ばれています。

　原料のシスタスの枝葉を水蒸気蒸留して精油を得るのが一般的ですが、溶剤抽出法でも採油される精油です。

おもな作用
強壮、去痰、殺菌、収れん、鎮静、通経

おもな成分
α-ピネン、カンフェン、酢酸ボルニル

相性のいい精油
クラリセージ、パインニードル、ラベンダー

使用上の注意
・刺激性があるため、低濃度での使用がおすすめ。
・妊娠中・授乳中は使用を避ける。

PART 2　精油図鑑 / Essential Oil

上級者向き

シソ
Perilla

ハーブ系

精油 DATA

採油方法	葉の水蒸気蒸留法
揮発度	ミドルノート
香りの強さ	弱

精油の色
淡黄色

香りの特徴
すがすがしく、しみ通るようなシソの香り。

植物 DATA

原料となる植物 / チリメンジソ

学名	*Perilla frutescens* Britton var. *crispa* Decne
科名	シソ科
おもな産地	中国、日本

草丈は 50〜80㎝。葉は両面とも赤く、やや縮れている。9月ごろ、茎の先にピンク色の小さな花をつける。

使い方

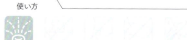

和の香りの手作り香水に。風邪のひき始めの芳香浴に。

精油の働き

心へ　緊張をやわらげる。

日本人には食卓でもおなじみの
スッキリした香り

　葉や実、花穂などが食用にされることで、日本では香味野菜としてなじみの深いシソの精油です。精油の原料に最も適しているのは、葉が赤く、縮れている「チリメンジソ」という種類です。

　中国南部やヒマラヤ、ミャンマーが原産のシソは、奈良時代に日本に伝わりました。刺し身のつまや梅干しの色・香りづけなど、日本の食事には欠かせない食材です。

　葉と茎を蒸留して抽出される精油は、さわやかなシソの香りがします。この香りのもととなっているのが、すぐれた抗菌作用をもつペリラアルデヒドという成分。血行促進や代謝アップに役立つリモネンなども含まれています。漢方では、葉、茎、種子がそれぞれ生薬として使われており、いずれも発汗・解熱作用や鎮痛作用、胃の調子をととのえる作用などがあるとされています。

おもな作用
血行促進、解熱、抗菌、発汗、防虫

おもな成分
ペリラアルデヒド、d-リモネン、α-ファルネセン、β-カリオフィレン、p-8-メンテン-7-オール、リナロール

相性のいい精油
ベルガモット、モミ、ユズ、レモン

使用上の注意
・フレグランス以外の肌への使用は避ける。
・妊娠中・授乳中は使用を避ける。

初心者向き　　　　　　　　　　　　　　　　　　　　　　PART 2　精油図鑑 / Essential Oil

シダーウッド・アトラス
Atlas cedarwood

樹木系

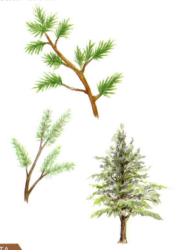

精油DATA
採油方法	木部の水蒸気蒸留法
揮発度	ミドル〜ベースノート
香りの強さ	強
香りの特徴	サンダルウッドよりもドライでスパイシーさが混ざる神秘的な香り。

精油の色　淡黄色〜オレンジ

使い方

むくみ改善のためのマッサージオイルとして使う。

植物DATA
原料となる植物	**アトラスシダーウッド（ホワイトシダー）**
学名	*Cedrus atlantica*
科名	マツ科
おもな産地	アルジェリア、モロッコ

高さ15mほどになる針葉常緑樹。

精油の働き
心へ　不安をやわらげ、緊張をほぐす。
体へ　1 リンパの流れをよくし、むくみを改善させる。
　　　　2 咳を鎮める。
肌へ　1 収れんと殺菌作用でニキビの治りを促す。
　　　　2 頭皮の脂、フケ、脱毛症をやわらげる。

甘さとスパイシーさが交差する神秘的な香り

　シダーウッド、もしくはシダーと呼ばれる精油には、マツ科のものとヒノキ科のものがあります。マツ科では、このアトラスシダーやレバノンシダー、ヒマラヤシダーが有名。

　レバノンやキプロス島に自生するレバノンスギの近縁種とされているレバノンシダーは、アトラスシダー同様、害虫よけになるため建材として重宝され、古代エジプトでミイラやピラミッド、寺院建築など、あまりに大量に用いられたため、絶滅の危機に瀕したそうです。東洋では呼吸器系の治療や寺院で香としてたかれてきました。

　いずれのシダーウッドにもリンパの流れを改善し、むくみを取る効果がありますが、香りはそれぞれ大きく異なります。

おもな作用
強壮、去痰、殺菌、収れん、鎮静、皮膚軟化、ホルモン様

おもな成分
α-セドレン、β-セドレン、ヒマカレン、セドロール

相性のいい精油
サイプレス、シナモンリーフ、ジュニパーベリー、ネロリ、ベルガモット、ラベンダー、レモン、ローズ、ローズマリー

使用上の注意
・妊娠中・授乳中は使用を避ける。

PART 2　精油図鑑 / Essential Oil

上級者向き

シダーウッド・バージニア
Virginia cedarwood
[別名レッドシダー]

樹木系

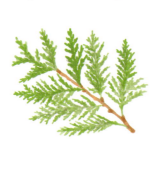
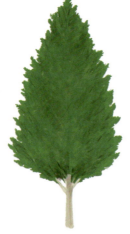

精油DATA

採油方法	木部の水蒸気蒸留法
揮発度	ミドル～ベース
香りの強さ	中

精油の色　淡黄色～オレンジ

香りの特徴
落ち着いたぬくもりのあるウッディな香り。

使い方

森林浴気分を楽しむ芳香浴や、むくみをとるマッサージに。

植物DATA

原料となる植物 / シダー

学名	*Juniperus virginiana*
科名	ヒノキ科
おもな産地	北アメリカ

高さ15mほどになる針葉常緑樹。

精油の働き

- **心へ**　緊張や不安を解き、落ち着かせる。
- **体へ**　1　呼吸器系の症状緩和。
　　　　2　カビの発生を防ぎ、防虫作用がある。
- **肌へ**　皮脂分泌を調整し、ニキビ対策に。

深い森林の香りで
防虫効果も高い精油

　北米原産のシダーにはたくさんの種類がありますが、このバージニア種のシダーの精油は特にホルムアルデヒドを分解する作用が高いとされています。シダーウッド・アトラス（p.75）とは科目も異なり、植物分類的にはジュニパーベリー（p.82）に近い種類で成長が遅く、その香りはヒノキにも似て、樹木系の中でも深い森林の中にいるように、心を癒やして落ち着かせます。

　また、虫よけの力もあるため、その木は毛皮の保管箱にも使われたり、精油はスプレーとしてカーペットのダニよけにも使うことができます。

　こうした働きがあることから、北米の先住民族にさまざまな使い方がされていたといいます。精油は木工品の削りくずなど木材の廃材を蒸留して採取します。

　「エンピツビャクシン」などの別名もあります。

おもな作用
殺菌、去痰、利尿、鎮静、通経、鎮痛、収れん、抗感染、殺菌、防虫

おもな成分
α-セドレン、セドロール、ツヨプセン、β-セドレン、β-カリオフィレン

相性のいい精油
クスノキ、ジュニパーベリー、ベルガモット、ベンゾイン、ローズ

使用上の注意
・刺激性があるため、低濃度での使用がおすすめ。
・妊娠中・授乳中は使用を避ける。

慣れてきたら

PART 2　精油図鑑 / Essential Oil

シトロネラ
Citronella

　柑橘系

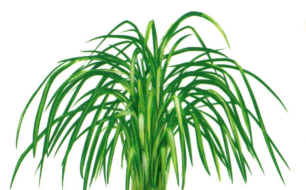

植物DATA

原料となる植物 / **シトロネラ**

学名	*Cymbopogon nardus*（セイロン種） *Cymbopogon winterianus*（ジャワ種）
科名	イネ科
おもな産地	インドネシア、スリランカ、南米

インド原産のイネ科の多年草で、高温多湿地域に生育する丈夫な草。細長い葉が特徴。

精油DATA

採油方法	全草の水蒸気蒸留法
揮発度	トップノート
香りの強さ	中～強

精油の色：淡黄色

香りの特徴
軽い甘さがある、さわやかなレモンのような香り。

使い方

蚊よけのルームフレグランスとして芳香浴やルームスプレーで使う。

精油の働き

心へ
1 気持ちを前向きにさせ、落ち込みをやわらげる。
2 疲れを取り、リフレッシュさせる。

体へ　頭痛、偏頭痛、肩こり、腰痛の痛みをやわらげる。

肌へ
1 肌に弾力を与える。
2 体臭を抑える。

古くから虫よけとして愛用される
レモングラスの近種

　メリッサ（p.143）に似た、さわやかな香りが特徴の精油です。外見はレモングラス（p.158）によく似たイネ科の植物で、和名を「コウスイガヤ」といいます。

　1980年ごろまではスリランカ原産のセイロン種（*C.nardus*）が中心でしたが、80年代からインドネシア原産のジャワ種（*C. winterianus*）が市場に登場し、どちらもほぼ同じ特性をもっています。なお、レモングラスの生葉はハーブティーなどで人気がありますが、シトロネラの葉には臭みがあるので生葉で使われることはありません。採油にも乾燥させた葉を使用し、生の葉を使用することはほとんどありません。

　除虫効果、特に蚊に対する効果がすぐれていると定評があり、虫よけキャンドルなどの防虫グッズの原料となっています。また、香水や石けんのほかデオドラント商品の香料としても人気があります。

おもな作用
抗炎症、抗菌、抗真菌、鎮静、防虫

おもな成分
ゲラニオール、シトロネロール、シトロネラール、リモネン、カンフェン、酢酸ゲラニル

相性のいい精油
イランイラン、サイプレス、ティートリー、ネロリ、ペパーミント、ベルガモット、ユーカリ、ラベンダー

使用上の注意
・刺激性があるため、低濃度での使用がおすすめ。
・妊娠中・授乳中は使用を避ける。

077

シナモンリーフ
Cinnamon leaf

 上級者向き

スパイス系

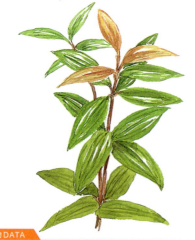

精油DATA

採油方法	葉の水蒸気蒸留法
揮発度	ベースノート
香りの強さ	強

香りの特徴
鋭さのあるスパイシーさと、ムスクのような甘さが際立つ香り。

精油の色
黄色がかった茶色

使い方

フレグランスにスパイシーな香りを添える。

精油の働き
心へ 無気力な心を元気づける。

体へ
1 風邪の症状をやわらげる。
2 消化を助ける。
3 月経痛をやわらげる。

植物DATA
原料となる植物 / シナモン（セイロンニッケイ）

学名	*Cinnamomum zeylanicum*
科名	クスノキ科
おもな産地	インドネシア、東インド、マダガスカル

インドネシア原産。18世紀にオランダ人がスリランカへ持ち込み、栽培を始めた。樹皮、葉から精油が採れる。

お菓子でおなじみ ピリッと辛みのある香り

　シナモンの葉から採れる精油は、スパイスそのものに比べ、より濃厚で刺激的な香りがあり、沈んだ気分を元気づけてくれます。

　シナモンは、旧約聖書や古代エジプトの古文書に登場するほど古くから知られていたスパイス。古代ギリシャではその芳香が「愛をかき立てるもの、愛情を示すもの」として王侯貴族に珍重され、シバの女王がソロモン王にシナモンを贈ったという伝説も有名です。400年ほど前の大航海時代から重要な交易品として重宝されていました。

　精油には強い殺菌作用をもつオイゲノールが含まれ、除虫・抗カビ剤としても効果があります。ただし皮膚や粘膜に対する刺激が比較的強いため、特に肌の弱い人は、芳香浴やルームスプレーなどで楽しみましょう。樹皮（シナモンバーク）から採る精油は刺激が強く、アロマテラピーでの使用はすすめられていません。

おもな作用
強壮、抗ウイルス、抗菌、抗真菌、鎮痙

おもな成分
オイゲノール、β-カリオフィレン、α-ピネン、β-ピネン

相性のいい精油
オレンジ・スイート、グレープフルーツ、ジンジャー、フランキンセンス、ベンゾイン、ラベンダー、ローズマリー

使用上の注意
・妊娠中・授乳中は使用を避ける。

慣れてきたら   PART 2　精油図鑑 / Essential Oil

シベリアモミ
Siberian fir
[別名 シルバーファー]

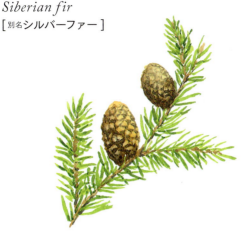

樹木系

精油DATA

採油方法	球果の水蒸気蒸留法
揮発度	ミドルノート
香りの強さ	中

精油の色
無色

香りの特徴
クリアですがすがしい、スイートな香り。

使い方

空気を浄化する芳香浴に。

精油の働き
心へ　1 気持ちをリフレッシュさせる。
　　　2 精神を安定させる。
体へ　呼吸器系や気管支系の痛みや炎症をやわらげる。

植物DATA

原料となる植物	シベリアモミ
学名	Abies sibirica
科名	マツ科
おもな産地	アメリカ、カナダ、ロシア

標高1900〜2400mの寒帯地域で湿った土壌を好んで生育する。高さ30〜35mに成長する常緑高木。

クリスマスツリーでおなじみの
ほのぼのと心温まるスイートな木の香り

　森林浴をしたときに感じる、すがすがしい森の香りの精油です。空気を清浄にして、呼吸器系の詰まりを楽にする働きがあり、風邪や感染症の予防にもおすすめです。また、森林の香りが高ぶった心を鎮め、気持ちをおだやかにしてくれる作用もあります。さらに美肌にも効果があるといわれ、ロシア、ヨーロッパでは日常のフェイスケアに用いられてきた精油の一つです。

　シベリアモミは、「シベリアマツ」や「シベリアンファー」とも呼ばれ、耐久性の高い木材として、古くから建材や船の材料として利用されてきました。100kgの原料から精油は約1kgしか採れない貴重なものです。

　また、クリスマスに飾るツリーとして有名ですが、これは、風邪の流行する冬に家族の健康を守るため、殺菌作用のあるシベリアモミを家の中に置いたのが始まりといわれています。

おもな作用
うっ滞除去、殺菌、鎮痙、鎮静

おもな成分
α-ピネン、β-ピネン、2-メチルオクタン

相性のいい精油
イランイラン、オレンジ・スイート、ゼラニウム、ベチバー、レモン、ローズ

使用上の注意
・フレグランス以外の肌への使用は避ける。
・妊娠中・授乳中は使用を避ける。

PART 2 　精油図鑑 / Essential Oil

検定 1級 ｜ 初心者向き

ジャスミン
Jasmine

フローラル系

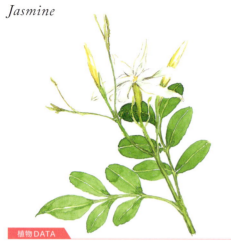

精油 DATA
採油方法	花の揮発性有機溶剤抽出法（アブソリュート）
揮発度	ミドルノート
香りの強さ	強

精油の色

濃オレンジ〜茶色

香りの特徴
ほんのりと陶酔させるような、甘くエキゾチックな香り。

使い方

マンダリン、ラベンダーとブレンドすると、妊娠線を目立たなくするトリートメントオイルになる。

植物 DATA
原料となる植物 / ジャスミン

学名	*Jasminum officinale*、*Jasminum grandiflorum*
科名	モクセイ科
おもな産地	アルジェリア、イタリア、インド、エジプト、コモロ、フランス、モロッコ

2〜6mにも成長する、イラン、北インド原産のつる性の低木。夏から秋に開花する花の摘みとりは芳香が最も強くなる夜間に行われる。

精油の働き
心へ
1 気持ちの高ぶりを鎮める。
2 躁うつをやわらげる。

体へ　月経痛をやわらげたり、母乳の出を促す。

甘美な香りをもち、女性の強い味方となる

　ムスク（じゃこう）にも似たエキゾチックで甘美な香りをもち、「香りの王」と呼ばれるにふさわしい精油です。香水に欠くことのできない原料ですが、1トンの花からわずかに1kgぐらいしか採れないほど採油量が少なく、そのうえ花の採取に手間がかかるため、非常に高価。熱で香りが壊れやすいため、溶剤抽出法で抽出された「アブソリュート」と呼ばれる精油です。

　香りには催淫作用があり、インドやアラビアでは古くから媚薬として用いられていました。クレオパトラが愛した香りとしても知られ、当時エジプトはジャスミンの花を油に浸して作った香油をギリシャやローマに輸出する産地としても有名でした。

　また、ホルモンバランスを調整して月経に伴うトラブルを緩和したり、子宮収縮を促す作用があるため分娩促進に用いられることもあるほか、さまざまな面で女性に役立つといえます。

おもな作用
強壮、血圧降下、抗炎症、興奮、鎮痙、鎮静、ホルモン様、催淫

おもな成分
安息香酸ベンジル、酢酸ベンジル、酢酸フェチル、フィトール、イソフィトール、リナロール、cis-ジャスモン、インドール、ジャスミンラクトン

相性のいい精油
オレンジ・スイート、サンダルウッド、ゼラニウム、ネロリ、ベルガモット、メリッサ、ローズウッド

使用上の注意
・刺激性があるため、低濃度での使用がおすすめ。
・妊娠中・授乳中は使用を避ける。

上級者向き　　　　　　　　　　　　　　　PART 2　精油図鑑 / Essential Oil

ジャスミン・サンバック

Jasmine sambac

[別名 茉莉花（まつりか）]

フローラル系

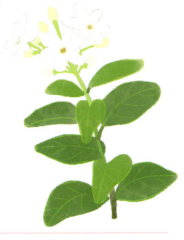

植物DATA

原料となる植物 / ジャスミン・サンバック

学名	*Jasminum sambac*（アラビアンジャスミン、茉莉花）
科名	モクセイ科
おもな産地	中国、インド、東南アジア

低灌木で八重の白い花を咲かせる。

精油DATA

採油方法	花の揮発性有機溶剤抽出法
揮発度	ミドル
香りの強さ	中
香りの特徴	瞑想に用いられるほど陶酔するような甘い香り。

精油の色：オレンジ色

使い方

芳香浴のほか、香油などで使用。

精油の働き

心へ　緊張をほぐし、気持ちを前向きに明るくさせる。

深夜に咲く白い花の魅惑的な甘い香り

　インドネシアやフィリピン、インドなどでは、多く儀式や結婚式など喜ばしい場面で使用されてきた神聖な花で、甘い香りがします。日が落ちている時間帯のほうが強く香るため、「夜の女王」とも呼ばれます。中国のジャスミン茶は、このジャスミン・サンバックの花を乾燥させたものです。

　媚薬や官能的な香油として用いられることもあり、深い瞑想に誘います。8000輪もの生花からたった1gの精油しか採油できないため、非常に希少価値の高い精油としても知られています。体温とともに香りが立ち上るので、香油、フレグランスとして用いられることが多い精油です。気持ちを明るくほぐすため、バスルームのフレグランスとして使えば、疲労回復とともに気持ちを前向きにととのえてくれるでしょう。

おもな作用

強壮、抗うつ、抗炎症、鎮痙、鎮静、鎮痛、通経、分娩促進

おもな成分

α-ファルネセン、インドール、リナロール、アントラニル酸メチル、酢酸ベンジル、安息香酸メチル、2-フェニルエタノール、パルミチン酸メチル、ベンジルアルコール

相性のいい精油

シトラス、フローラル、レジン、スパイス系の精油

使用上の注意

・フレグランス以外の肌への使用は避ける。
・妊娠中・授乳中は使用を避ける。

PART 2　精油図鑑 / Essential Oil　　　　　　　　　　　　　　　　検定 1級　｜　初心者向き

ジュニパーベリー
Juniper berry

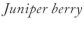
樹木系

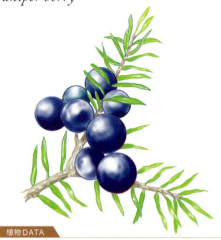

精油 DATA

採油方法	果実の水蒸気蒸留法
揮発度	ミドルノート
香りの強さ	中

精油の色　無色

香りの特徴
深い森林を思わせる、ライトな香り。同時にかすかな果実香も感じさせる。

使い方

むくみ解消のためのトリートメントオイルとして使う。

植物 DATA

原料となる植物 / ジュニパーベリー

学 名	*Juniperus communis*
科 名	ヒノキ科
おもな産地	アルバニア、イタリア、インド、オーストリア、カナダ、クロアチア、ハンガリー、フランス、ブルガリア

常緑低木ジュニパーになる直径5〜8mm程度の青黒くて小さなやわらかい実を蒸留して精油にする。

精油の働き

心へ
1 気持ちをリフレッシュさせる。
2 気持ちを前向きにさせる。

体へ
1 体内の老廃物を排出させる。
2 食欲を正常にし、肥満を改善する。

肌へ　皮脂のバランスをととのえ、ニキビの治りを促す。

ジンでおなじみ、空間と体を浄化する癒やしの精油

　松葉のようなウッディーでさわやかな香りが特徴の精油です。原料のジュニパーベリーは、ヨーロッパでは昔から「悪魔払いのハーブ」として知られていました。それは強力な殺菌作用があることから、悪魔＝病気を追い払う力があるものとされたため。フランスでは、病院内の空気を浄化するため、ジュニパーベリーの枝をたいていたそうです。

　また、カクテルでおなじみのジンは、もともと、17世紀にオランダの医師フランシスクス・シルヴィウスが、利尿作用のあるジュニパーベリーを利用して作った薬用酒が始まりです。

　空気を浄化して、余分な水分や毒素を排出して体の浄化を促したり、肌トラブルをきれいにする作用や、疲れて消耗した心をリフレッシュしてくれる作用があるといわれています。

おもな作用
うっ滞除去、強壮、抗炎症、鎮痙、殺菌

おもな成分
α-ピネン、サビネン、ミルセン、β-ピネン、リモネン、カンフェン、テルピネン-4-オール、β-trans-カリオフィレン

相性のいい精油
グレープフルーツ、サンダルウッド、ゼラニウム、ベルガモット、ローズマリー

使用上の注意
・妊娠初期・分娩前後の使用は控え、妊娠後期、授乳期間中は半分の濃度で使用。

慣れてきたら　　　　　　　　　　　　　　　　　　PART 2　精油図鑑 / Essential Oil

ジンジャー
Ginger

スパイス系

精油DATA

採油方法	根茎の水蒸気蒸留法
揮発度	ミドルノート
香りの強さ	中〜強

精油の色：淡黄色

香りの特徴
湿度の高い森林の中にいるような、強烈だがさわやかな印象の、木々の緑を思わせる香り。

使い方

肩こりをやわらげるトリートメントオイルとして使う。

植物DATA

原料となる植物	ジンジャー
学名	*Zingiber officinale*
科名	ショウガ科
おもな産地	アフリカ、ジャマイカ、中国、西インド諸島

多年生のハーブで地中に伸びる根茎から葦のような茎を出す。熱帯諸国の大部分で栽培されているが、最も香りがよいのはジャマイカ産だとされている。

精油の働き

心へ　冷めた心を明るく盛り上げる。
体へ　1 冷えの改善。
　　　　2 肩こり、腰痛をやわらげる。
　　　　3 食欲低下、二日酔い、乗り物酔いをやわらげる。
肌へ　打ち身のあとの治りを促す。

体を温め発汗を促し、集中力を高める
しょうがの精油

おなじみのしょうがの根から採れる精油で、ピリッとしたスパイシーさの中に甘みのある香りが特徴です。血行促進、発汗、鎮痛、消化促進など、食用のしょうがと同様の作用があるほか、感覚を鋭くして、集中力と記憶力を高める効果があるといわれています。また、媚薬としても有名。

インドや中国が原産のジンジャーですが、その名はインドの地名であるジンギに由来するといわれています。古くから世界各地で食用および薬用に用いられ、中国では西暦500年前後にまとめられた『神農本草経（しんのうほんぞうきょう）』にも登場しています。

中国伝統医学では、体を温め、血行をよくする生薬として重用され、心臓の強壮にも用いられていました。日本でも、昔からのどの湿布やしょうが湯など、さまざまな民間療法に用いられています。

おもな作用
血行促進、駆風、抗炎症、催淫、消化促進、鎮痙、鎮痛、発汗、食欲増進

おもな成分
ジンゲロール、β-セスキフェランドレン、β-ビサボレン、カンフェン、α-ピネン、リモネン

相性のいい精油
オレンジ・スイート、シナモンリーフ、スペアミント、ゼラニウム、ユーカリ、ライム、レモン、ローズマリー

使用上の注意
・刺激性があるため、低濃度での使用がおすすめ。
・妊娠中・授乳中は使用を避ける。

PART 2　精油図鑑 / Essential Oil　　　　　　　　　　　　　上級者向き

スイセン（ナルキッソス、ジョンキル）　フローラル系

Narcissus , Jonquil
［別名ナルキッソス］

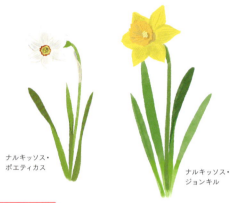

ナルキッソス・ポエティカス

ナルキッソス・ジョンキル

精油 DATA

採油方法	花の有機溶剤抽出法
揮発度	ミドル～ベース
香りの強さ	強

香りの特徴
粘質の液体で、甘く、緑とハーブの混じった香りと、濃厚なフローラルのアンダートーンがあります。

精油の色

濃いオレンジ

オリーブまたは緑色

植物 DATA

原料となる植物／**スイセン**

学名	*Narcissus poeticus* L.、*Narcissus jonquilla*
科名	ヒガンバナ科
おもな産地	中東～地中海地方の東部原産。地中海沿岸の山地に自生

3～4年生の球根植物。50cmほどに育つ。花部分だけを収穫。

使い方

香水の原料にもされる。

精油の働き

　心へ　1 高ぶった気持ちを鎮め、眠りに誘う。
　　　　　2 催淫作用がある。

うっとりと陶酔させる甘い香り

　スイセンの学名である *Narcissus* は、ギリシャ神話に登場する美少年の名前でもあります。ナルキッソスは泉の水面に映った自分の姿に見とれ、泉に落ちて命を落とし、そこにスイセンが咲いたという逸話で有名。ナルキッソスには数多くの品種があり、精油に用いられるのはおもに *N. Poeticus* L. と *N. jonquilla*（ジョンキルスイセン、ギズイセン）です。その甘い香りは、インドでは寺院での祈りの前にスイセンのオイルが体に塗られ、アラビアでは媚薬としても使用。現在、最大規模の栽培が行われるのは南仏地方から地中海沿岸ですが、アジア圏にも広く自生しています。ジョンキルスイセンの香りは、ポエティカスより繊細で華やか。スイセンの中でも強い香りです。ナルキッソスという名称は、ギリシャ語の「ナルケー（麻痺する）」に由来するといわれ、麻痺作用があり、ヒステリーやてんかんの治療に用いられていたことがあります。

おもな作用
鎮痙、催淫、催嘔、催眠、鎮静

おもな成分
γ-テルピネン、(E)-桂皮酸メチル、リナロール、酢酸ベンジル、安息香酸ベンジル、p-シメン、σ-3-カレン、α-テルピネオール、α-ピネン、(E)-ケイ皮酸エチル、ベンジルアルコール、d-リモネン、1,8-シネオール、シンナミルアルコール、(E)-β-オシメン、2-フェニルエタノール、E-メチルイソオイゲノール、インドール、クマリン、(Z)-β-オシメン

相性のいい精油
イランイラン、クローブ、サンダルウッド、ジャスミン、ネロリ、ローズ

使用上の注意
・フレグランス以外の肌への使用は避ける。
・妊娠中・授乳中は使用を避ける。

| 慣れてきたら | PART 2　精油図鑑 / Essential Oil |

スギ
Sugi

樹木系

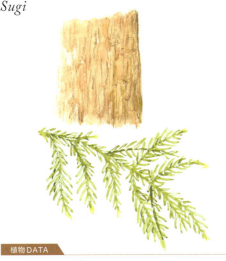

精油DATA

採油方法	木部または葉の水蒸気蒸留法
揮発度	ミドルノート
香りの強さ	中
香りの特徴	枝は乾いた温かみのある香り。葉はクリアでさわやかな香り。

精油の色

木部／黄色がかった茶色

葉／無色

植物DATA

原料となる植物	**スギ**
学名	*Cryptomeria japonica*
科名	スギ科
おもな産地	日本

常緑の大高木。幹はまっすぐに伸び、枝や葉は円錐形の樹形を作る。雌雄同株で、3〜4月ごろ開花する。

使い方

空気を浄化する芳香浴に。安眠を促す芳香浴に。

精油の働き

心へ　1 気分を浄化する。
　　　　2 イライラを鎮める。

体へ　安眠を促す。

すがすがしい香りで
森林浴気分が味わえる和精油

　日本原産のスギの精油です。精油は、スギの枝や幹などの木部と葉からそれぞれ抽出されます。スッキリした木の香りに加え、抗菌や防虫作用もあります。木部のおもな芳香成分は、δ－カジネンなど、また葉にはサビネンやリモネンなどが含まれ、心身のリフレッシュに役立ちます。

　この木は古くから植林されていたこともあり、日本各地で見られます。まっすぐに伸び、木の質が堅いことから、建築材や工芸材として広く使われてきました。寿命が長い木としても知られ、屋久島のシンボルでもある「縄文杉」と呼ばれる古木の推定樹齢は、3000〜3500年以上ともいわれています。英語では「japanese cedar」と訳しますが、一般に「cedar」「cedar wood」などと呼ばれるヒマラヤスギの仲間とは別種です。

おもな作用
抗菌、鎮静、防虫

おもな成分
木部：δ－カジネン、α－セドレン、コパエン、γ－ムーロレン、α－ピネン
葉：サビネン、リモネン、δ－3－カレン、α－ピネン、ミルセン

相性のいい精油
サイプレス、サンダルウッド、シダーウッド、ジュニパーベリー、ヒノキ、ベルガモット、モミ、ライム、レモン

使用上の注意
・刺激性があるため、低濃度での使用がおすすめ。
・妊娠中・授乳中は使用を避ける。

085

PART 2　精油図鑑 / Essential Oil

スターアニス
Star anise

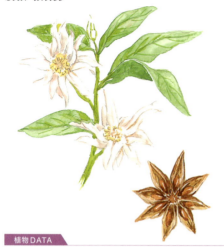

オリエンタル系

上級者向き

精油 DATA

採油方法	果実の水蒸気蒸留法
揮発度	トップ～ミドルノート
香りの強さ	強

精油の色：淡淡黄色

香りの特徴
アニスに似た、鋭くピリッとした香り。

使い方

フレグランスに。アクセントとなるスパイシー調の香り。

精油の働き

心へ　気持ちを元気づける。

体へ
1. 吐き気を止め、便秘の症状をやわらげるなど胃腸の調子をよくする。
2. 月経前緊張症、月経痛、月経不順、更年期障害をやわらげる。

植物DATA

原料となる植物 / **スターアニス**
学名　*Illicium verum*
科名　シキミ科
おもな産地　イタリア、中国、ベトナム

東アジア原産の常緑樹で樹木の高さは 9m 強にもなる。星形の果実が緑色のうちに採取し精油にする。

しみ通るような温かい香りで女性にやさしい

　アニスシード（p.32）に似た、温かくスパイシーな、甘い香りの精油で、甘草（かんぞう）にも似た強い香りは、好みの分かれる香りでしょう。

　女性ホルモンの分泌に働きかけるといわれ、月経痛やPMS（月経前症候群）、更年期のさまざまな症状など、婦人科系のトラブルを緩和する働きがあります。のどの痛みや咳をやわらげるともいわれています。

　別名を「八角」「大茴香（だいういきょう）」ともいい、中国料理ではおなじみのスパイスであり、生薬としても用いられています。ヨーロッパには16世紀になって伝わり、フランス、ドイツ、イタリアなどでリキュールの香りづけとして利用されるようになりました。また、お茶やコーヒーに入れて口臭予防に使ったり、食欲増進のために使われたりしています。日本にもよく似た「シキミ」が自生していますが、こちらは有毒で精油は採れません。

おもな作用
消化促進、去痰、ホルモン様

おもな成分
trans-アネトール、リモネン、エストラゴール

相性のいい精油
カルダモン、コリアンダー、サイプレス、ジンジャー、ディル、フェンネル・スイート、マンダリン

使用上の注意
・妊娠中・授乳中は使用を避ける。

上級者向き　　　　　　　　　　　　　　　　　　　　PART 2　精油図鑑 / Essential Oil

スパイクラベンダー
Spike lavender

フローラル系

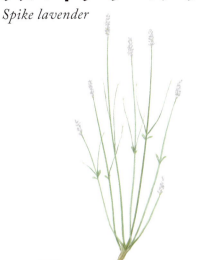

植物DATA
原料となる植物 / **スパイクラベンダー**
学名　　　*Lavandula latifolia*、*Lavandula spica*
科名　　　シソ科
おもな産地　フランス

精油は花から採れる。暑さに強く、葉は幅広で花色は薄い。

精油DATA
採油方法　　花と葉の水蒸気蒸留法
揮発度　　　ミドル〜トップノート
香りの強さ　中
香りの特徴
樟脳（しょうのう）のような香り。

精油の色　無色

使い方

他の精油に少量ブレンドして風邪をひいたときの芳香浴に。防虫スプレーに。

精油の働き
心へ　緊張をほぐし、不安をやわらげる。
体へ　1 打ち身、捻挫、筋違いに効果的。
　　　2 風邪の症状を鎮める。
肌へ　ニキビや虫刺されの症状を抑える。

樟脳のような香りで
ストレスをやわらげる精油

　スパイクラベンダーは原種ラベンダーの一種で、フローラルな香りの中にカンファー臭があるため、よりくっきりとした鋭い香りが特徴の精油です。

　精油の香りが緊張や不安をほぐし、気分をリフレッシュさせます。また、特に呼吸器系のトラブルに力を発揮し、咳や痰を抑え、風邪を防ぐ働きがあるとされます。ただし真正ラベンダー（p.153）に比べて刺激が強いので、使用には注意が必要です。

　原料の植物は、真正ラベンダーよりも草丈が高く、幅の広い葉と小ぶりの花をつけます。ほかのラベンダーより暑さに強く、丈夫なことから、「男のラベンダー」という異名をもちます。かつてはスペイン全土に自生していましたが、1936年〜の内乱以降生産量が減少し、価格が高騰したため、一時はセージ精油で水増しされた偽装品が多く出回るようになっていました。

おもな作用
免疫調整、強壮、刺激、鎮静、血圧降下、鎮痙、抗真菌、脂肪・粘液溶解、抗炎症、去痰、うっ滞除去、血液流動化、瘢痕形成、筋肉弛緩、殺虫

おもな成分
リナロール、ボルネオール、カンファー、酢酸リナリル

相性のいい精油
カモミール、シトロネラ、ベルガモット、パインニードル、レモン

使用上の注意
・妊娠中・授乳中は使用を避ける。

087

PART 2　精油図鑑 / Essential Oil

初心者向き

スペアミント
Spearmint

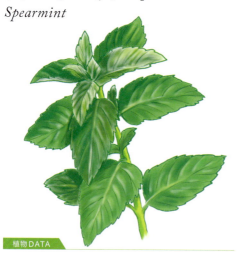

ハーブ系

精油 DATA

採油方法	全草の水蒸気蒸留法
揮発度	トップノート
香りの強さ	中

精油の色：淡淡黄色

香りの特徴
チューインガムやキャンディなどで知られる、透明感の中に甘さのある香り。

使い方

消化を促す芳香浴に。

精油の働き

心へ　疲れた心をリフレッシュさせる。
体へ　1 便秘の症状をやわらげる。
　　　2 頭痛をやわらげる。
　　　3 吐き気を抑え、乗り物酔いを改善する。
肌へ　かゆみを抑える。

植物 DATA

原料となる植物 / **スペアミント**

学名	*Mentha spicata*
科名	シソ科
おもな産地	アジア、アメリカ、イギリス、インド

地中海地方と北アフリカ原産。90cm程度の高さに成長する多年草で、先のとがったしわのある葉と紫色の花が特徴。スペアは「槍」の意味。

疲れた心と体をさわやかに
リフレッシュさせる精油

　ミントのさわやかで心地よい香りが、気分をリフレッシュしてくれる精油です。ペパーミントより香りがマイルドで刺激が少ないので、精神的に疲れているときなどに効果的。抗炎症作用や消化器系の強壮作用があり、口臭予防や頭痛解消、呼吸器系のトラブルにも働きかけます。

　ミントには多くの種類があり、交雑種を含めると600種以上にもなるといわれていますが、スペアミントは比較的原種に近い種です。日本ではメントール臭の強いペパーミントが人気ですが、ヨーロッパではスペアミントのほうがポピュラーな存在。古代ギリシャでは、香料や浴室のハーブとして親しまれたり、強壮剤として用いられ、さらに中世には口腔衛生剤や歯の美白剤としても人気があったそうです。現在でもお菓子やリキュールなどの香りづけに、幅広く活用されています。

おもな作用
強壮、駆風、抗炎症、抗真菌、殺虫、刺激、消臭、鎮痙、通経、分娩促進、防虫

おもな成分
メントール、ℓ-カルボン、リモネン、ミルセン、1,8-シネオール

相性のいい精油
グレープフルーツ、バジル・リナロール、リンデン、ローズマリー

使用上の注意
- 刺激性があるため、低濃度での使用がおすすめ。
- 妊娠中・授乳中は使用を避ける。

上級者向き

PART 2　精油図鑑 / Essential Oil

セージ
Sage

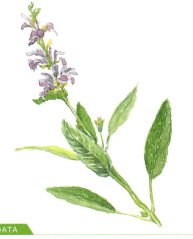

ハーブ系

精油DATA

採油方法	全草の水蒸気蒸留法
揮発度	トップノート
香りの強さ	強

精油の色　淡黄色

香りの特徴
鋭く、くっきりとした香りが特徴的。

使い方

ほかの精油とブレンドし、ごく低濃度に。

精油の働き

心へ　憂うつな気分をやわらげる。

体へ　1 消化を助け、便秘の病状をやわらげる。
　　　2 月経痛、更年期障害をやわらげる。

肌へ　1 切り傷の治りを促す。
　　　2 髪の毛のつやを出す。

植物DATA

原料となる植物／セージ

学名　*Salvia officinalis*
科名　シソ科
おもな産地　地中海沿岸地方、アルバニア

高さ60cmほどに成長する。地中海沿岸地方が原産とされ、アルバニアやクロアチアのダルマティア地方などでは野生している。全草から精油が採れる。

「癒やし」という名をもち
古くは万能薬とたたえられた精油

　鋭く、シャープで刺激的なスッキリとした香りをもち、さまざまな効能があることで知られる精油です。

　ラテン語で「救う」「癒やす」という意味をもつ salvare に由来する学名が示すとおり、セージは古くからその薬効が知られ、薬用に用いられていたハーブです。ヨーロッパでは長寿のハーブとしても有名で、「セージのある家には病人がいない」「長生きしたければ5月にセージを食べよ」ということわざがあるほど。16世紀に活躍したイギリスのハーバリスト（植物学者）、ジョン・ジェラードは、「セージの効力は万能で、記憶力アップや強壮、止血、殺菌、解熱作用もある万能のハーブだ」とたたえています。

　ハーブティーは健胃、疲労回復を促すとされるほか、濃いめのお茶を髪や頭皮にローションとして用いると、養毛、発毛を助ける働きをするともいわれています。

おもな作用
強肝、強壮、血圧上昇、収れん、浄血、殺菌、食欲増進、制汗、鎮痙、通経、瘢痕形成、解熱

おもな成分
α-ツヨン、β-ツヨン、カンファー、1,8-シネオール、カンフェン、α-ピネン、β-ピネン、ボルネオール

相性のいい精油
ゼラニウム、ニアウリ、ベルガモット、ラベンダー、ローズマリー、ローレル

使用上の注意
・刺激性があるため、低濃度での使用がおすすめ。
・妊娠中・授乳中は使用を避ける。

PART 2　精油図鑑 / Essential Oil

検定 1級＋2級　初心者向き

ゼラニウム
Geranium
［別名 **ローズゼラニウム**］

フローラル系

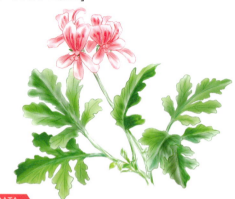

精油 DATA
採油方法	全草の水蒸気蒸留法
揮発度	ミドルノート
香りの強さ	強
香りの特徴	重厚感のある甘い香り。

精油の色　明るい黄色〜緑色

使い方

肌へのさまざまな効果を生かしてスキンケアに使う。

植物 DATA
原料となる植物	ゼラニウム（ニオイテンジクアオイ）
学名	*Pelargonium graveolens*, *Pelargonium odoratissimum*
科名	フウロソウ科
おもな産地	アルジェリア、イタリア、エジプト、スペイン、仏領レユニオン島、フランス、マダガスカル、南アフリカ、モロッコ

小さなピンク色の花と、縁がギザギザしてとがった葉の多年草。ペパーミントゼラニウム、アップルゼラニウムなどと呼ばれる近縁種もあるが採油はされない。

精油の働き
- **心へ**　沈んだ気分をやわらげ、明るく盛り上げる。
- **体へ**　ホルモンバランスをととのえ、月経前緊張症、更年期障害の症状をやわらげる。
- **肌へ**　1 皮脂のバランスをととのえる。
2 しっしん、やけどの痛みや炎症をやわらげる。

ストレスやむくみを減少させる、どっしりと甘い香り

フローラルで、甘く優雅な香りの精油です。ローズと同じ芳香成分であるゲラニオールやシトロネロールなどを多く含み、ローズに似た香りがほのかにすることから「ローズゼラニウム」の別名も。この香りには、心身ともにバランスを保つ作用があり、落ち込んだ気分を明るくし、ホルモンバランスをととのえて婦人科系の症状をやわらげるほか、リンパの滞りをよくしてセルライトやむくみの解消を促したり、皮脂バランスをととのえる働きがあります。

ゼラニウムは南アフリカ原産で、観賞用に世界中で栽培されています。19世紀初頭、南フランスのグラースで香料のために栽培が始まり、精油はセンテッドゼラニウムと総称される芳香のある栽培種の代表種ローズゼラニウムから採油されます。かつてブルボン島と呼ばれたレユニオン島産が最も香りが高いといわれ、「ブルボンゼラニウム」とも呼ばれています。

おもな作用
抗うつ、抗炎症、抗菌、弛緩、収れん、鎮痙、鎮静、皮膚弾力回復、ホルモン様

おもな成分
シトロネロール、ゲラニオール、リナロール、ギ酸シトロネリル、ギ酸ゲラニル、イソメントン

相性のいい精油
クラリセージ、グレープフルーツ、サイプレス、サンダルウッド、シダーウッド、シトロネラ、ジャスミン、ジュニパーベリー、ネロリ、ベルガモット、ラベンダー

使用上の注意
・刺激性があるため、低濃度での使用がおすすめ。
・妊娠初期・分娩前後の使用は控え、妊娠後期、授乳期間中は半分の濃度で使用。

上級者向き

PART 2　精油図鑑 / Essential Oil

セロリシード
Celery seed

ハーブ系

精油 DATA

採油方法	種子の水蒸気蒸留法
揮発度	ミドルノート
香りの強さ	中
香りの特徴	野菜のセロリの葉の独特でスパイシーな香りをさらに強力にしたような香り。

精油の色

明るい黄色

使い方

むくみを改善するマッサージに。

精油の働き

心へ　不眠を改善させる。

体へ　1 関節の痛みをやわらげる。
　　　2 月経を正常化させる。

肌へ　むくみを取り、肌に明るさを取り戻す。

植物 DATA

原料となる植物／**セロリ**

学名　*Apium graveolens*
科名　セリ科
おもな産地　インド、ハンガリー、フランス

野生種はヨーロッパ、中近東などの湿地に自生する。食用の野菜は改良種。精油の原料は種子（celery seed）。

どの精油とブレンドしても
不思議となじむ独特な香り

　野生種のセロリの種子から採油した精油は、食用セロリの独特なにおいをさらに凝縮したような、とても強い香りが特徴です。整腸や消化促進のほか、むくみを解消させます。また、色素沈着を防ぎ、しみやそばかすを薄くする働きも。

　古代ギリシャやローマでは、整腸や強精のための薬草や香料、スパイスとしてだけでなく、葬儀に際して遺体のにおい消しや魔よけなど、さまざまな用途に活用されていました。19世紀には、リウマチの治療薬としても用いられていたそうです。

　長い間、薬やハーブとされていたセロリが、現在のように食用として栽培されるようになったのは、17世紀のイタリアからだといわれています。日本では、江戸時代の『本朝通鑑』に「清正人参」の名で登場しますが、これは、加藤清正が朝鮮出兵の際に持ち帰ったという言い伝えに由来します。

おもな作用
鎮静、消化促進、整腸、抗炎症、抗アレルギー、うっ滞除去、強壮、疲労回復

おもな成分
リモネン、β-セリネン

相性のいい精油
オレンジ・スイート、カモミール、グレープフルーツ、パルマローザ、レモン、ローズマリー

使用上の注意
・妊娠中・授乳中は使用を避ける。

PART 2　精油図鑑 / Essential Oil

慣れてきたら

セントジョンズワート
St. John's wort
［別名 **オトギリソウ、ハイペリカム**］

ハーブ系

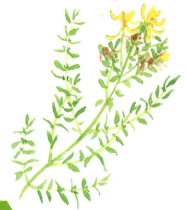

精油DATA

採油方法	花と葉の水蒸気蒸留法
揮発度	ミドルノート
香りの強さ	中〜強
香りの特徴	深く落ち着いた香り。

精油の色

明るい黄色〜
オレンジ

使い方

芳香浴に。

精油の働き

心へ　憂うつな気分をやわらげる。

体へ　関節の痛みや月経痛をやわらげる。

植物DATA

原料となる植物 / セントジョンズワート

学名	*Hypericum perforatum*
科名	オトギリソウ科
おもな産地	イギリス、中央アジア、フランス

高さ1mほどの多年草。夏から秋にかけて5枚の花びらと多数の雄しべをもつ黄色い小さな花が咲く。精油はこの花と葉から採れる。

心を癒やす「太陽光」と呼ばれる世界的に有名なハーブ

　和名を「セイヨウオトギリソウ」といい、精油は「オトギリソウオイル」「ハイペリカムオイル」とも呼ばれます。古くは痛み止めや切り傷、やけどの治療に有効な万能薬として知られ、中世ヨーロッパでは魔よけのお守りとして玄関や窓につるされていました。

　セントジョンズワート特有の成分、ヒペリシン（ハイペリシン）に、抗うつ作用、鎮痛・鎮静作用があることが知られており、不眠を改善し、気分をアップさせてくれる精油として注目されています。この成分のサプリメントは、ドイツでは年間300万件も処方され、アメリカでは「サンシャインサプリメント」と呼ばれて市販されています。ハーブティーやサプリメントは不眠症やうつ病、更年期障害、自律神経失調症などに用いられていますが、一部の医薬品との相互作用の注意が出されています。

（厚生労働省「セント・ジョンズ・ワートと医薬品の相互作用について」
https://www.mhlw.go.jp/www1/houdou/1205/h0510-1_15.html 参照）。

おもな作用
去痰、抗うつ、鎮静、鎮痛

おもな成分
ヒペリシン、α-ピネン、β-ピネン、2-メチルオクタン

相性のいい精油
イランイラン、オレンジ・スイート、ゼラニウム、ベチバー、レモン、ローズ

使用上の注意
・肌への使用はしない。
・妊娠中・授乳中は使用を避ける。
・酸化しやすいため冷蔵庫で保管する。

慣れてきたら PART 2　精油図鑑 / Essential Oil

タイム・リナロール
Thyme

 ハーブ系

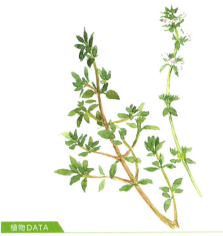

植物DATA
原料となる植物 / **タイム**

学名	*Thymus vulgaris*
科名	シソ科
おもな産地	アメリカ、イギリス、フランス

南欧原産のワイルドタイムから分かれ、多くの種類が生まれた。楕円形の葉をつけ、白、紫、ピンクなどの花が咲く。

精油DATA

採油方法	全草の水蒸気蒸留法
揮発度	トップ〜ミドルノート
香りの強さ	強

香りの特徴
甘さが際立つ、強い香り。

精油の色
明るいオレンジ

使い方

においの気になるゴミ箱などの抗菌スプレーに。

精油の働き
心へ　元気づけ、不安をやわらげる。
体へ　1 気管支系の痛みや炎症をやわらげる。
　　　　2 免疫力を高め、感染症を予防する。
肌へ　頭皮と毛髪をととのえる。

「勇気」の意味の名のある
パワフルな消毒作用をもつ香り高い精油

　ハーブ調でありながら甘みのあるフローラルさの漂う香りが、ストレスや不安をやわらげてくれる精油です。

　トロイア戦争のときヘレネーが流した涙から生まれたという伝説をもち、ギリシャ語で「香りをたく」を意味する thuos や「勇気」を表す tymus が語源といわれています。その名のとおり、古代ギリシャでは祭壇や浴場で薫香としたり、戦士がタイムの冠をつけて自らを勇気づけたといわれています。中世でも戦場に赴く騎士への贈り物に添えられました。また、枕の下に敷いて寝ると、悪夢を防ぐと信じられていたそうです。

　精油は、特に抗菌作用にすぐれています。一般的な *Thymus vulgaris* には、リナロールをはじめ、ゲラニオール、チモールなど、複数のケモタイプ（p.31）がありますが、タイム・リナロールは、これらの中でも比較的刺激がおだやかです。

おもな作用
強壮、駆虫、抗ウイルス、抗菌、抗真菌、鎮痙

おもな成分
リナロール、ゲラニオール、α-ピネン、β-カリオフィレン、カルバクロール、チモール

相性のいい精油
カモミール、ティートリー、ニアウリ、ベルガモット、マンダリン、レモン、ローズマリー

使用上の注意
・刺激性があるため、低濃度での使用がおすすめ。
・妊娠中・授乳中は使用を避ける。

PART 2　精油図鑑 / Essential Oil

ダバナ
Davana

ハーブ系

上級者向き

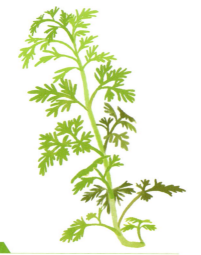

精油 DATA

採油方法	葉の水蒸気蒸留法
揮発度	トップ〜ミドルノート
香りの強さ	強
香りの特徴	甘くフルーティーでリキュールのような香り。

精油の色

オレンジ色

使い方

芳香浴用ブレンドにフルーティーな香りを添える。

植物DATA

原料となる植物 / **ダバナ**
学名　　*Artemisia pallens* Wall. ex DC.
科名　　キク科
おもな産地　インド

50〜60cmほどの高さになるヨモギに似た一年生の植物。

精油の働き

 心へ　不安感や高ぶった神経を鎮める。ストレスへの耐性をつける。

陶酔させるリキュールのような甘くフルーティーな香り

　見た目はヨモギとよく似ていて、ハーブ系に分類されますが、葉の香りは甘く、うっとり陶酔させるような香りで、植物そのものの素朴な見た目を裏切ります。葉はインドの宗教儀式ではシバ神の供え物にも用いられたといわれます。

　精油は、ラム酒のようなリキュール類の香りに似て、実際、食品やタバコの香りづけなどにも用いられています。葉から採れる精油量が0.2%と希少で高価であるため、日常使いには向かないかもしれませんが、その甘い香りは不安な気持ちを落ち着かせる働きがあります。市販の高級フレグランスキャンドルなどにもこの香りがトップノートとして使われています。

おもな作用
抗痙攣、殺菌、消毒、皮膚治療、去痰、神経鎮静、催淫

おもな成分
ダバノン、ネロール、リナロール、酢酸ゲラニル

相性のいい精油
オークモス、オレンジ・スイート、カモミール、クラリセージ、ゼラニウム、マンダリン

使用上の注意
・フレグランス以外の肌への使用は避ける。
・妊娠中・授乳中は使用を避ける。
・キク科アレルギーの人は注意する。

上級者向き

PART 2　精油図鑑 / Essential Oil

タムシバ
Tamushiba
[別名 ニオイコブシ]

樹木系

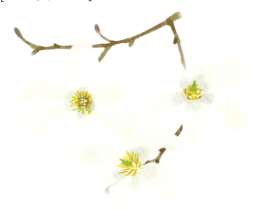

精油 DATA

採油方法	枝葉の水蒸気蒸留法
揮発度	ミドルノート
香りの強さ	中

精油の色：淡緑色

香りの特徴
柑橘系のようなスッキリとした中に甘さが漂う。

使い方

天然塩にしみ込ませ入浴剤にしたり、アロマスプレーなどにも。

植物 DATA

原料となる植物	ニオイコブシ
学名	*Magnolia salicifolia*
科名	モクレン科
おもな産地	日本

落葉小高木。春先に白い6花弁の花を咲かせ、そのあとに葉が出る。

精油の働き

心へ　不安感を鎮め、明るく前向きにさせる。
体へ　1 風邪や鼻炎に。痰やせきの緩和。
　　　2 血行をよくしてむくみを緩和。

噛むとほんのり甘い枝葉から精油を抽出

　山の春の訪れを告げるコブシに似た白い花を咲かせるモクレン科の一種で、花は甘いレモンのような香りがします。この花が咲くと、春を迎える準備を始めるといわれる、里山の暮らしになじんだ木です。ニオイコブシとコブシとの違いは葉の形で、タムシバの葉のほうが細長く、葉の裏が白みを帯びています。そして、小枝をかむとキシリトールのような淡い甘みがあり、山歩きのとき、この枝をかんで疲れを取ったといい、「噛む柴」と呼ばれ、そこから「タムシバ」という名がついたともいわれます。

　タムシバもコブシも、つぼみは「辛夷」と呼ばれる生薬の原料となり、蓄膿症や鼻カタル、鼻づまりに処方されます。精油は枝葉から採られ、枝葉にもかかわらずフローラルなよい香りがあります。少量しか採れない希少な精油です。

おもな作用
抗菌、抗ウイルス、抗炎症、鎮痛、鎮静、うっ滞除去

おもな成分
1,8-シネオール、テルピネオール、α-ピネン、カンフェン、シトラール、リモネン、ゲラニアール、ネラール

相性のいい精油
ネロリ、プチグレイン、ベルガモット、レモン、レモングラス

使用上の注意
・刺激性があるため、低濃度での使用がおすすめ。
・妊娠中・授乳中は使用を避ける。

PART 2　精油図鑑 / Essential Oil

タラゴン
Tarragon
[別名 **フレンチタラゴン**]

ハーブ系

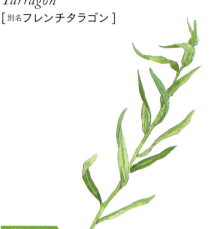

精油 DATA

採油方法	全草の水蒸気蒸留法
揮発度	ベースノート
香りの強さ	中～強

香りの特徴
アニスのような、スパイシーな個性的な香り。

精油の色
明るいオレンジ

使い方

痛みを鎮めるボディオイルとして使う。

植物 DATA

原料となる植物 / **フレンチタラゴン**

学名	*Artemisia dracunculus*
科名	キク科
おもな産地	イタリア、スペイン、フランス

小川などの岸辺でよく生育する多年草で、その茎は木のように硬く、高さ90cmほどにまで成長する。葉は幅の狭いオリーブグリーン色、花は白または灰色。

精油の働き

心へ　元気に活発にさせる。

体へ　1 利尿作用を促す。
　　　2 筋肉の痛み、月経痛をやわらげる。

料理にも使われるハーブから採れるスパイシーな精油

　清涼感のあるスパイシーな香りをもち、活発な気分にさせてくれる精油です。食欲不振や消化不良に作用します。けいれんを抑える作用があり、しゃっくりが止まらないときにこの香りをかぐとよいといわれます。また、血行をよくして筋肉のこわばりをやわらげるため、スポーツ後のマッサージに用いて筋肉痛を鎮めたり、肩こりや月経の痛みなどの緩和にも役立ちます。

　原料となるフレンチタラゴンは、フランス語の「エストラゴン」の名で知られ、フランス料理には欠かせないハーブです。ソース、ドレッシングなどの香りづけに用いられたり、生葉を漬け込んだオイルやビネガーもおなじみです。また、ビタミンA・C、ミネラルが豊富なことから、かつては壊血病の薬として、また歯痛止めとしても用いられていました。近縁のロシアンタラゴン（*Artemisia dracunculodee*）は含有成分が異なり、香りも効能も全く違います。

おもな作用
血圧降下、細胞成長促進、殺真菌、殺虫、抗炎症、殺菌、鎮痙、鎮静、皮膚軟化、解毒、利尿、血行促進

おもな成分
エストラゴール、オシメン

相性のいい精油
アンジェリカルート、カモミール、クラリセージ、ジュニパーベリー、パインニードル、マンダリン、ライム、ラベンダー、レモンバーベナ、ローズウッド

使用上の注意
・妊娠中・授乳中は使用を避ける。
・キク科アレルギーの人は注意する。

> 慣れてきたら

PART 2　精油図鑑 / Essential Oil

タンジェリン
Tangerine

柑橘系

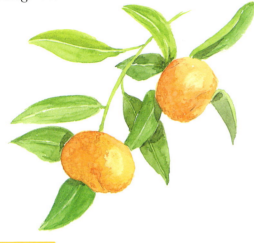

精油DATA

採油方法	果皮の圧搾法
揮発度	トップノート
香りの強さ	中
香りの特徴	ミカンのような甘くすがすがしい香り。

精油の色

明るいオレンジ

使い方

フレッシュな香りは朝の芳香浴に。

精油の働き

心へ	1 安らかな眠りを促す。 2 ストレスをやわらげ、緊張をほぐす。
体へ	便秘や下痢の症状をやわらげる。
肌へ	1 皮下脂肪を燃やし、痩身に役立つ。 2 妊娠線を目立たなくさせる。

植物DATA

原料となる植物 /	**タンジェリン**
学名	*Citrus reticulata* Blanco var. *tangerine*
科名	ミカン科
おもな産地	アメリカ、シチリア島（イタリア）、ブラジル

原産地は中国の常緑性低木。

おだやかで甘い香りが心地よい、マンダリンの仲間

　タンジェリンは、マンダリン（p.140）と植物学的に同一分類にあたる植物。香りも働きも非常によく似ている精油です。香りは、マンダリンよりも若干おだやかでデリケートです。

　原料のタンジェリンは、インド東北部が発祥で、中国、ヨーロッパを経てアメリカへ伝わったものが原種といわれ、現在の主な生産地はアメリカです。果実は、マンダリンよりも収穫時期が3カ月ほど早く、大きめで、果皮の色が濃く、種子がない、といった違いが見られます。精油は果皮から抽出し、どちらもリモネンを主成分とし、同じような用途で用いられます。1870年代に、アメリカ南部で実生苗からタンジェリンの栽培を始めたG・L・ダンシー大佐の名をとって、「ダンシー・タンジェリン」とも呼ばれます。

　おだやかに心を鎮め、安らかな眠りへと導いてくれるでしょう。

おもな作用
強壮、細胞成長促進、殺菌、鎮痙、鎮静、皮膚軟化

おもな成分
リナロール、リモネン

相性のいい精油
カモミール、クラリセージ、ゼラニウム、ローズ、ベルガモット、ラベンダー、レモン

使用上の注意
・刺激性があるため、低濃度での使用がおすすめ。
・妊娠中・授乳中は使用を避ける。

PART 2　精油図鑑 / Essential Oil

上級者向き

チャンパカ
Champaca

フローラル系

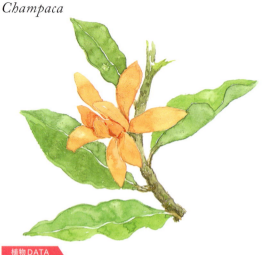

精油DATA

採油方法	花の揮発性有機溶剤抽出法（アブソリュート）
揮発度	トップ～ミドルノート
香りの強さ	強
香りの特徴	豊かな甘さを漂わせるエキゾチックな香り。

精油の色：オレンジ

使い方

フレグランスに。

植物DATA

原料となる植物 / **チャンパカ**

学名	*Michelia champaca*
科名	モクレン科
おもな産地	インド、インドネシア、フィリピン

インド・マレーシア原産の常緑高木。精油は白や薄黄色の芳香のある花から採れる。

精油の働き

心へ　1 気持ちを落ち着け、リラックスさせる。
　　　2 頭痛をやわらげる。

肌へ　肌荒れを防ぐ。

インドでは「女神の化神」。
濃厚な甘みをもつエキゾチックな香り

　日本ではあまりなじみのない植物ですが、「金香木（きんこうぼく）」という和名が示すとおり、濃厚でエキゾチックな香りをもつ精油です。甘い芳香がとても魅惑的で、おもにフレグランスとして使用されていますが、リラックスや、気持ちを高める作用もあるとされます。

　インドではチャンパカは、富と繁栄の女神・ラクシュミーの化身と考えられ、結婚式や儀式に用いられるほか、神聖な木として寺院に植えられています。バリ島でも、神々に捧げる神聖な花とされており、「チャンパカの花のごとく、しおれてもなおかぐわしい（女性に育ってほしい）」という、娘をもつ両親の思いを表したことわざもあるそうです。

　また、インドや中国では樹皮を解熱剤として、根を吹き出物の治療に、花を腎臓病や目の炎症治療に使うなど、さまざまな薬効のある木として珍重されていました。

おもな作用
刺激、強壮、去痰、収れん、解熱

おもな成分
フェニルエチルアルコール、cis-リナロールオキサイド、オイゲノール、リナロール、酢酸ベンジル、ネロリドール、α-イオノン、β-イオノン

相性のいい精油
イランイラン、ジャスミン、ネロリ、ローズ

使用上の注意
・フレグランスを除き肌への使用は避け、0.9％以下の濃度で使用する（ロバート・ティスランド※による）。
・妊娠中・授乳中は使用を避ける。

※ロバート・ティスランド（1948－）：イギリス出身。アロマテラピーのパイオニアの一人。

上級者向き　　　　　　　　　　　　　　　　　　　　　　PART 2　精油図鑑 / Essential Oil

チュベローズ
Tuberose

フローラル系

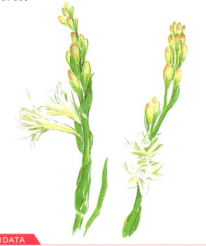

精油DATA

採油方法	花の揮発性有機溶剤抽出法（アブソリュート）
揮発度	トップノート
香りの強さ	中〜強

香りの特徴
重厚感のある甘いフローラルな香り。白い花を思わせる香りと表現されることも。

精油の色
濃オレンジ〜茶色

使い方

 フレグランスに。

精油の働き

心へ
1 気持ちを前向きにし、明るい気分にさせる。
2 頭脳を明晰にさせる。

植物DATA

原料となる植物 / **チュベローズ**

学名	*Polianthes tuberosa*
科名	リュウゼツラン科
おもな産地	インド、エジプト、台湾、中央アメリカ、モロッコ

7〜9月に咲くアマリリスに似た花から採油する。観賞用の八重咲きと香料用の一重咲きがある。

花の精油の中で群を抜く
優雅で魅力的な香り

　フローラル系の精油の中でも1、2を争う濃厚で優雅な香りをもち、香水の原料としても使われる精油です。ローズの名がついていますが、植物学的には全く異なるリュウゼツラン科の植物。「月下香（げっかこう）」という美しい和名のとおり、月夜に咲いた花の香りが最もすばらしく、摘んだあとも丸1日はその香りが残るといわれています。そのため、マレーシアでは「夜の女王」とも呼ばれています。

　採油率は低く、最も高価な精油の一つです。かつては、冷浸法（p.18）という、熱を使わずに油脂に花の香りをしみ込ませてアルコール処理をする、昔ながらの方法で採油されていましたが、非常に手間がかかるため、現在はほとんど行われていません。

　なお、混じり気のないチュベローズの精油は、低温になると凝固します。

おもな作用
神経高揚、皮膚軟化

おもな成分
ベンジルアルコール、メチルオイゲノール、安息香酸ベンジル、ファネソール

相性のいい精油
イランイラン、カーネーション、ジャスミン、ネロリ、ローズ

使用上の注意
・フレグランス以外の肌への使用は避ける。
・妊娠中・授乳中は使用を避ける。

PART 2　精油図鑑 / Essential Oil

検定 1級＋2級　初心者向き

ティートリー
Tea tree (Ti-tree)

樹木系

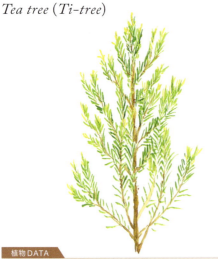

精油DATA

採油方法	葉の水蒸気蒸留法
揮発度	トップノート
香りの強さ	強

精油の色：無色

香りの特徴
スッキリとしたクールな香り。

使い方

すり傷、切り傷用のクリームに使う。

植物DATA

原料となる植物：**ティートリー**

学名	*Melaleuca alternifolia*
科名	フトモモ科
おもな産地	オーストラリア

オーストラリア原産で沼地や湖畔など湿り気のある土地に自生する。

精油の働き

心へ　傷ついた心を癒やし、リフレッシュさせる。

体へ　1 気管支系の痛みや炎症をやわらげる。
　　　2 感染症を防ぐ。

肌へ　1 やけど、日焼けによる炎症を鎮める。
　　　2 ニキビ、虫刺され、切り傷の治りを促す。

オーストラリアの先住民を守ってきた万能精油

　この木は古くから、オーストラリアの先住民族アボリジニ族の人たちが、感染症や傷などさまざまな症状に効果のある万能薬として使ってきました。イギリスの探検家キャプテン・クックは、彼らがこの葉をお茶に用いていたことから「ティートゥリー」という名でヨーロッパに紹介しましたが、いわゆる「チャノキ」とは無縁の植物です。

　精油は高い抗菌力をもち、免疫力を高める働きがあることで知られ、ラベンダーと並んでよく使われる精油の一つです。ティートリーの効力の科学的証明は、オーストラリアのペンフィールド博士により、1925年に発表されました。強力な抗菌力をもつと同時に肌に対する刺激性も比較的少ない天然の消毒薬として、世界中に広まったことでも知られます。また、近年は花粉症やインフルエンザ対策に役立つことで注目を集めています。

おもな作用
うっ滞除去、強壮、抗ウイルス、抗炎症、抗カタル、抗菌、抗真菌、免疫調整

おもな成分
α-テルピネン、γ-テルピネン、α-ピネン、テルピネン-4-オール、1,8-シネオール

相性のいい精油
オレンジ・スイート、サイプレス、マンダリン、ユーカリ、ラベンダー、レモン、ローズマリー

使用上の注意
・刺激性があるため、低濃度での使用がおすすめ。
・妊娠初期・分娩前後の使用は控え、妊娠後期、授乳期間中は半分の濃度で使用。

| 慣れてきたら | PART 2 　精油図鑑 / Essential Oil |

ディル
Dill

ハーブ系

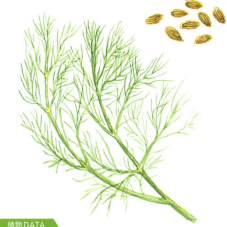

精油DATA

採油方法	種子の水蒸気蒸留法
揮発度	トップノート
香りの強さ	弱

香りの特徴
草のような香り。

精油の色：淡黄色

使い方

便秘を改善するマッサージに。

精油の働き

心へ
1 意識をクリアにし、頭脳を明晰にさせる。
2 ショックをなだめ、気分を落ち着かせる。

体へ
1 便秘の症状をやわらげる。
2 口臭を抑える。
3 鼻炎の症状をやわらげる。

植物DATA

原料となる植物 / **ディル**
学名　*Anethum graveolens*
科名　セリ科
おもな産地　黒海地方、地中海地方、ヨーロッパ

インド原産の1年草で、小さい黄色の花をセリ科特有のパラソル形につけ、葉は濃い緑色をした羽のような形をしている。小型の偏平な種子が精油の原料。

「なだめる」という由来をもつ、草原にいるような香り

　青々とした葉を連想させる香りがする精油です。精油は消化を促進し、口臭を消すデオドラントの作用があります。鼻炎の症状をやわらげる成分も含まれます。

　現在では、魚料理やスープ、パン、ピクルスなどに使われるハーブとして有名ですが、紀元前4000年代には薬草として栽培されていたといわれています。鎮静作用が強く、その名も古代のノルウェー語で「なだめる、おだやかにする」という意味の dilla からきているといわれています。古代エジプトでは、ディルとコリアンダーを混ぜて頭痛をやわらげていました。古代ローマ人は、「アネトゥム」と呼び、これが学名になりました。ヨーロッパでは今でも、夜泣きする赤ちゃんにディルの種子を煎じた飲み物を飲ませたり、患者が安眠できるよう、ディルのハーブティーを処方する病院もあるそうです。

おもな作用
去痰、抗カタル、消化促進、胆汁分泌促進、鎮静、消臭、整腸

おもな成分
α-フェランドレン、リモネン、d-カルボン

相性のいい精油
オレンジ・スイート、コリアンダー、サイプレス、ゼラニウム、プチグレイン、ベルガモット、マートル、マンダリン、ローズマリー

使用上の注意
・刺激性があるため、低濃度での使用がおすすめ。
・妊娠中・授乳中は使用を避ける。

PART 2　精油図鑑 / Essential Oil

トゥルシー
Holy Basil (Tulsi)
［別名ホーリーバジル］

スパイス系

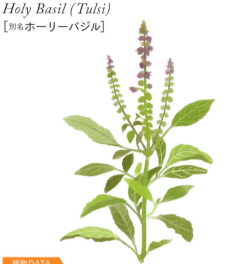

精油DATA
- 採油方法：葉・花の水蒸気蒸留法
- 揮発度：ミドルノート
- 香りの強さ：中
- 香りの特徴：スパイシーな中にミントのような清涼感のあるスッキリした香り。
- 精油の色：淡黄色

使い方

風邪をひいたときなど、空気清浄のための芳香浴に。

植物DATA
- 原料となる植物／ホーリーバジル
- 学名：*Ocimum tenuiflorum*
- 科名：シソ科
- おもな産地：インド

インド半島原産。高さ60cmほどに育つ多年草。

精油の働き
体へ
1 雑菌の繁殖を防ぎ、風邪予防に。
2 疲労回復を促す。

肌へ　肌に潤いを与え、アンチエイジングに。

刺激が強く清涼感がある香りには菌の繁殖を防ぐ力が

　タイ料理によく使われるホーリーバジル。葉に強い香りがあり、スイートバジルよりもスパイシーで清涼感のある香りが特徴的です。アーユルヴェーダでは不老不死の霊薬とも呼ばれ、ヒンドゥー教の寺院などではシバ神が宿る植物として大事にされています。

　精油には抗酸化作用があり、黄色ブドウ球菌や大腸菌などが繁殖するのを妨ぐため、芳香浴や蒸気吸入によって感染症予防に役立ちます。また、そのスッキリとした香りによって、疲労回復や頭痛対策、胃腸トラブルの解消も期待できますが、精油成分としてはオイゲノールの含有量が高く、刺激が強いため、肌へは控えめに使用しましょう。

おもな作用
抗ウイルス、抗菌、刺激、神経強壮、鎮痙、鎮痛、通経、免疫刺激

おもな成分
オイゲノール、1,8-シネオール、メチルカビコール、β-ビサボレン、α-ビサボロール、α-オシメン、カビコール、カリオフィレン、カンフェン、β-ピネン、ゲルマクレンD、カンフェン、α-ベルガモテン

相性のいい精油
ラベンダー、レモン、レモングラス、ゼラニウム、パチュリ

使用上の注意
・刺激性があるため低濃度での使用がおすすめ。
・妊娠中・授乳中は使用を避ける。

> 上級者向き

PART 2　精油図鑑 / Essential Oil

トンカビーンズ
Tonka beans

スパイス系

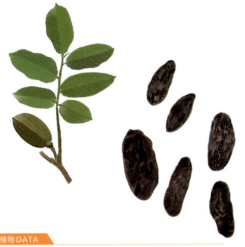

精油DATA

採油方法	種子の揮発性有機溶剤抽出法
揮発度	ベースノート
香りの強さ	強
香りの特徴	温かく甘い、桜餅のような香り。

精油の色　黄色

使い方

なじみある甘い香りをルームフレグランスとして

精油の働き

心へ　リラックス作用で心を落ち着かせる。

植物DATA

原料となる植物／**クマル**

学名	*Dipteryx odorata*
科名	マメ科
おもな産地	南米、アフリカ

高さ30mほどになる高木。ピンクの花を咲かせる。

サクラじゃないのに桜餅の香りがする不思議な精油

　マメ科の大木、クマルの実の種子から抽出されるのがトンカビーンズ精油。木や花には香りはほとんどありませんが、種子は乾燥させるとパウダリーな甘い香りがします。その香り成分はクマリン。クマリンはタバコなどの香りづけとして使われますが、抗凝血剤としても用いられ、血液をサラサラにさせる作用があるともいわれます。殺虫作用があるため、リネン類の防虫剤としても用いられてきました。

　その香りは、日本人にとってはなじみ深い桜餅のような香りに似ているため、春にピッタリの精油。確かにまろやかで温かみのある甘い香りですが、同時にスッキリとした感じももっています。

おもな作用
殺虫、殺菌、催眠、心臓強壮、去痰、ホルモン様

おもな成分
クマリン、メリロト酸エチル

相性のいい精油
オークモス、オレンジ・スイート、クラリセージ、パチュリ、ベルガモット、ラベンダー、レモン

使用上の注意
・肌への使用はしない。
・妊娠中・授乳中は使用を避ける。

103

PART 2 精油図鑑 / Essential Oil

上級者向き

ナツメグ
Nutmeg

スパイス系

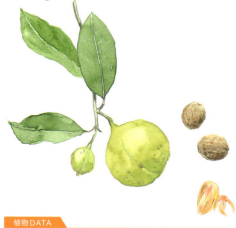

精油DATA

採油方法	種子の水蒸気蒸留法
揮発度	トップノート
香りの強さ	強

精油の色

無色

香りの特徴
温かみのある、鋭くスパイシーな香り。じゃこうのような香りも感じさせる。

使い方

フレグランスに。

精油の働き

心へ　1 元気に活発にさせる。
　　　2 意識をクリアにさせる。
体へ　1 消化を助け、食欲を増進させる。
　　　2 腸内ガスを排出させ、便秘の症状をやわらげる。
肌へ　頭皮、毛髪をととのえる。

植物DATA

原料となる植物 / **ナツメグ**
学名　Myristica fragrans
科名　ニクズク科
おもな産地　ジャワ、スリランカ、西インド諸島、ペナン

樹木の高さはおよそ14mまで成長する。精油は種子の仁から採るが、仮種皮からはメースと呼ばれる別のオイルができる。

ホットでパワフル、シャープでスパイシーな香り

　温かみのあるスパイシーな香りの精油で、心身を温め、血行をよくする作用があります。刺激が強いので使用量に注意します。

　ナツメグが採れる木は雌雄異株で、1本の雄株が約20本もの雌株を受精させるという、生命力にあふれた木。実の中には赤い網目状の仮種皮と、これに包まれた黒褐色の種子が入っていて、種子の堅い殻の中に入っている仁を乾燥させたものがナツメグです。仮種皮を乾燥させたものはメースといい、こちらもスパイス、精油として用いられます。

　ナツメグは、中国では「肉荳蔻（にくずく）」と呼ばれ、食欲増進や下痢止め、健胃などに用いられた植物です。イタリアではクローブやジュニパーベリーなどと一緒にナツメグの種子を燃やし、人々を悪疫から守る薫香としていたそうです。

おもな作用
駆風、催淫、催乳、殺菌、消化促進、鎮痙、鎮静、発汗、分娩促進、血行促進

おもな成分
α-ピネン、サビネン、β-ピネン、リモネン、ミリスチシン、テルピネン-4-オール

相性のいい精油
オレンジ・スイート、ガルバナム、クローブ、サイプレス、シナモンリーフ、ティートリー、レモン

使用上の注意
・刺激性があるため、低濃度での使用がおすすめ。
・妊娠中・授乳中は使用を避ける。

上級者向き　　　　　　　　　　　　　　　　　　　　　PART 2　精油図鑑 / Essential Oil

ナルデ
Spikenard
［別名 **スパイクナード**］

オリエンタル系

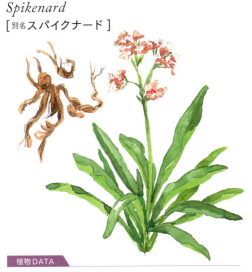

精油 DATA

採油方法	根の水蒸気蒸留法
揮発度	ベースノート
香りの強さ	強

精油の色　黄色

香りの特徴
白檀（びゃくだん）をもっと甘くしたような香り。

使い方

フレグランスに。

精油の働き
心へ
1 緊張をほぐし、ストレスを軽減する。
2 イライラを鎮め、不眠症を改善する。

体へ　咳、声がれなどの呼吸器系の症状をやわらげる。

植物DATA
原料となる植物／ナルデ

学名	*Nardostachys jatamansi*
科名	オミナエシ科
おもな産地	インド、ネパール

標高 3000〜5000mのヒマラヤ山麓に生育する。

聖書の有名な一説にも登場する
高貴な香り

　別名「スパイクナード」、また「甘松香（かんしょうこう）」「甘松」という和名ももつ、甘く、土臭い香りのする精油です。鎮静作用があり、不安やイライラを鎮めて心をおだやかにし、安眠を誘うとされています。

　原産地のヒマラヤでは海抜3000〜5000ｍの限られた高地に生育し、非常に貴重で高価な香油とされてきました。最も古い歴史をもつ香料の一つで、ヨハネ福音書の中で、最後の晩餐の前にマグダラのマリアがイエスの足に香油を塗って、自らの髪でその足をぬぐった、と記される「ナルドの香油」として有名です。ムガール帝国の王妃は肌の若返りに用いていたといわれ、チベットでは、育毛および髪につやを与える精油として利用されていました。薬物誌『マテリア・メディカ』を著した古代ローマのディオスコリデスは、ナルデを「温め、乾かす」植物、と評したそうです。

おもな作用
うっ滞除去、抗ウイルス、抗炎症、鎮静、ホルモン様

おもな成分
α-ピネン、β-ピネン、2-メチルオクタン

相性のいい精油
イランイラン、オレンジ・スイート、ゼラニウム、ベチバー、ローズ、レモン

使用上の注意
・フレグランス以外の肌への使用は避ける。
・妊娠中・授乳中は使用を避ける。

PART 2　精油図鑑 / Essential Oil

慣れてきたら

ニアウリ
Niaouli

樹木系

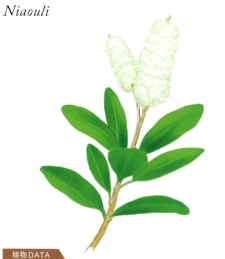

精油DATA

採油方法	葉と枝の水蒸気蒸留法
揮発度	ミドル〜トップノート
香りの強さ	強

精油の色／無色

香りの特徴
クリアで、すがすがしく、少し刺激のあるグリーンの香り。

使い方

風邪のときの芳香浴に使う。

植物DATA

原料となる植物 / **ニアウリ**
学名　　　 *Melaleuca quinquenervia*
科名　　　 フトモモ科
おもな産地　オーストラリア、ニューカレドニア、マダガスカル

ニューカレドニア原産。現在はオーストラリアに豊富に生育する常緑低木。

精油の働き

心へ　1 頭脳を明晰にさせ、集中力を高める。
　　　　2 憂うつな気分をやわらげる。

体へ　1 呼吸器系の痛みや炎症をやわらげる。
　　　　2 関節の痛みをやわらげる。

肌へ　ニキビや吹き出物、水虫の治りを促す。

クリアなすがすがしい香りで頭をスッキリさせる精油

　ティートリー（p.100）と似た働きをもつ精油です。原料のニアウリは、ニューカレドニアを代表するフトモモ科の植物でカユプテ（p.54）とも極めて近縁です。

　すぐれた殺菌作用を発揮することから、「ニューカレドニアにマラリアが見られないのは、自生するニアウリが強力な殺菌消毒剤となって空気を浄化しているからだ」ともいわれていました。旧宗主国のフランスでは、病院の殺菌消毒に使われていたことも。かつて同じフランス領東インドで生産された精油が、ゴメンの港から出荷されていたことから、「ゴメノール」とも呼ばれていました。

　ティートリーよりも強い香りがしますが、刺激性が低く、おだやかな作用をするため、子どもにも安心して使えます。呼吸器系に働きかけ、咳や、のどの炎症をやわらげ、痛みを抑える働きがあるとされます。

おもな作用
去痰、抗ウイルス、抗炎症、抗カタル、抗菌、ホルモン様、免疫調整、殺菌

おもな成分
1,8-シネオール、α-ピネン、リモネン、α-テルピネン、ネロリドール、ビリジフロロール、α-テルピネオール、β-カリオフィレン

相性のいい精油
オレンジ・スイート、サンダルウッド、ペパーミント、ライム、ラベンダー、レモン、ローズマリー

使用上の注意
・刺激性があるため、低濃度での使用がおすすめ。
・妊娠中・授乳中は使用を避ける。

| 検定 1級 | 初心者向き | | PART 2 精油図鑑 / Essential Oil |

ネロリ
Neroli

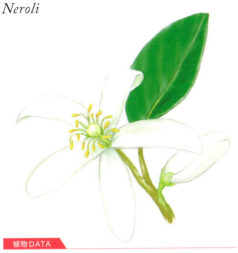

フローラル系

精油 DATA

採油方法	花の水蒸気蒸留法
揮発度	ミドルノート
香りの強さ	強
香りの特徴	フレッシュで、すがすがしい優雅な香り。

精油の色

淡黄色

使い方

アンチエイジングのためのフェイシャルマッサージに。

植物 DATA

原料となる植物	ビターオレンジ
学名	*Citrus aurantium*
科名	ミカン科
おもな産地	イタリア、エジプト、コモロ、スペイン、チュニジア、フランス、ポルトガル、モロッコ

和名ダイダイ。開花したばかりの花から抽出される。特にネロリ・ビガラード油と呼ばれるものは最高級といわれている。

精油の働き

心へ
1 不安、緊張をほぐし、気持ちを落ち着ける。
2 交感神経を鎮め、不眠症を改善する。

体へ
1 下痢の症状をやわらげる。
2 血行をよくする。
3 催淫効果がある。

肌へ 肌に弾力を与え、しわやたるみを防ぐ。

イタリアの貴婦人の名にちなむ
ビターオレンジの優雅な香り

　ビターオレンジの花から採れる精油です。柑橘系のさわやかさとフローラルの優美さを合わせた芳香をもちますが、ローズやジャスミンと同じく採油率が低いため、とても高価な精油の一つです。成分のネロリドールはホルモン分泌に作用し、PMS（月経前症候群）や更年期障害など、女性のトラブルをやわらげるとされています。

　ネロリという名は、17世紀のイタリア・ネロラ公国のアンナ・マリアが好み、パリの社交界に紹介したことから名づけられました。ビターオレンジからはネロリのほか、枝葉から「プチグレイン」（p.122）、果皮から「ビターオレンジ」（p.45）の精油が採れますが、香りはそれぞれ異なります。また、精油を蒸留する際に得られるオレンジフラワーウォーターも、肌のバランスをととのえる化粧水となります。

おもな作用
強壮、血圧降下、抗うつ、抗炎症、催淫、鎮痙、鎮静、血行促進、ホルモン様

おもな成分
リナロール、ゲラニオール、ネロール、酢酸リナリル、リモネン、β-ピネン、ネロリドール

相性のいい精油
イランイラン、オレンジ・スイート、コリアンダー、サンダルウッド、ジャスミン、ゼラニウム、パルマローザ、プチグレイン、ベルガモット、ライム、ラベンダー、ローズ、ローズマリー

使用上の注意
・妊娠初期・分娩前後の使用は控え、妊娠後期、授乳期間中は半分の濃度で使用。

107

PART 2　精油図鑑 / Essential Oil

上級者向き

バイオレットリーフ
Violet leaf

フローラル系

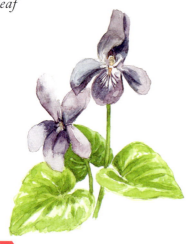

精油DATA

採油方法	葉の揮発性有機溶剤抽出法
揮発度	ミドルノート
香りの強さ	中〜強

香りの特徴
湿度の高い森林の中にいるような、強烈だがさわやかな印象の、木々の緑を思わせる香り。

精油の色　オリーブ色

使い方

フレグランスに。

植物DATA

原料となる植物 / スミレ（ニオイスミレ）

学名	*Viola odorata*
科名	スミレ科
おもな産地	イタリア、エジプト、北アメリカ、中国、フランス

濃緑色の葉はハート形で、青や紫の花をつける。葉と花は薬用に、また花は食用にも用いられる。

精油の働き

心へ
1 不眠症を改善する。
2 不安や怒りといったマイナスの感情を鎮める。

体へ
1 頭痛や二日酔いの症状をやわらげる。
2 性的障害を克服する催淫作用を促す。

肌へ
1 炎症によるかゆみや赤みを抑える。
2 アトピーなどのアレルギー症状をやわらげる。

マリー・アントワネットがこよなく愛した希少な精油

　原料となるニオイスミレの花も芳しい香りですが、精油は葉から抽出し、香りは森林の中で香るウッディーでさわやかな印象。

　ニオイスミレの学名は、ラテン語で「においのよい花」という意味の *Viola* に由来し、種小名の *odorata* も「においのある」という意味。花だけでなく葉にも香りがあり、その濃厚な芳香には、催淫作用があるといわれています。また、怒りやイライラを鎮めたり、不眠を改善するとされます。この植物がフランスにもたらされたのは16世紀に入ってからで、花はマリー・アントワネットやナポレオンが愛用した香りとしても有名です。花は古くから着色料としても利用され、砂糖漬けやハチミツ漬けに使うと体によいとされました。現在、フランスやエジプト産のものが多く用いられますが、採油量が少なく非常に高価なことから、アロマテラピーよりもフレグランスとして用いられることが多いようです。

おもな作用
抗炎症、鎮静、殺菌、催淫、催眠

おもな成分
パルミチン酸エステル

相性のいい精油
イランイラン、オレンジ・スイート、グレープフルーツ、サンダルウッド、シトロネラ、ジャスミン、スペアミント、ネロリ、フランキンセンス、ペパーミント、ベンゾイン、ミモザ、ラベンダー、レモン

使用上の注意
・フレグランス以外の肌への使用は避ける。
・妊娠中・授乳中は使用を避ける。

慣れてきたら　　　　　　　　　　　　　　　　　　　　　　　　　PART 2　精油図鑑 / Essential Oil

パインニードル
Pine needle

樹木系

精油DATA

採油方法	球果の水蒸気蒸留法
揮発度	ミドルノート
香りの強さ	中〜強
香りの特徴	フレッシュな森林の香り。

精油の色：無色

使い方

緊張を緩めたいときの芳香浴に。

精油の働き
心へ　疲れた心をやわらげ、元気にさせる。
体へ　1 呼吸器系の痛みや、鼻づまりをやわらげる。
　　　2 血液循環を刺激し、関節の痛みをやわらげる。
肌へ　しっしんや切り傷、皮膚の炎症を鎮める。

植物DATA

原料となる植物 / **パイン**

学名	*Pinus sylvestris*
科名	マツ科
おもな産地	オーストリア

北欧、北東ロシア、スカンジナビアで見られる大きな針葉樹。大半はスコットランドパインとノルウェーパインから抽出。

殺菌効果が高く、気分の落ち込みにも働く松の香り

　球果から抽出される、森林の若葉を思わせるさわやかな香りの精油です。香りが空気を浄化し、呼吸器に働いて炎症や感染症をやわらげるとされ、石けんや入浴剤などの原料として広く用いられています。現在はシックハウスの原因となるホルムアルデヒドを分解する作用が高いのではないかと、注目をされています。ただし刺激が強いので、スキンケアにはごく少量を用いるようにします。

　パインの精油には、海岸マツ、ロングリーフパイン、スコッチパインなどの種類があり、成分や効果は異なります。なかでも、ハイマツ（*P.mugo*）やドゥオーフパイン（*P.pumilio*）と呼ばれる種類は、ヨーロッパでは皮膚病の治療や、呼吸器の吸入に使用しますが、刺激が強いため一般的なアロマテラピーでは使用しません。

おもな作用
強壮、去痰、抗炎症、抗菌、鎮痙

おもな成分
α-ピネン、リモネン、カンフェン、酢酸ボルニル

相性のいい精油
クローブ、サイプレス、シダーウッド、シナモンリーフ、タイム、ティートリー、ニアウリ、マートル、ユーカリ、ラベンダー、ローズマリー

使用上の注意
・刺激性があるため、低濃度での使用がおすすめ。
・妊娠中・授乳中は使用を避ける。

PART 2　精油図鑑 / Essential Oil

バジル・リナロール
Basil linalool

 ハーブ系

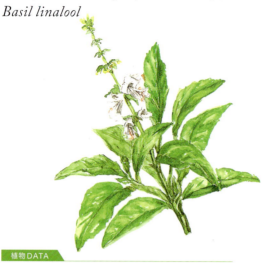

精油 DATA

採油方法	葉と花の水蒸気蒸留法
揮発度	トップノート
香りの強さ	中
香りの特徴	クローブに似た甘さを含んだスパイシーな香り。

精油の色：淡黄色

使い方

勉強中にほかの精油とブレンドして芳香浴に。

植物 DATA

原料となる植物 / **バジル**

学名	*Ocimum basilicum*
科名	シソ科
おもな産地	エジプト、北アフリカ、キプロス島、フランス

アジアと太平洋諸島原産のハーブ。料理に使われるのがポピュラーだが、昔から薬草としても使用されている。

精油の働き

心へ
1 意識をクリアにし、集中力を高める。
2 自律神経のバランスをととのえる。

体へ
1 呼吸器系の痛みをやわらげる。
2 筋肉や関節の痛みをやわらげる。

肌へ　虫刺されのかゆみに効果がある。

気持ちを集中したいとき
意識をクリアにしたいときに最適な精油

　スパイシーで甘い香りをもち、集中力をアップさせ意識を高めるとして知られる精油。ほかの精油とブレンドするとすばらしい香りづけとなります。

　古くから薬草として用いられてきたバジルは、独特の強い香りを放つ、日本でもおなじみのハーブ。バジルの名前は「王」を意味するギリシャ語の basilicum に由来するといわれ、古代ギリシャではこれを「バジリコン（王）の草」と呼び、王宮の香りとして使っていたといわれています。

　バジルにはたくさんの種類があり、その特徴となる成分によって、カンファー、オイゲノール、リナロールなど、いくつかのケモタイプ（p.31）があり、香りや働きに、それぞれ個性をもちます。また、虫に刺されたときに葉を軽くもんで患部に当てると、かゆみを抑えるといわれています。

おもな作用
強壮、血圧降下、消化促進、鎮痙、鎮静、免疫調整

おもな成分
リナロール、オイゲノール、1,8-シネオール

相性のいい精油
クラリセージ、サンダルウッド、ゼラニウム、ベルガモット、メリッサ、ラベンダー

使用上の注意
・刺激性があるため、低濃度での使用がおすすめ。
・妊娠中・授乳中は使用を避ける。

検定 1級　初心者向き　　　　　　　　　　　　　　　PART 2　精油図鑑 / Essential Oil

パチュリ
Patchouli
［別名 パチョリ］

オリエンタル系

精油DATA
採油方法	葉の水蒸気蒸留法
揮発度	ベースノート
香りの強さ	中
香りの特徴	スモーキーでエキゾチックな香り。

精油の色：オレンジ〜濃い琥珀色

使い方

肌荒れ、切り傷をいたわるハンドクリームに。

植物DATA
原料となる植物	**パチュリ**
学名	*Pogostemon patchouli*、*Pogostemon cablin*
科名	シソ科
おもな産地	アメリカ、インド、インドネシア、スリランカ、パラグアイ、ブラジル、マレーシア、ミャンマー

東南アジアが原産の多年草。日当たりがよい肥沃な土地を好み、花はあまり咲かない。

精油の働き
- 心へ　1 気持ちをおだやかにし情緒を安定させる。
　　　　2 意識をクリアにし、判断力を高める。
- 体へ　1 筋肉痛、腰痛を改善する。
　　　　2 催淫作用を促す。
- 肌へ　あかぎれ、しっしんの治りを促す。

リフレッシュ効果大の
オリエンタルな香りが特徴

　パチュリは、エキゾチックで土や墨汁を思わせる個性的な芳香をもつ精油です。時間とともに熟成して質も向上し、やがてローズにも似た芳醇な香りをかもし出すまでになります。精油はオレンジ〜濃い琥珀色で揮発しにくく、ほかの香りを長持ちさせる「保留剤」としても使われます。

　香りには防虫作用があり、インドでは虫よけとして広く用いられています。かつては、インドからヨーロッパに輸出された高価な織物やショールに防虫剤として使われ、この香りがインド産の証しともなったほど。また、マレーシアやインド、中国などでは、虫刺されや蛇にかまれたときの解毒剤としても使用されました。

　精油は肌の再生を促し、肌荒れやしっしんをやわらげるとされるほか、催淫作用も有名です。地上部を乾燥させたものが、「カッコウ」の名で生薬として使われています。

おもな作用
うっ滞除去、抗炎症、催淫、皮膚組織再生、防虫、ホルモン様

おもな成分
パチュロール、パチュリアルコール、α-ガイエン、α-ブルネッセン、α-パチュレン、クミンアルデヒド、オイゲノール

相性のいい精油
クラリセージ、ゼラニウム、ブラックペッパー、フランキンセンス、ミルラ、ラベンダー

使用上の注意
・妊娠初期・分娩前後の使用は控え、妊娠後期、授乳期間中は半分の濃度で使用。

111

PART 2　精油図鑑 / Essential Oil

ハッカ
Japanese mint
[別名 和種ハッカ、ジャパニーズミント]

ハーブ系

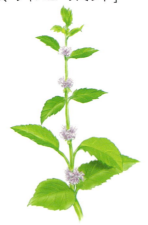

精油DATA
採油方法	全草の水蒸気蒸留法
揮発度	トップノート
香りの強さ	強

精油の色　無色

香りの特徴
清涼感のある、すがすがしくさわやかな香り。

使い方

空気清浄のための芳香浴に。

精油の働き
心へ　ストレスをやわらげる。
体へ　1 筋肉の痛みをやわらげる。
　　　　2 消化を助ける。
肌へ　肌を清潔に保つ。

植物DATA
原料となる植物 / ハッカ
学名	*Mentha arvensis*
科名	シソ科
おもな産地	インド、中国、日本

北海道が主産地。シソ科の多年草。夏・秋に淡紅紫色の唇形の花を咲かせる。

爽快な香気と清涼感で
幅広く使用される和の精油

　日本に自生する和種ハッカ（ジャパニーズミント）の精油です。主成分であるメントールがペパーミントの約1.5倍と多いため、より強い清涼感があります。スーッとする香りはストレスを癒やし、消化促進・鎮痛作用もあります。

　ミント類は多品種ありますが、和種ハッカは比較的寒さに強いのが特徴です。万葉の時代にすでに、疲れ目を癒やす薬草として用いられたそうです。ハッカの栽培は、江戸時代に現在の岡山や広島から始まり、明治以降は北海道の北見に生産の基盤が移りました。メントールを採ることが目的で、1939（昭和14）年には日本産が世界の生産量の約70％を占めるまでに成長し、その8割が北見地方の生産でした。戦争により一時生産が途絶え、戦後はブラジルや中国などの安価なハッカに押されて衰退しましたが、近年再び注目を集めています。

おもな作用
殺菌、収れん、消化促進、鎮痙、冷却、鎮痛

おもな成分
メントール、メントン、リモネン

相性のいい精油
クラリセージ、グレープフルーツ、サイプレス、ペパーミント、ベルガモット、ユーカリ

使用上の注意
・刺激性があるため、低濃度での使用がおすすめ。
・妊娠初期・分娩前後の使用は控え、妊娠後期、授乳期間中は半分の濃度で使用。

| 慣れてきたら | PART 2　精油図鑑 / Essential Oil |

バニラ
Vanilla

スパイス系

精油DATA

採油方法	さやの揮発性有機溶剤抽出法
揮発度	ミドル〜ベースノート
香りの強さ	強

濃い琥珀色
精油の色

香りの特徴
甘くおだやかな香り。バニラエッセンスよりも、スパイシーさが加わる。

使い方

フレグランスのベースノートとして、少量ブレンドする。

精油の働き

心へ　甘い香りが気持ちを明るく、盛り上げる。

植物DATA

原料となる植物 / バニラ

学名	*Vanilla planifolia*
科名	ラン科
おもな産地	インドネシア、マダガスカル、メキシコ

常緑つる性のラン科の植物で、メキシコからブラジルの熱帯林に野生。花は早朝に咲き、夜しぼむ。

おなじみ食用バニラエッセンスのもととなる精油

　バニラは、うっとりするような甘い香りが特徴。ただし、粘性のある濃い琥珀色の精油には刺激があり、肌への使用はおすすめできません。おもにフレグランスとして、香水や香料、食品のフレーバーなど、さまざまな香りづけに用います。また、いくつかの精油とブレンドすると、香り全体をまとめる働きをします。

　原料となる実はサヤインゲンのような形でバニラ・ビーンズとも呼ばれますが、この豆自体に香りはありません。未熟な青い実を熱処理し、乾燥・発酵を繰り返し豆の色が茶色に変わったところで、さらに発酵させると「バニリン」という香り成分が生成され、甘い芳香が漂ういわゆるバニラ・ビーンズとなるのです。

　マダガスカル産の「ブルボン・バニラ」と呼ばれるものが最高級品。なお、アイスクリームやケーキの香りづけに使う食用のバニラエッセンスは、バニラ精油をエタノールで薄め、加工したものです。

おもな作用
抗うつ、鎮静

おもな成分
バニリン、P-ヒドロキシベンズアルデヒド

相性のいい精油
オレンジ・スイート、シナモンリーフ、ティートリー、フランキンセンス、ベンゾイン、マンダリン

使用上の注意
・フレグランス以外の肌への使用は避ける。
・妊娠中・授乳中は使用を避ける。

PART 2　精油図鑑 / Essential Oil

バルサム・ペルー
Balsam Peru

樹脂系

上級者向き

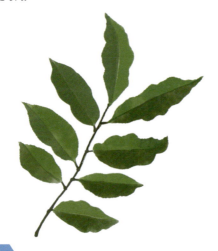

精油 DATA

採油方法	樹脂の揮発性有機溶剤抽出法、真空乾燥蒸留法
揮発度	ベースノート
香りの強さ	強
香りの特徴	スモーキーなシナモンとバニラの香り。

精油の色

褐色

使い方

空気を清浄する芳香浴に。

植物 DATA

原料となる植物 / バルサム

学名	*Myroxylon balsamum* var.*pereirae*
科名	マメ科
おもな産地	ベネズエラ、コロンビア、エルサルバドル、南アメリカ

高さ20〜30mにもなるマメ科の大木。

精油の働き

心へ　ストレス、イライラを鎮め、気持ちを前向きにする。

体へ　気管支炎などの呼吸器系疾患やリウマチの改善に。

アマゾン発祥の大木の樹脂、肌再生力を持つ甘い香り

　大木に育ち、樹脂が収穫されるようになるまでには20年ほどかかるというバルサムの木。樹皮に傷をつけると樹脂がにじみ出て、その粘性の液体は赤みがかった褐色に変色し、空気にふれると固まることで木そのものを守っています。出港地がペルーだったため、「ペルーバルサム」と呼ばれますが、ほとんどはエルサルバドルで生産されます。近縁種にトゥルー・バルサムがあります。

　接触性皮膚炎を起こしやすいため、アロマテラピーではほとんど用いられませんが、アマゾンの熱帯雨林では、この樹脂を呼吸器系のトラブルや、傷などの皮膚トラブルに用いていたといわれます。シナモン系の甘い香りの中に花のような香りも感じられます。

おもな作用
去痰、抗炎症、抗カタル、殺菌、殺真菌、刺激、鎮痙、鎮静

おもな成分
安息香酸ベンジル、桂皮酸ベンジル、安息香酸、桂皮酸、ネロリドール、桂皮酸メチル、ベンジルアルコール

相性のいい精油
イランイラン、グレープフルーツ、サンダルウッド、チュベローズ、パチュリ

使用上の注意
・肌への使用はしない。
・妊娠中・授乳中は使用を避ける。

初心者向き

パルマローザ
Palmarosa

フローラル系

精油DATA

採油方法	葉の水蒸気蒸留法
揮発度	トップノート
香りの強さ	中
香りの特徴	かすかにバラを思わせる軽くドライな香り。

精油の色：淡黄色

使い方

フケを抑えるヘアトリートメントオイルに。

精油の働き

- 心へ　不安定な情緒を鎮め、気持ちを明るくさせる。
- 体へ　1 感染症の予防、熱を下げるのを助ける。
　　　 2 食欲を増進させる。
- 肌へ　1 しわ予防、皮膚の老化防止に効果がある。
　　　 2 肌の水分バランスと皮脂の分泌を正常にする。

植物DATA

原料となる植物 / **パルマローザ**

学名	*Cymbopogon martini*
科名	イネ科
おもな産地	インド、コモロ、セーシェル諸島、マダガスカル

インド原産。花が咲く前に収穫した、成長したパルマローザの葉を乾燥し蒸留。葉がよく乾いているほど収油量が多い。

ほんのりとローズの香りがする
美肌効果で人気の精油

　ローズやゼラニウムにも含まれるゲラニオールが主成分で、ローズを思わせる香りをもつ精油です。この香りは、バランスが乱れた心を安定させるともいわれています。しわの予防や肌の老化防止、肌を引き締める収れん作用が期待され、フェイシャルマッサージやヘアマッサージなど美容のためによく用いられます。また比較的安価なため、ローズの精油のかわりに、化粧品や香水の香料としてもよく使われます。

　パルマローザはインド原産のイネ科の植物で、レモングラス（p.158）と近縁です。ゼラニウムに似た香りがすることから「インディアンゼラニウム」、または「（インディアン）ロシャ」とも呼ばれています。現在はアフリカ、南米などでも広く栽培されていますが、生産地によって香りが微妙に異なるほか、山間部で生育したものが上質とされています。

おもな作用
強壮、抗ウイルス、抗うつ、抗菌、抗真菌、興奮、収れん

おもな成分
ゲラニオール、リナロール、酢酸ゲラニル、β-カリオフィレン

相性のいい精油
カモミール、シトロネラ、ジャスミン、ベルガモット、ライム、ラベンダー、レモン、ローズ

使用上の注意
・妊娠初期・分娩前後の使用は控え、妊娠後期、授乳期間中は半分の濃度で使用。

PART 2　精油図鑑 / Essential Oil　　　　　　　　　　　　　　　　　　　　上級者向き

バレリアン
Valerian

ハーブ系

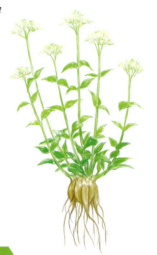

精油DATA

採油方法	根の水蒸気蒸留法
揮発度	ミドル〜ベースノート
香りの強さ	強
香りの特徴	温かな木の香り。

精油の色

濃オレンジ〜茶色

使い方

フレグランスにごく少量加える。心をおだやかにするのに役立つ。

精油の働き

心へ　1 心の動揺、ヒステリーを鎮める。
　　　2 不眠症を改善する。

体へ　1 頭痛を鎮める。
　　　2 下痢症を改善させる。

植物DATA

原料となる植物／バレリアン

学名	*Valeriana officinalis*
科名	オミナエシ科
おもな産地	北朝鮮、クロアチア、中国

ヨーロッパからアジアを原産とする多年草。冷涼で湿度の高い肥沃な土地を好むが、丈夫なので半日陰でもよく育つ。

ギリシャで「神の睡眠薬」と呼ばれた
深い眠りを誘う個性的な香り

　ほんのりと甘くウッディーな香りがする精油で、熟成とともに濃いオレンジ色から茶色へと変化し、粘性をもちます。

　ヨーロッパでは「神様の睡眠薬」と呼ばれ、ギリシャ時代から薬用に用いられていました。バレリアンの名は、ラテン語で幸福を意味する valere からきており、中世には「オールヒール（すべてが治る）」と呼ばれていました。

　不眠の解消や精神を高揚させるといった働きがあるのは根や茎で、ドイツやフランス、ベルギーでは、不眠症、不安感、ストレスに使用する医療用のハーブやサプリメントとして認められています。和名は西洋カノコソウ。漢方では、根を「吉草根（きっそうこん）」と呼んで、月経に関する諸症状、内出血、背中の痛み、すり傷などに効果のある生薬として利用しています。

おもな作用
強壮、血圧降下、抗炎症、神経バランス調整、鎮痙、鎮静

おもな成分
酢酸ボルニル、酢酸ミルテニル、カンフェン、ピネン

相性のいい精油
サイプレス、シダーウッド、シベリアモミ

使用上の注意
・肌への使用はしない。
・妊娠中・授乳中は使用を避ける。

上級者向き

PART 2　精油図鑑 / Essential Oil

ヒソップ
Hyssop

ハーブ系

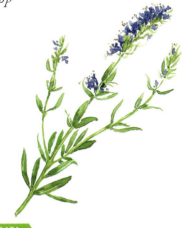

精油DATA

採油方法	全草の水蒸気蒸留法
揮発度	ミドルノート
香りの強さ	中

精油の色　無色

香りの特徴
フレッシュで甘さのあるさわやかな香り。

使い方

呼吸器系をケアする芳香浴に。

植物DATA

原料となる植物 / **ヒソップ**

学名	*Hyssopus officinalis*
科名	シソ科
おもな産地	イタリア、ドイツ、フランス

ハンガリー原産の高さ50cmほどの草本。葉からはハーブティーも作られ、呼吸器系の病状をやわらげるといわれている。

精油の働き

心へ　不安や心配、神経の緊張、ストレスなどをやわらげる。

体へ
1 血行をよくする。
2 脂肪を分解する。
3 月経中のむくみを抑える。
4 風邪、咳を鎮める。

肌へ　すり傷や切り傷などの炎症を抑える。

スイートな香りに
ストレスから解放する成分が

　柳のような葉とハッカに似たさわやかな香りから、「柳薄荷（やなぎはっか）」の和名をもつヒソップの精油です。その香りは、すべてを清め、悲しみや傷ついた心を癒やすといわれています。また、殺菌・デオドラント効果にもすぐれ、鼻やのどの不調といった呼吸器系の症状に用いられます。また、香りが口内をスッキリさせ、消化を助けます。ただし精油にはわずかながら神経毒性があり、また子宮収縮を促す作用もあるといわれているので、妊娠中は使用を避けましょう。

　ヨーロッパでは古くから薬として重宝されたほか、古くは神聖な寺院を浄化する聖なる植物とされました。若葉はサラダやハーブティー、ドライリーフはスパイス、開花前の花穂のついた枝葉はリキュールやビネガーの香りづけとして利用されます。

おもな作用
強心、強壮、去痰、駆風、血圧上昇、解熱、収れん、消化促進、消散、殺菌、頭脳明晰化、鎮痙、鎮静、通経、発汗、瘢痕形成、皮膚軟化、消臭

おもな成分
カンファー、α-ピネン、β-ピネン、1,8-シネオール

相性のいい精油
アンジェリカルート、オレンジ・スイート、タンジェリン、メリッサ、ラベンダー、ローズマリー

使用上の注意
・妊娠中・授乳中は使用を避ける。

PART 2　精油図鑑 / Essential Oil

慣れてきたら

ヒノキ
Hinoki

樹木系

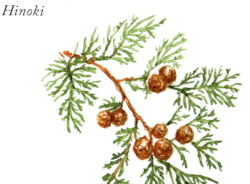

精油DATA

採油方法	木部の水蒸気蒸留法
揮発度	ベースノート
香りの強さ	中

精油の色：淡黄色

香りの特徴
さわやかな森林の香り。樟脳（しょうのう）のようなスパイシーさがある。

使い方

空気を清浄にするエアフレッシュナーに。

植物DATA

原料となる植物／ヒノキ

学名	*Chamaecyparis obtusa*
科名	ヒノキ科
おもな産地	台湾、日本

福島県および新潟県の山岳地帯から屋久島までの暖帯と温帯に分布する常緑高木。

精油の働き

心へ　情緒を安定させリラックスさせる。
体へ　抗菌性が高く、虫よけにも効果がある。
肌へ　老化した肌を活性化させる。

森林浴効果でリラックスできると人気が高い精油

日本人にはおなじみの、さわやかな木の香りが気分を安定させ、リラックスさせてくれるヒノキの精油です。

抗菌・消臭・防虫作用にすぐれています。また、台湾産のタイワンヒノキは肌の活性化を促すとされるヒノキチオールを含みます。

ヒノキは、地中海原産のサイプレスの近縁で、日本と台湾のみに分布し、ヨーロッパなどでは「ジャパニーズ・サイプレス」と紹介されることもあります。世界最古の木造建築である法隆寺をはじめとした建材や仏像の素材として、古くから貴重とされ、江戸時代には生産地の多くが幕府や藩の直轄地となり、勝手な立ち入りや伐採を禁じられていました。ちなみにヒノキの名の由来は、油分が多く、こすり合わせると簡単に火が起こることから「火の木」という名がついた、という説もあります。

おもな作用
抗菌、消臭、鎮静、防虫

おもな成分
α-ピネン、カジネン、カジノール、酢酸ボルニル、ヒノキチオール

相性のいい精油
オレンジ・スイート、サンダルウッド、シダーウッド、ラベンダー

使用上の注意
・妊娠中・授乳中は使用を避ける。

上級者向き　　　　　　　　　　　　　　　　　　　PART 2　精油図鑑 / Essential Oil

ヒバ
Hiba

樹木系

精油DATA

採油方法	枝葉の水蒸気蒸留法
揮発度	ベースノート
香りの強さ	中

香りの特徴
フレッシュで、パインニードルの香りに近い、強い樟脳のような香り。

精油の色
淡黄色

使い方

低濃度で入浴剤に。

植物DATA

原料となる植物	ヒバ
学名	*Thujopsis dolabrata*
科名	ヒノキ科
おもな産地	日本（青森県）

ヒノキ科アスナロ属。青森県、北海道に産する常緑高木だが、特に青森県の樹林は日本三大美林の一つ。株、根および木粉からヒバ油が、枝葉からヒバ葉油が得られる。

精油の働き

心へ
1 ストレスをやわらげる。
2 不眠症を改善させる。

体へ 冷え性を改善させる。

肌へ
1 抗菌力で肌を清潔に保つ。
2 保湿・保温作用で肌をしっとりさせる。

芳香成分ヒノキチオールの働きが注目される和精油

　抗菌、防虫をはじめとするさまざまな作用があるヒノキチオールを、最も多く含む日本特産の精油です。樟脳のようなフレッシュな香りがします。青森ヒバ由来の天然ヒノキチオールは、保存剤として食品添加物にも認可されるほど抗菌・殺菌力にすぐれ、加工食品にも利用されているほか、発芽抑制剤や治療薬など、さまざまな分野で用いられています。また、ヒノキチオールに肌を活性化する働きがあるともいわれます。ストレスをやわらげ、寝つきをよくする効果もあります。

　原料のヒバは、漢字の「檜葉」が示すとおりヒノキの近縁で、ヒノキよりもやや幅広の葉をもち、青森や北海道など比較的寒冷地に生育します。抗菌・防虫作用が高く、腐食やシロアリに強いことから、耐久性にすぐれた建材として知られ、特に土台材としては最高の材質とされています。

おもな作用
血行促進、抗菌、殺菌、抗真菌、防虫、消臭、保湿

おもな成分
ヒノキチオール、ツヨプセン、セドロール

相性のいい精油
クローブ、サイプレス、セージ、バジル・リナロール、ローズウッド、ローレル

使用上の注意
・刺激性があるため、低濃度での使用がおすすめ。
・妊娠中・授乳中は使用を避ける。

PART 2　精油図鑑 / Essential Oil

ピンクペッパー
Pink pepper

スパイス系

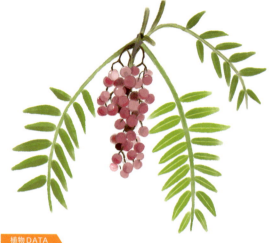

精油 DATA

採油方法	果実の水蒸気蒸留法
揮発度	ミドルノート
香りの強さ	中

精油の色：無色

香りの特徴
ブラックペッパーよりも軽く繊細なスパイシーな香り。

使い方
香水の原料としても用いられる。

精油の働き
心へ　抑うつ作用があり、気持ちを明るくする。
体へ　1　冷えを改善し風邪予防に。
　　　2　消化不良を助け、便秘、むくみ対策に。

植物 DATA
原料となる植物 / **コショウボク**
学名　*Schinus molle*
科名　ウルシ科
おもな産地　ペルー、アルゼンチン、チリ

高さ15mほどに育つ常緑樹。枝は下垂する。

消化力を助ける
軽やかでスパイシーな香り

　ペッパーの名がつきますが、ブラックペッパーとは全く異なる品種のコショウボクの果実。環境変化に強い木で、ピンク色の小さな実をたくさんつけます。そのおしゃれなピンクの粒は、そのまま料理のスパイスを兼ねた彩りとしても使われます。

　消毒作用があり、古代マヤ族は、この葉を使ってシャーマンが儀式をし、浄化に用いたとされています。ブラックペッパーよりも繊細で優雅な香りは、近年香水の原料として人気が上がり、有名ブレンドの香水にもブレンドされています。

　精油には抗炎症作用、抗菌作用があり、傷の治癒にも使われます。軽やかなスパイシーさをもつ香りで気持ちを晴れさせ、抗うつ作用も報告されています。

おもな作用
強壮、抗うつ、抗炎症、抗菌、収れん、消化促進、鎮痛、皮膚細胞再生、利尿

おもな成分
β-ミルセン、α-フェランドレン、p-シメン、δ-カジネン、D-リモネン、β-フェランドレン、α-カジノール、ピリジフロロール、スパツレノール、α-ピネン、カリオフィレン、T-カジノール、ゲルマクレンD、T-ムウロロール

相性のいい精油
ネロリ、パルマローザ、ライム、ローズ

使用上の注意
・フレグランス以外の肌への使用は避ける。
・妊娠中・授乳中は使用を避ける。

慣れてきたら　　　　　　　　　　　　　　　　　　PART 2　精油図鑑 / Essential Oil

フェンネル・スイート
Fennel sweet

ハーブ系

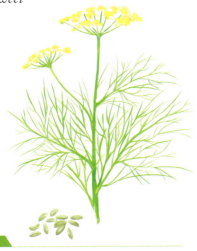

精油DATA

採油方法	種子の水蒸気蒸留法
揮発度	トップ～ミドルノート
香りの強さ	中～強

香りの特徴
草木のような深くて甘いスパイシーな香り。

精油の色：淡黄色

使い方

マッサージオイルに。月経の不快症状をやわらげる。

精油の働き

心へ　月経前のイライラした気分を鎮める。

体へ　1 むくみや皮下脂肪の解消に役立つ。
　　　2 二日酔いや飲みすぎの不快感をやわらげる。
　　　3 月経不順を正常化させる。

肌へ　肌を清潔に保ち、丈夫にする。

植物DATA

原料となる植物 / **フェンネル・スイート**

学名	*Foeniculum vulgare*
科名	セリ科
おもな産地	イタリア、地中海地方、ハンガリー

スペイン原産。草丈約2mに育つ多年草。黄色い花をパラソル形に咲かせ、葉は緑色、ふさふさとして羽毛のよう。

古代ローマで人気があった
甘くてスパイシーな香りの万能精油

　さわやかさの中に、甘くスパイシーな香りがする精油です。女性ホルモンのエストロゲンに似た成分を含むため、月経不順や更年期障害など、女性特有のトラブルに役立つとされます。また、胃腸の働きをスムーズにしたり、利尿作用によりむくみを解消したりと、女性にうれしい作用がある精油といえるでしょう。

　漢方では「茴香（ういきょう）」と呼ばれ、その種子が体を温め胃腸の調子をととのえる生薬とされますが、ヨーロッパでは魚料理のスパイスやダイエット効果のあるハーブティーとしてポピュラーな存在。母乳の出をよくするといわれ、出産祝いにプレゼントされたりします。インドでは、食後の口臭消しに種子をかむ習慣があります。古代ローマでは、大蛇が視力をよくするためにこの汁を吸うと信じられており、博物学者のプリニウスも、視力の衰えに効果のあるハーブとしてすすめています。

おもな作用
うっ滞除去、去痰、抗炎症、消化促進、鎮痙、ホルモン様

おもな成分
trans-アネトール、リモネン、フェンコン

相性のいい精油
サンダルウッド、ラベンダー、レモン、ローズ

使用上の注意
・刺激性があるため、低濃度での使用がおすすめ。
・妊娠中・授乳中は使用を避ける。

PART 2　精油図鑑 / Essential Oil

初心者向き

プチグレイン（3種）
Petitgrain

柑橘系

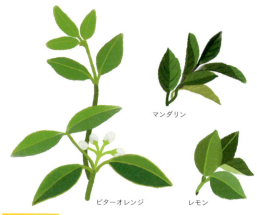

マンダリン
ビターオレンジ
レモン

精油DATA

採油方法	葉と枝の水蒸気蒸留法
揮発度	トップノート
香りの強さ	中

精油の色

淡黄色

香りの特徴
ハーブの香りを漂わせたフレッシュな柑橘系の香り。

使い方

安眠を誘うバスオイルに。

精油の働き

心へ　1 怒りやパニックを鎮め気持ちをやわらげる。
　　　2 ストレスを解消し、リフレッシュさせる。

体へ　筋肉のけいれんをやわらげる。

肌へ　1 脂性肌向き。ニキビや吹き出物に有効。
　　　2 肌のにおいを抑える。

植物DATA

原料となる植物 / **ビターオレンジ　ほか**

学名	*Citrus aurantium*　など
科名	ミカン科
おもな産地	イタリア、スペイン、パラグアイ

ビターオレンジのほか、レモン、ベルガモット、マンダリンなどからも。それぞれプチグレインレモン、プチグレインベルガモットと区別されている。原産地などは各原料植物を参照。

リフレッシュとリラクセーションに最適なビターオレンジなどの柑橘の枝葉から採れる精油

　プチグレインとは「小さな実」という意味。柑橘系植物の枝葉から抽出される精油で、グリーン調に柑橘系が混じり合った、ドライで親しみやすい香りがします。原料植物は1つでなく、一般的にはビターオレンジから、また、レモン、ベルガモット、マンダリンの枝葉などからも採油されます。鎮静作用があり、怒りやパニックを鎮め、落ち込んだ心をリフレッシュするといったメンタル面への作用のほか、沐浴に使うとこりをほぐし、全身の筋肉をやわらげます。また、免疫を強化する作用があるといわれ、体全体の抵抗力を高めるのではないかと期待されています。

　現在、精油は枝葉から抽出しますが、かつては熟す前の小さな果実から採油していたため、「プチグレイン（小さな粒）」の名があります。たとえば、ビターオレンジを原料とするプチグレイン精油は、香りと働きも同じ原料のネロリ（p.107）に似ています。

おもな作用
強壮、血圧降下、抗うつ、鎮痙、鎮静、免疫調整、消臭

おもな成分
酢酸リナリル、酢酸ゲラニル、リナロール、ゲラニオール、リモネン、オシメン

相性のいい精油
カモミール、サイプレス、サンダルウッド、ベルガモット、ラベンダー、ローズ、ローズウッド

使用上の注意
・妊娠中・授乳中は使用を避ける。

上級者向き

PART 2　精油図鑑 / Essential Oil

ブラックスプルース
Black spruce
[別名 **黒唐檜**(くろとうひ)]

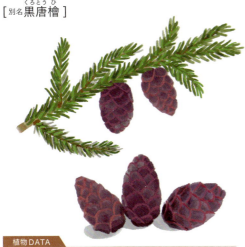

樹木系

精油DATA

採油方法	葉の水蒸気蒸留法
揮発度	トップノート
香りの強さ	中

香りの特徴
針葉樹の香り。

精油の色：ほぼ無色

使い方

森を感じる芳香浴や、こりをほぐすマッサージに。

植物DATA

原料となる植物／**ブラックスプルース**

学　名	*Picea mariana*
科　名	マツ科
おもな産地	北アメリカ

5〜15mほどになる針葉樹。湿った場所を好み生息。

精油の働き

心へ	心をおだやかに落ち着かせる。
体へ	抗菌効果で感染症を予防。
肌へ	皮膚の炎症を改善させる。

さわやかな森の香りに抗アレルギー作用も

　北アメリカが原産のマツ科トウヒ属の木で、和名は黒唐檜(くろとうひ)。日本に分布する樹木では北海道のエゾマツや、ハリモミなどの近縁種です。見た目はモミの木に似ていて、針葉樹らしい形の木。樹木そのものは、紙となるパルプ資材や箸などにも使われます。

　精油はその葉から採油され、抗菌作用があるため風邪予防などにも用いられてきましたが、近年、抗アレルギー作用もあるとわかり、皮膚炎の緩和や、副腎機能を高めるケアにも期待が高まっています。

　精油は、森林浴をしているようなウッディーでさわやかな香りで、男女問わず広く使いやすい精油です。さほど高価ではないこともあり、広く人気があります。

おもな作用
去痰、強壮、抗炎症、抗菌、抗真菌、刺激、神経強壮、鎮咳、鎮痙、鎮痛、副腎皮質刺激、免疫調整、抗アレルギー

おもな成分
酢酸ボルニル、α-ピネン、δ-3-カレン、カンフェン、リモネン

相性のいい精油
カモミール、シダーウッド、プチグレイン、ベルガモット、ユーカリ

使用上の注意
・妊娠中・授乳中は使用を避ける。
・酸化しやすいため、冷蔵庫での保管が望ましい。

PART 2　精油図鑑 / Essential Oil

検定 1級　上級者向き

ブラックペッパー
Black pepper

スパイス系

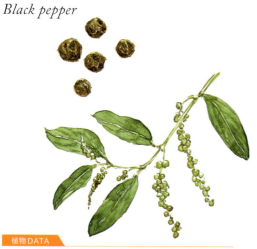

精油DATA
採油方法	果実の水蒸気蒸留法
揮発度	ミドルノート
香りの強さ	中
香りの特徴	スパイシーで非常に鋭い香り。

精油の色：無色

使い方

マッサージオイルに。便秘を改善。

植物DATA
原料となる植物 / **ペッパー**

学名	*Piper nigrum*
科名	コショウ科
おもな産地	インド、スリランカ、マダガスカル、マレーシア

インドの南西海岸地帯が原産で、10mに達するつる性の常緑低木。果実をそのまま自然乾燥させたものがブラックペッパー。

精油の働き
心へ
1 気持ちをリフレッシュさせる。
2 冷淡になった心を温め、情熱を取り戻す。

体へ
1 体を温めて血行をよくし、代謝を促す。
2 便秘を解消し消化を助ける。
3 呼吸器系を強化させる。

肌へ 打ち身の治りを促す。

万能スパイスとして長く珍重されてきた
コショウの精油

　おなじみの黒コショウの実から採れる、非常にスパイシーで刺激的な香りの精油です。スパイス同様、体を温め、血行をよくするとされます。

　コショウは、4000年以上前から希少価値のあるスパイスや薬草として利用されてきました。古代ローマ時代にはすでにヨーロッパ全域で知られており、銀と同価で取引されていたといわれています。古代ギリシャで医学の祖とされるヒポクラテスは、「コショウとハチミツと酢を混ぜたものは婦人病によく効く」と記しています。

　中世においても重要な交易品として珍重され、トルコではコショウを運ぶ隊商に高額な通行税を課しました。コショウを巡って紛争が起きたり、大航海時代が始まるきっかけとなったりと、さまざまな逸話をもち、歴史の鍵を握るスパイスとしても有名です。

おもな作用
強壮、解熱、消化促進、血行促進

おもな成分
β-カリオフィレン、ファルネセン、ミルセン、β-ピネン、サビネン、α-ピネン、リモネン

相性のいい精油
グレープフルーツ、サイプレス、サンダルウッド、バジル・リナロール、ベルガモット、レモン

使用上の注意
・妊娠初期・分娩前後の使用は控え、妊娠後期、授乳期間中は半分の濃度で使用。

上級者向き

ブラッドオレンジ
Blood orange

柑橘系

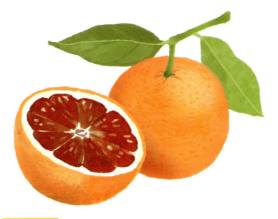

精油DATA
採油方法	果皮の圧搾法
揮発度	トップ〜ミドルノート
香りの強さ	中
香りの特徴	甘さのある柑橘系の香り

精油の色
淡い赤色

使い方

芳香浴のほか、トリートメントオイルや掃除の洗剤としても。

精油の働き
心へ
1 不安感、緊張をほぐす。
2 気持ちを明るく前向きにする。

体へ
1 筋肉痛や関節痛をやわらげる。
2 消化力を高め、便秘、むくみ対策に。

植物DATA
原料となる植物 / ブラッドオレンジ
学名　*Citrus sinensis*
科名　ミカン科
おもな産地　イタリア（シチリア）、スペイン、アメリカ、南アフリカ共和国

柑橘類の樹木で、その実にはビタミンCが豊富。

明るく開放的な香りで気分を前向きに

　赤みが強い果肉のオレンジ。ブンタンとタンジェリンの交配種と考えられ、ヨーロッパでよく食され、ジュースとしてもたくさん出回っています。イタリア産のタロッコ種、スペイン産のサングイネロ種、最も赤いアメリカ産のモロ種があります。

　精油は、スイートオレンジと近い効能で、落ち込んだ気分を明るく晴れ晴れと安定させます。リラックス効果がありますが、眠くなる作用がないので、仕事中・運転中などにも使えます。

　精油を採油する果皮にも含まれる赤い色素には、抗酸化作用のあるアントシアニンを含み、トリートメントオイルとしての使用が適しています。筋肉疲労の回復や、むくみの解消に、また消化促進作用もあるため、気分が落ち込んで食欲がなく元気が出ないときにもおすすめします。

おもな作用
強肝、去痰、抗不安、高揚、消化促進、消毒、神経強壮、鎮静、鎮痛、リンパ刺激

おもな成分
リモネン、ミルセン、リナロール、α-ピネン、β-フェランドレン、デカノール、オクタナール

相性のいい精油
バニラ、ベンゾイン

使用上の注意
・光毒性があるため、使用直後に紫外線に当たることは避ける。
・刺激性があるため、低濃度での使用がおすすめ。
・妊娠中・授乳中は使用を避ける。

PART 2　精油図鑑 / Essential Oil

検定　1級＋2級　初心者向き

フランキンセンス
Frankincense
[別名 オリバナム、乳香(にゅうこう)]

樹脂系

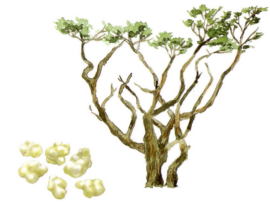

精油 DATA
採油方法	樹脂の水蒸気蒸留法
揮発度	ベースノート
香りの強さ	中
香りの特徴	日本のお香のようなスモーキーな香り。

精油の色：淡淡黄色

使い方

しわ、たるみ改善のクリームに。風邪の初期に吸入するのもよい。

植物 DATA
原料となる植物 / フランキンセンス
学名　Boswellia carterii、Boswellia thurifera
科名　カンラン科
おもな産地　イエメン、エチオピア、オマーン、ケニア、ソマリア

ソマリア原産で、乾燥地に生育する常緑低木。樹高は10mほどになり、横に枝を広げる。

精油の働き
心へ　悲しい心を慰め、不安をやわらげる。
体へ　1 咳や気管支炎をやわらげる。
　　　2 体を温め、冷え性を改善する。
肌へ　1 老化した肌を活性化させる。
　　　2 しわやたるみを改善させる。

古代から珍重されてきた神秘的な香りの精油

　フランキンセンスの木から採れる乳白〜黄褐色の樹脂から抽出される精油です。古代から産地は変わらず、そこからエルサレム、エジプト、ローマなど古代文明の主要都市に運ばれるルートがありました。フランキンセンスは、イエス・キリストの誕生の際に、東方の三博士によって没薬（ミルラ、p.142）、黄金とともに捧げられた贈り物として、新約聖書にも登場します。古代から宗教儀式や瞑想に用いられ、黄金にも匹敵する貴重なものでした。

　フランキンセンスの名は、「真実の香り」という意味に由来します。古代エジプトでは「朝に乳香、昼に没薬」が神への捧げ物として神殿でたかれ、宗教儀式に欠かせませんでした。カトリック教会では、今もミサのときにたかれます。

　肌に活力を与えしわやしみを改善する「若返りのハーブ」として、ローションやクリームなどの化粧品にも使われています。

おもな作用
うっ滞除去、強壮、去痰、抗うつ、抗炎症、抗カタル、鎮静

おもな成分
α-ピネン、β-ピネン、リモネン、シメン、パラシメン、β-カリオフィレン、ボルネオール

相性のいい精油
オレンジ・スイート、サンダルウッド、ゼラニウム、ネロリ、バジル・リナロール、パチュリ、ラベンダー

使用上の注意
・妊娠初期・分娩前後の使用は控え、妊娠後期、授乳期間中は半分の濃度で使用。

上級者向き

PART 2 精油図鑑 / Essential Oil

ブルーサイプレス
Blue cypress

樹木系

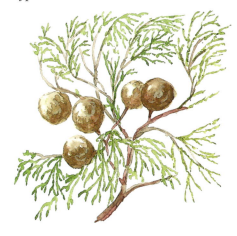

精油DATA

採油方法	木部の水蒸気蒸留法
揮発度	ベースノート
香りの強さ	中

精油の色：青色

香りの特徴
サイプレスの香りに、かすかにハチミツのような甘みが加わった香り。サンダルウッドに似ている。

使い方

かゆみを抑えるボディオイルに。のどの痛みの吸入に。

精油の働き

心へ 心を落ち着かせ、安心感を与える。

体へ
1 咳やのどの痛みや炎症をやわらげる。
2 関節、腹部の痛みをやわらげる。

肌へ
1 肌のむくみを取り、引き締める。
2 切り傷ややけどの治りを促す。

植物DATA

原料となる植物	ブルーサイプレス
学名	*Callitris intratropica*
科名	ヒノキ科
おもな産地	オーストラリア

オーストラリア北部の乾燥地帯で育つ樹木。

オーストラリアンオイルの王様といわれる青い精油

　オーストラリア産のブルーサイプレスの樹皮から抽出された、ほのかな甘みをもつ、透き通った濃青色の精油です。この青色は、「ガイアズレン」という成分によるもの。ガイアズレンには抗炎症や殺菌・紫外線吸収作用などがあり、化粧品や日焼け止め、石けん、歯磨き粉などに配合されるほか、天然の着色剤としても用いられています。

　一般に青い精油には、のどの痛みを鎮める作用があるといわれていますが、ブルーサイプレスもその一つ。すぐれた抗炎症・抗ウイルス作用を発揮します。

　アボリジニの間では、古くから利用されてきたブルーサイプレスですが、精油が作られたのは約40年前と比較的最近のことでした。

おもな作用
うっ滞除去、抗アレルギー、抗ウイルス、抗炎症、殺菌

おもな成分
ガイアズレン、α-ガイエン、α-セリネン、ガイオール、ブルネソール

相性のいい精油
オレンジ・スイート、クラリセージ、グレープフルーツ、サンダルウッド、ジュニパーベリー、パインニードル、ベルガモット、ベンゾイン、ラベンダー、レモン、ローズマリー

使用上の注意
・妊娠中・授乳中は使用を避ける。

PART 2　精油図鑑 / Essential Oil

上級者向き

ブルーム・スパニッシュ
Spanish broom

フローラル系

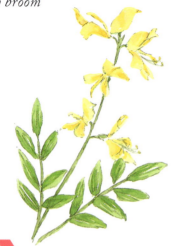

精油DATA

採油方法	花の揮発性有機溶剤抽出法
揮発度	ミドルノート
香りの強さ	中〜強

香りの特徴
甘さが非常に強く、花と草が混じり合ったような香り。

精油の色

濃い琥珀色

使い方

フレグランスに。

精油の働き

心へ　気分を高揚させ、元気にする。

体へ　血行をよくし、体を温める。

植物DATA

原料となる植物 / **レダマ**

学名　　*Spartium junceum*
科名　　マメ科
おもな産地　イタリア、スペイン、フランス

地中海地方に多く分布する落葉低木。別名をニオイエニシダという。5月ごろに独特の香りの黄色い花をつける。

神経を目覚めさせる濃厚な甘い香り

　レダマという植物で別名スパニッシュブルームの花から採れる、独特の甘い芳香をもつ大変貴重な精油です。

　その香りは「ポマードのような」と形容されることもあり、好き嫌いは分かれるようです。沈んだ気分を高揚させたいときや、部屋のフレグランスにおすすめです。

　エニシダによく似ていますが、エニシダとは別属。一般にブルームは、「スコッチブルーム」「フレンチブルーム」「スパニッシュブルーム」の3つに大別されますが、アロマテラピーで用いられているのはスパニッシュブルームだけです。特に、フランスでジュネと呼ばれるエニシダ属のスコッチブルーム（*Cytisus scoparius*）は、強力な薬用植物で毒性があるため、アロマテラピーには使用できません。アメリカではこれを危険な薬草として、全面的に使用を禁止しています。

おもな作用
リフレッシュ、強壮、鎮静

おもな成分
リナロール、リノレン酸エチル、パルミチン酸

相性のいい精油
ゼラニウム、バイオレットリーフ、ベチバー、ミモザ、ラベンダー、ローズ

使用上の注意
・刺激性があるため、低濃度での使用がおすすめ。
・妊娠中・授乳中は使用を避ける。

上級者向き　　　　　　　　　　　　　　　　　　　　　PART 2　精油図鑑 / Essential Oil

プルメリア
Frangipani
［別名フランジュパニ］

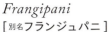

フローラル系

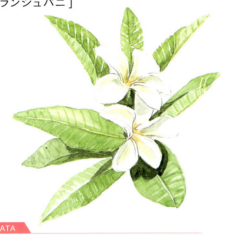

精油DATA

採油方法	花の揮発性有機溶剤抽出法
揮発度	ミドル〜ベースノート
香りの強さ	中〜強
香りの特徴	華やかな甘さがあり、南の島を思わせるエキゾチックな香り。

精油の色
緑黄〜茶色

使い方

フレグランスに。

精油の働き

心へ
1 気持ちをほぐし、元気づける。
2 気持ちを高揚させ、官能的な気分にする。
3 五感を解放させ、集中力を高める。

体へ　体を温め、血行を促進する。

植物DATA

原料となる植物／**プルメリア**

学名	*Plumeria alba*
科名	キョウチクトウ科
おもな産地	インド、インドネシア、コモロ諸島

和名インドソケイ。ハワイで歓迎のレイに使われる花。花色は白、赤、黄色、ピンクなどがある。

プルメリアの花から採れる
甘い香りの希少な精油

　ハワイで歓迎のレイに使われる花として有名な、プルメリアの花から抽出された精油です。南の島のリゾートを連想させる香りには血行をよくして体を温め、ホルモンバランスをととのえ、憂うつな気分を緩和する働きがあるといわれています。

　フランジュパニという別名は、16世紀にイタリアのフランギパニ侯爵が、当時宮廷で流行していた革の手袋の香りづけに生み出した、甘い芳香の香料に由来するといわれています。アーモンドと南洋の花を合わせたような香りは多くの人に愛されています。

　ハワイだけでなく、インドネシアやインドでも宗教儀式やもてなしに生花を大量に使う人気のある香りですが、精油の生産量が少ないため、合成香料も多く出回っているので注意しましょう。

おもな作用
血行促進、抗うつ、鎮静、ホルモン様

おもな成分
リナロール、ネロリドール、酢酸ベンジル、吉草酸エチル

相性のいい精油
ジャスミン、ラベンダー、ローズ・オットー

使用上の注意
・フレグランス以外の肌への使用は避ける。
・妊娠中・授乳中は使用を避ける。

PART 2　精油図鑑 / Essential Oil

フレンチラベンダー
French lavender
[別名 スパニッシュラベンダー]

上級者向き

フローラル系

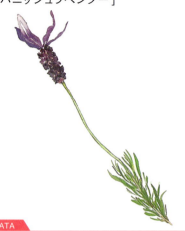

精油DATA

採油方法	花と葉の水蒸気蒸留法
揮発度	トップノート
香りの強さ	中

精油の色
淡淡黄色

香りの特徴
ウッディーが基調のくっきりした香り。

使い方
専門家の処方のみにて使用。

植物DATA

原料となる植物 / ラベンダーストエカス

学名	*Lavandula stoechas*
科名	シソ科
おもな産地	フランス

フランス原産。細くて針のような葉と長さ3cmくらいの暗紫色の花が咲く。耐寒性はないが、暑さや湿気に強いのが特徴。

精油の働き

心へ　1 落ち込んだ心を回復させる。
　　　2 気持ちを元気づけ、明るく盛り上げる。
体へ　1 皮下脂肪に働き、痩身に役立つ。
　　　2 気管支の痛み、鼻づまりなどをやわらげる。
肌へ　しっしん、傷の治りを促す。

フローラルとグリーン系が混ざったさわやかな香り

　アロマテラピーで使われる、いくつかの種類のラベンダー精油の一つ。ひらひらしたリボンをつけたような愛らしい姿と、ラベンダーの中ではウッディーなさわやかさと甘さをもつ香りが特徴。ほかには真正ラベンダー（p.153）やラバンディン（p.151）、スパイクラベンダー（p.87）などがあり、それぞれ香りも成分も異なります。フレンチラベンダーは皮下脂肪に作用することからマッサージに利用されることもありますが、刺激の強いケトン類を豊富に含むため、使用には注意が必要です。必ず専門家の処方で使用するようにしましょう。

　別名を「スパニッシュラベンダー」といいますが、ストエカスという種子から採油されるため、「ストエカスラベンダー」と呼ばれることもあります。100種類以上あるといわれるラベンダーの原種の一つです。

おもな作用
皮下脂肪減少、粘液溶解、抗カタル、瘢痕形成、抗炎症、強壮

おもな成分
フェンコン、カンファー、カンフェン、リモネン

相性のいい精油
コリアンダー、ゼラニウム、パルマローザ、ベルガモット、レモン、ローズ、ローズウッド、ローズマリー

使用上の注意
・肌への使用はしない。
・妊娠中・授乳中は使用を避ける。

| 検定 1級 | 初心者向き |

PART 2　精油図鑑 / Essential Oil

ベチバー
Vetiver

オリエンタル系

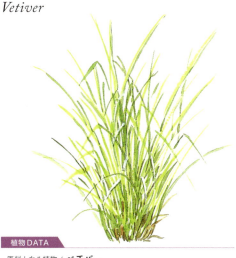

精油 DATA

採油方法	根の水蒸気蒸留法
揮発度	ベースノート
香りの強さ	強

香りの特徴
深い森の湿った土の中にいるような香り。

精油の色
濃い琥珀色

使い方

エキゾチックな香りの防虫スプレーに。

植物DATA

原料となる植物／ベチバー
学名　*Vetiveria zizanioides*
科名　イネ科
おもな産地　インド、インドネシア、スリランカ、ハイチ、マダガスカル

インドやジャワなど熱帯地方が原産地。日当たりがよく、風通しのいい肥沃な土地を好む。

精油の働き

心へ　1 緊張をほぐし、リラックスさせる。
　　　2 プレッシャーで決断力を失ったとき、冷静さを取り戻させる。
体へ　筋肉の痛みをやわらげ、疲労を回復させる。
肌へ　虫刺されの症状を抑える。

「地に足をつける」精油と呼ばれ、安心感とリラックス効果大の精油

　イネ科の植物、ベチバーの根から採れる精油で、びんを逆さにしてもなかなか落ちてこないほど、高い粘性があります。

　インドやスリランカでは、その鎮静作用から「静寂の精油」の異名をもちます。地に足をつけるグラウンディング作用が高いとされ、筋肉痛をやわらげたり、緊張をほぐして心に安心感を与え、リラックスさせる作用が知られています。

　香りは非常に個性的ですが、さまざまな精油と相性がいいため、香水の香りを持続させる保留剤としてもよく用いられています。

　深く根を張るため、土壌流出防止のためにも植えられ、水田のあぜなどに植えられているのをよく見かけます。スリランカでは、女性たちはこの草をココナツオイルに漬け込んでヘアオイルとして使ったり、ジャワでは根を編んでマットや帽子を作ったり、葉を扇や屋根を葺くのに使ったりと、生活にとけ込んで活用されています。

おもな作用
強壮、抗炎症、抗菌、催淫、神経バランス調整、鎮静

おもな成分
ベチベロール、ベチベン、ベチボン、ベチベロン

相性のいい精油
イランイラン、カモミール、サンダルウッド、ゼラニウム、フランキンセンス、ラベンダー、ローズ

使用上の注意
・妊娠中・授乳中は使用を避ける。

PART 2 精油図鑑 / Essential Oil

検定 1級＋2級　初心者向き

ペパーミント
Peppermint

 ハーブ系

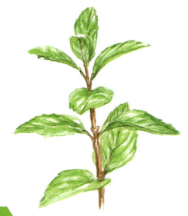

精油DATA

採油方法	葉の水蒸気蒸留法
揮発度	トップノート
香りの強さ	強
香りの特徴	スーッとしたメントールの香り。

精油の色：無色

使い方

鎮痛のボディオイルに。

精油の働き

心へ
1 怒りによる興奮や疲労した心を鎮める。
2 脳を刺激して意識をクリアにさせる。

体へ
1 下痢や便秘、吐き気、乗り物酔いをやわらげる。
2 呼吸器系の痛み、頭痛、歯痛、筋肉痛をやわらげる。

肌へ
1 ニキビや日焼けの炎症を鎮める。
2 かゆみを抑える。

植物DATA

原料となる植物 / ペパーミント
学名　Mentha piperita
科名　シソ科
おもな産地　アメリカ、イギリス、イタリア、インド、オーストラリア、スペイン、中国、ブラジル、フランス

ヨーロッパ原産の多年草で、同じミントの仲間であるウォーターミントとスペアミントの交雑種。湿り気のある気候条件を好む。

清涼感たっぷりのミントの香りで人気の高い精油

　ガムや歯磨き粉、消臭剤などに使われている、メントールの香りでおなじみのミントの精油です。さわやかな香りは高ぶった感情を鎮め、意識をハッキリさせる働きがあります。また、鼻づまりや花粉症、吐き気などに作用し、冬は体を温めるとされています。筋肉痛をほぐすため、マッサージにもよく用いられますが、非常に香りが強く刺激があるので、使用量に注意します。特に子どもへの使用は、注意が必要です。また、揮発性の高いメントールの香りは、精油が古くなると失われてしまうので、早めに使い切りましょう。

　ミントの中で、ペパーミントはウォーターミントとスペアミントの自然交配種といわれ、アロマテラピーに用いられるのは、ペパーミントとスペアミント（p.88）です。ヨーロッパでは古代ギリシャ・ローマの時代から親しまれ、ハーブティーとしても人気があります。

おもな作用
殺菌、収れん、消化促進、胆汁分泌促進、鎮静、冷却

おもな成分
ℓ-メントール、ℓ-メントン、イソメントン、リモネン、β-ピネン、1,8-シネオール

相性のいい精油
サイプレス、シダーウッド、ニアウリ、パインニードル、マンダリン、ラベンダー、ローズマリー

使用上の注意
・刺激性があるため、低濃度での使用がおすすめ。
・妊娠中・授乳中は使用を避ける。

検定 1級 | 初心者向き　　　　　　　　　　　　　　　　　PART 2　精油図鑑 / Essential Oil

ベルガモット
Bergamot

柑橘系

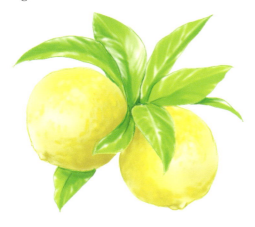

精油DATA
- 採油方法：果皮の圧搾法
- 揮発度：トップノート
- 香りの強さ：弱

精油の色：淡緑がかった黄色

香りの特徴
ややフローラルなトーンのある甘くフルーティーな香り。ほぼすべての精油と相性がよい。

使い方

多くの精油と相性がよく、幅広い用途に。

精油の働き
心へ
1 憂うつや不安、緊張をやわらげる。
2 怒りを鎮め、安眠を促す。

体へ
1 消化を助け食欲を増進させる。
2 気管支系の痛みをやわらげる。

肌へ
脂性肌に向き、しっしん、ニキビの炎症を鎮める。

植物DATA
原料となる植物／**ベルガモット**
- 学名：*Citrus bergamia*
- 科名：ミカン科
- おもな産地：イタリア

シチリア原産の常緑低木。

柑橘系の中でもとりわけ
エレガントな精油

　レモンよりも甘く、ライムに似たさわやかでデリケートな香りをもつベルガモットは、柑橘系の中でも人気の高い精油です。

　最古の香水であり、オーデコロンの名の元になった「ケルンの水」の原料として、また紅茶のアールグレーの香りづけとしても有名です。ストレスや緊張で高ぶった神経を鎮め、明るく、おだやかな気持ちにさせます。ほとんどの精油と相性がよく、相乗効果が高いため、ブレンドには欠かせません。

　ベルガモットはイタリア原産で、ライムとレモンの交雑種といわれています。この名はこの木が最初に栽培されたイタリアの街、ベルガモに由来するという説があります。現在、世界のベルガモット精油の90％はイタリア半島の南端にあるレッジョカラブリアという小さな町でのみ採れます。果肉、果汁はほとんど利用されず、果皮から精油を採るためにのみ栽培されています。

おもな作用
うっ滞除去、血圧降下、消化促進、鎮痙、鎮静

おもな成分
リモネン、β-ピネン、γ-テルピネン、酢酸リナリル、リナロール、ベルガプテン、ベルガモテン

相性のいい精油
イランイラン、カモミール、サイプレス、ジャスミン、ジュニパーベリー、ゼラニウム、パチュリ、マージョラム・スイート、ユーカリ、ラベンダー、レモン

使用上の注意
- 光毒性があるため、使用直後に紫外線に当たることは避ける。
- 刺激性があるため、低濃度での使用がおすすめ。
- 妊娠初期・分娩前後の使用は控え、妊娠後期、授乳期間中は半分の濃度で使用。

PART 2　精油図鑑 / Essential Oil

検定 1級 ／ 初心者向き

ベンゾイン
Benzoin
[別名 **安息香**(あんそくこう)]

樹脂系

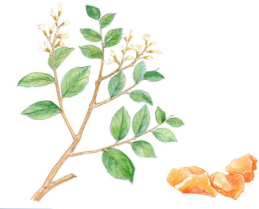

精油DATA
採油方法	樹脂の揮発性有機溶剤抽出法（レジノイド）
揮発度	ベースノート
香りの強さ	強

精油の色
明るい茶色

香りの特徴
バニラを思わせる甘い香り。

使い方

肌の炎症をやわらげるクリーム。ティッシュペーパーなどにたらして吸入。

植物DATA
原料となる植物／**ベンゾイン**

学名	*Styrax benzoin*、*Styrax tonkinensis*
科名	エゴノキ科
おもな産地	インドネシア、タイ、ベトナム、ラオス

ジャワ、タイが原産。白い花がうつむくように咲き、ナツメグのような堅い殻の実をつける。

精油の働き
心へ　1 孤独感や喪失感をやわらげる。
　　　　 2 気持ちを明るく盛り上げる。
体へ　1 関節や気管支の痛みや炎症をやわらげる。
　　　　 2 気管支系の痛みをやわらげる。
肌へ　あかぎれや乾燥肌に潤いを与える。

バニラに似た甘い香りが、孤独な気持ちをやわらげる

　バニラに似た、とろけるような甘い香りの精油。空気にふれると淡褐色から濃い褐色に変化するベンゾインの樹脂から採れ、高い粘性をもちます。樹脂からの揮発性有機溶剤抽出法によって採取された「レジノイド」と呼ばれる精油です。別名を「安息香(あんそくこう)」というように、古くから呼吸器に働いて痰を取り、呼吸を楽にしてくれる薬草として知られていました。また、バニラに似た甘い香りが孤独や喪失感をやわらげ、気分を楽にする作用があるとされます。肌に潤いを与え、固くなった肌を柔軟にし、小じわの予防もします。

　ほかの香りに加えると香りが長くとどまるとして、「保留剤」としても使われます。防腐剤として食品や化粧品に使用される「安息香酸」の名は、このベンゾインに由来します。非常に粘度が高いため、25%程度に希釈したものが流通しています。

おもな作用
去痰、血圧降下、抗炎症、抗カタル、神経バランス調整、鎮痙、鎮静、瘢痕形成

おもな成分
安息香酸、安息香酸エチル、安息香酸ベンジル、安息香酸エステル類（特徴成分）、桂皮酸エステル類（特徴成分）、バニリン

相性のいい精油
イランイラン、オレンジ・スイート、サンダルウッド、ブラックペッパー、ベルガモット

使用上の注意
・刺激性があるため、低濃度での使用がおすすめ。
・妊娠中・授乳中は使用を避ける。

慣れてきたら　　　　　　　　　　　　　　　　　　　　　PART 2　精油図鑑 / Essential Oil

ホーリーフ
Ho leaf
[別名 芳樟（ほうしょう）]

樹木系

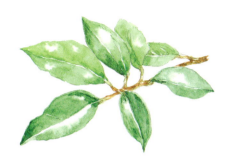

精油DATA
採油方法	枝、葉の水蒸気蒸留法
揮発度	ミドルノート
香りの強さ	中

香りの特徴
さわやかな花のような香りの中に、かすかに樟脳（しょうのう）の香りが感じられる。

精油の色：淡淡黄色

使い方

疲れをほぐすマッサージに。

植物DATA
原料となる植物 / 芳樟
学名　Cinnamomum camphora var. glaucescens
科名　クスノキ科
おもな産地　台湾、中国、日本

樹高20mにもなる常緑樹。5～6月に薄い黄緑色の花をつけ、10～11月に丸い果実が黒く熟す。

精油の働き
心へ
1 気分をさわやかにし、リラックスさせる。
2 ストレスをやわらげ、リフレッシュする。

体へ
1 筋肉のこりをほぐす。
2 感染症を予防する。

肌へ　やけどを鎮める。

ローズウッドによく似た甘くウッディーな香り

　中国や台湾、日本をおもな産地とする芳樟（ほうしょう）は、クスノキの亜変種。クスノキは数種類に分けられますが、よく知られているのが防虫剤に使われる樟脳の原料となる本樟と、よい香りの成分を多く含む芳樟です。クスノキには「楠」または「樟」の漢字を当て、現在では意味に違いはありませんが、古くは香りが強いものを「樟（クスノキ）」、弱いものを「楠（ノヌグス）」と呼び分けていたそうです。

　芳樟の精油は、葉や枝、または幹の部分を蒸留して抽出します。香料の調合に多用されるリナロールを豊富に含み、リナロールが合成で加工されるようになるまでは、原料植物としても香料業界で人気がありました。

　抗菌作用や抗ウイルス作用で、感染症を予防します。血圧降下作用のほか、不安を鎮めてくれる働きもあります。

おもな作用
血圧降下、抗ウイルス、抗炎症、抗菌、防虫、鎮静

おもな成分
ℓ-リナロール、α-テルピネオール、1,8-シネオール、カンファー、γ-カジネン

相性のいい精油
グレープフルーツ、ティートリー、ベルガモット、ユーカリ、ラベンダー、レモン、ローズウッド、ローズマリー

使用上の注意
・妊娠中・授乳中は使用を避ける。

PART 2　精油図鑑 / Essential Oil

検定 1級　｜　初心者向き

マージョラム・スイート
Marjoram sweet

ハーブ系

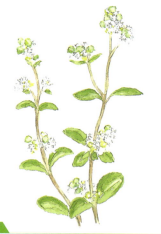

植物DATA
原料となる植物 / スイートマージョラム

学名	*Origanum majorana*
科名	シソ科
おもな産地	イギリス、エジプト、スペイン、チュニジア、ハンガリー、フランス、リビア

地中海地方が原産の多年草。料理用のハーブとしてよく使われている。

精油DATA

採油方法	全草の水蒸気蒸留法
揮発度	ミドルノート
香りの強さ	中

精油の色： 淡黄色

香りの特徴
温かみがありながら、ややスパイシーでスッキリとした香り。

使い方

マッサージオイルに。ストレスを解消する。

精油の働き

心へ　不安や孤独感、ストレスをやわらげる。

体へ　1 冷え性、筋肉疲労をやわらげる。
　　　2 便秘や下痢、消化不良の不調をととのえる。
　　　3 月経痛や偏頭痛の痛みをやわらげる。

肌へ　小じわやくまを改善する。

体を温め、安らかな眠りを誘い、古くから薬草として親しまれた精油

　安眠の香りとして有名な精油で、気持ちを鎮め、ストレスをやわらげます。古代エジプトでは悲しみを癒やすとされ、ギリシャの愛の女神アフロディーテから与えられた香りといわれます。体を温める作用があるため、就寝前の全身浴がおすすめ。冷えを改善し、月経痛など、女性特有のトラブルをやわらげます。また、ほのかに甘くスパイシーな香りには強い催淫作用があるとされます。

　料理用のハーブとして親しまれ、特にマトンやラムの臭みを取ることで知られているマージョラム。その名は、ラテン語で「より大きい」という意味のmajorからくるという説もあり、これは「人生を長く延ばす」という意味で、マージョラムが薬草として広く親しまれていたことに由来するそうです。なお、「スパニッシュマージョラム」もしくは「ワイルドマージョラム」（オレガノ、p.44）と呼ばれるものは、スイートマージョラムとは別品種です。

おもな作用
抗炎症、鎮痙、鎮静、免疫調整

おもな成分
α-テルピネオール、テルピネン-4-オール、リナロール、γ-テルピネン、サビネン、β-ピネン、リモネン、パラシメン、酢酸リナリル

相性のいい精油
イランイラン、オレンジ・スイート、カモミール、サイプレス、ラベンダー、ローズウッド、ローズマリー

使用上の注意
・妊娠初期・分娩前後の使用は控え、妊娠後期、授乳期間中は半分の濃度で使用。

慣れてきたら　　　　　　　　　　　　　　　　　　　　　　PART 2　精油図鑑 / Essential Oil

マートル
Myrtle
[別名 ギンバイカ]

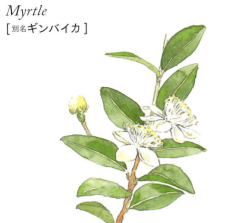

樹木系

精油DATA
採油方法	葉の水蒸気蒸留法
揮発度	ミドルノート
香りの強さ	中

精油の色

淡黄色

香りの特徴
フレッシュで軽い甘さがあり、しみ通るような香り。

使い方

感染症予防のためのボディオイルとして。

植物DATA
原料となる植物／**マートル**

学名	*Myrtus communis*
科名	フトモモ科
おもな産地	オーストリア、チュニジア、モロッコ

北アフリカ、イラン原産の常緑低木。温暖な地域では、生け垣などによく使われる。直径3cmほどの香りのよい花をつける。

精油の働き
心へ　1 心を落ち着かせ、安らかな眠りを促す。
　　　2 怒りの感情を鎮める。
体へ　気管支の痛みや鼻づまりをやわらげる。
肌へ　ニキビや吹き出物の治りを促す。

高ぶる感情を鎮静させ、安らかな眠りを促す精油

　フレッシュなハーブ調の心地よい香りが心を鎮め、安眠をもたらすといわれている精油です。風邪などの感染症への働きがあり、鼻水、鼻づまりを緩和するなど、ユーカリ（p.146）に似た作用があります。香りがおだやかで刺激も少ないため、強い香りが苦手な人や子どもにも安心して使えます。肌に対しても非常にやさしく、敏感肌の人もフェイシャルマッサージに用いることができます。

　マートルは、葉、花、果実のいずれも香りが高く、古くから愛されてきた植物です。「スイートマートル」「イワイノキ」などの別名をもち、梅に似た白い花を咲かせることから、和名を「銀梅花（ぎんばいか）」ともいいます。古代エジプト人はこの木を愛と喜び、繁栄を象徴するものとして催淫剤として用いていたほか、古代ギリシャ・ローマでは、愛と美の女神アフロディーテの木として愛されていました。

おもな作用
抗炎症、鎮痙、免疫調整、鎮静

おもな成分
α-ピネン、1,8-シネオール、ゲラニオール、リナロール

相性のいい精油
スペアミント、ティートリー、ベルガモット、ラベンダー、レモン、ローズウッド、ローズマリー

使用上の注意
・妊娠中・授乳中は使用を避ける。

PART 2 精油図鑑 / Essential Oil

上級者向き

マスティックトゥリー
Mastic
[別名 レンティスク]

樹脂系

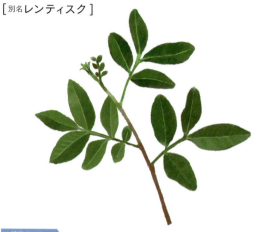

精油 DATA

採油方法	樹脂の水蒸気蒸留法
揮発度	ミドルノート
香りの強さ	中
香りの特徴	バルサム調のグリーンフローラルな香り。

精油の色

淡黄色

使い方

フレグランスとして。

植物 DATA

原料となる植物	マスティック
学名	*Pistacia lentiscus*
科名	ウルシ科
おもな産地	ギリシャ、モロッコ、スペイン

地中海沿岸地方のギリシャのキオス島などで育つ樹高2〜4mほどの小ぶりの常緑樹。聖書に記載がある。

精油の働き

体へ　1 咳を鎮める。
　　　2 胃の働きをよくし消化不良解消に。

旧約聖書にも登場する植物。
近年は歯垢を分解するという研究も

　マスティックトゥリーは、古くは旧約聖書エレミヤ書や古代ギリシャの医学書にも登場するウルシ科の常緑樹。塩分が多い土地や石灰質の土にもよく育ち、地中海沿岸の乾燥した岩場など厳しい土壌でも力強く生育し、樹脂からと、葉や枝から精油を採油できます。精油は少量しか採れないため高価です。

　リキュールの香りづけや、チューインガムにも使われてきましたが、精油成分のβ-ミルセンが、虫歯のもととなるプラーク（歯垢）を分解する働きや、ピロリ菌を取り除く働きなどをもつと判明。研究が進み、注目されています。また、リンパや血流を促すため、トリートメントオイルとして使用することで、静脈瘤やむくみ対策としても期待されますが、刺激が強いため注意。

おもな作用
去痰、健胃、抗炎症、抗カタル、殺菌、刺激、収れん、静脈強壮、皮膚細胞再生

おもな成分
α-ピネン、β-ミルセン、リナロール、β-ピネン、ベルベノン、ピノカルペオール、β-カリオフィレン、d-リモネン、メチル-o-クレゾール、カンファーアルデヒド、カリオフィレノキシド、メチルオイゲノール

相性のいい精油
オークモス、ベルガモット、ミモザ、ローズマリー

使用上の注意
・刺激性があるため、低濃度での使用がおすすめ。
・妊娠中・授乳中は使用を避ける。
・非常に酸化しやすいため、保管方法に注意する。

上級者向き

PART 2 精油図鑑 / Essential Oil

マヌカ
Manuka

樹木系

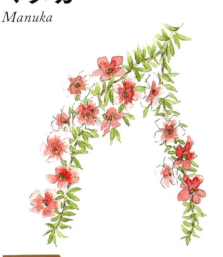

精油DATA

採油方法	葉の水蒸気蒸留法
揮発度	ミドルノート
香りの強さ	中
香りの特徴	土や樹脂のような香り。ティートリーよりも濃く、温かみのある香り。

精油の色：淡黄色

使い方

風邪予防の芳香浴に。

植物DATA

原料となる植物 / **マヌカ**

学名	*Leptospermum scoparium*
科名	フトモモ科
おもな産地	ニュージーランド

ニュージーランド原産の樹木。現在は観賞用としても親しまれている。

精油の働き

心へ
1 憂うつな気分をやわらげる。
2 ショックを受けたとき心をリフレッシュさせる。

体へ
1 呼吸器系の痛みや炎症をやわらげる。
2 感染症による消化器系の不調を改善する。

肌へ ニキビができやすい脂性肌を清潔に保つ。

「ニュージーランドのティートリー」は濃厚で深い香り

　ティートリー（p.100）と似た香りと効能をもつ精油です。マヌカはニュージーランドを中心に自生する木で、先住民族がお茶にしていたところから「ニュージーランドのティートリー」とも呼ばれている植物。古くから、切り傷などの治療や、風邪のときの解熱、鎮痛作用があるものとして用いられていました。

　マヌカの花から採れるハチミツ（マヌカハニー）には胃潰瘍の原因となるピロリ菌への抗菌作用をもつ成分を含むほか、のどによいとしてハーブティーとしても人気があります。

　その精油は、ティートリーよりも濃厚で深い香りですが、ツンとした刺激がないため、使いやすいのが特徴です。強い抗菌作用がある成分を豊富に含むため、活性力はティートリーの精油に比べ20～30倍、抗真菌力は5倍、一般的なバクテリアで15倍の殺菌力をもつといわれるほど強力です。

おもな作用
強心、去痰、解熱、抗ウイルス、抗菌、殺菌、鎮痛、瘢痕形成

おもな成分
レプトスパーモン、イソレプトスパーモン、カラメネン、α-コパエン

相性のいい精油
クローブ、サイプレス、ジンジャー、ゼラニウム、タイム、ラベンダー、ローズマリー

使用上の注意
・刺激性があるため、低濃度での使用がおすすめ。
・妊娠中・授乳中は使用を避ける。

PART 2 　精油図鑑 / Essential Oil

慣れてきたら

マンダリン
Mandarin

柑橘系

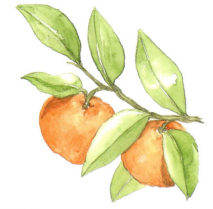

精油DATA

採油方法	果皮の圧搾法
揮発度	トップノート
香りの強さ	中

精油の色
淡緑がかった黄色

香りの特徴
フルーティーで甘みのある、やや落ち着いたオレンジのようなデリケートな香り。

使い方

安眠のためのルームスプレーに。

植物DATA

原料となる植物 / マンダリン

学名	Citrus reticulata
科名	ミカン科
おもな産地	イタリア、スペイン

インド北東部原産の常緑高木。その甘い実は、食用、香料として使われている。日本では「ぽんかん」の名で親しまれている。

精油の働き

心へ　1 気持ちを明るく盛り上げる。
　　　2 不安を取り除いたり、やわらげる。

体へ　1 食欲を増進させ、消化器系を強化させる。
　　　2 便秘を解消させる。

肌へ　皮膚をなめらかにととのえる。

おだやかな香りが緊張をほぐし、明るい気分に誘う精油

　柑橘系の精油の中では香りも作用もおだやかな精油です。甘くフルーティーな香りは消化を促進し、落ち込んだ気分を向上させます。柑橘系の中でも光毒性が極めて低いことで知られ、そのためフランスでは、安心して使えるとして「子どものための精油」と呼ばれることも。

　近種といわれるタンジェリン（p.97）に比べて芳香性にすぐれ、リキュールやアイスクリーム、ケーキなど食品の香りづけとしても人気。果皮を乾燥させたものは、漢方では「陳皮(ちんぴ)」と呼ばれ、健胃、発汗、咳止めに用いられます。

　マンダリンの名は、サンスクリット語で「指導者」を意味するとされ、中国では高僧のことを指す言葉でしたが、清の高級官僚たちが皇帝への忠誠や尊敬の証としてマンダリンの果実を献上したことから、やがて高級官僚のことを呼ぶようになりました。

おもな作用
血圧降下、消化促進、鎮静

おもな成分
リモネン、γ-テルピネン、α-ピネン、β-ピネン

相性のいい精油
カモミール、グレープフルーツ、ネロリ、パルマローザ、マージョラム・スイート、ライム、ラベンダー、レモン、ローズ

使用上の注意
・刺激性があるため、低濃度での使用がおすすめ。
・妊娠初期・分娩前後の使用は控え、妊娠後期、授乳期間中は半分の濃度で使用。

上級者向き

PART 2　精油図鑑 / Essential Oil

ミモザ
Mimosa

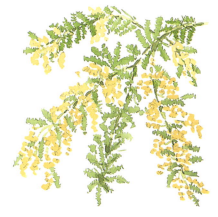

フローラル系

精油DATA

採油方法	花の揮発性有機溶剤抽出法
揮発度	ベースノート
香りの強さ	強

精油の色：オリーブ色

香りの特徴
ややパウダリーで濃厚なゴージャス感のある花の香り。

使い方

高級香水のようなフレグランス作りが楽しめる。

精油の働き

心へ　1 傷ついた心を癒やす。
　　　2 おだやかな気持ちになる。
体へ　ストレスが原因の体の不調をやわらげる。
肌へ　脂性肌のトラブルを抑える。

植物DATA

原料となる植物 / **ミモザアカシア**
学名　*Acacia decurrens*
科名　マメ科
おもな産地　フランス、モロッコ

オーストラリアから南半球原産の常緑高木で、アカシアの一種。花は香料として使われ、樹皮や葉には収れん作用のあるタンニンが含まれる。

古くから人々を魅了する、濃厚なフローラルの香り

　濃厚でやわらかなフローラル系の香りと、多少の粘性をもつ精油です。この香りは、古くから人々を魅了し、香料として人気が高い精油の一つですが、香りが非常に強いため、ごく少量で使用されます。

　ストレスから起こるさまざまな症状を緩和し、心をおだやかにする働きがあります。また、皮脂の分泌をコントロールする作用からニキビや脂性肌にもよいといわれています。

　オーストラリアなど南半球原産のミモザアカシアが原料ですが、本来「ミモザ」は同じマメ科オジギソウ属の植物につけられた名称。しかし葉の形が似ていて、丸い花をつけるマメ科アカシア属の植物を誤ってミモザと呼んだことから、この名があります。

おもな作用
抗うつ、ストレス緩和、皮脂生産調節

おもな成分
ロンギフォレンアルデヒド、アガトリック酸

相性のいい精油
オレンジ・スイート、クラリセージ、ネロリ、レモン

使用上の注意
・フレグランス以外の肌への使用は避ける。
・妊娠中・授乳中は使用を避ける。

PART 2　精油図鑑 / Essential Oil

検定 1級　初心者向き

ミルラ
Myrrh
［別名マー、没薬（もつやく）］

樹脂系

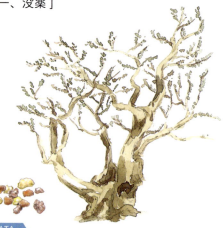

精油 DATA
採油方法	樹脂の水蒸気蒸留法
揮発度	ベースノート
香りの強さ	中～強

精油の色　黄色

香りの特徴
甘苦く、芳醇な香りはムスクを思わせる。

使い方

ひび、あかぎれを改善するハンドクリームに。

植物 DATA
原料となる植物 / ミルラ（没薬）
- 学名　　*Commiphora myrrha*、*Commiphora abyssinica*
- 科名　　カンラン科
- おもな産地　エジプト、エチオピア、エリトリア、ソマリア、モロッコ

アラビア半島西部とソマリランドのみを産地とする、香りのある葉と白い花をつける、3～5mほどの低木。

精油の働き
- 心へ　気持ちを落ち着かせ、やる気を引き出す。
- 体へ　1 下痢や胃酸過多を改善する。
　　　 2 呼吸器系の痛みや炎症をやわらげる。
　　　 3 免疫力を高め、風邪の初期症状をやわらげる。
- 肌へ　抗酸化作用によって、肌の老化を防ぐ。

古代エジプトから伝わる、勇気を与えてくれる精油

ミルラは、ムスク（ジャコウジカから得る香料）に似た、独特の芳香をもつ精油です。フランキンセンスとともに新約聖書に登場し、「没薬（もつやく）」とも呼ばれて、古来「偉大な医者」の象徴とされてきました。古代エジプトでは薫香として宗教儀式などに用いられました。

神経を鎮静させ、意識をはっきりさせる力をもちます。また、殺菌、消臭作用のほか、抗酸化作用や収れん作用があり、肌の老化を防ぐ働きがあります。傷の治療やひび割れた肌のスキンケアクリームに加えられます。

精油は、樹皮からしみ出した樹液が固まった、赤茶色の樹脂から水蒸気蒸留で抽出されたもの。現在は人工的に傷をつけて樹脂を採取します。

おもな作用
強壮、抗ウイルス、抗炎症、抗酸化、催淫、瘢痕形成、殺菌、消臭、収れん

おもな成分
クルゼレン、β-エレメン、ゲルマクレン B、ゲルマクレン D、リモネン、α-ピネン、クミンアルデヒド、オイゲノール

相性のいい精油
クローブ、サンダルウッド、パチュリ、フランキンセンス、ベンゾイン、ラベンダー

使用上の注意
・妊娠中・授乳中は使用を避ける。

検定 1級 | 初心者向き

PART 2 精油図鑑 / Essential Oil

メリッサ
Melissa
[別名レモンバーム]

柑橘系

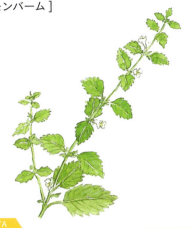

精油DATA
採油方法	花と葉の水蒸気蒸留法
揮発度	ミドルノート
香りの強さ	中
香りの特徴	みずみずしいグリーン系をミックスしたレモンのような香り。

精油の色：淡黄色

使い方

緊張をほぐすフレグランスに。

植物DATA
原料となる植物 / **メリッサ**

学名	*Melissa officinalis*
科名	シソ科
おもな産地	アイルランド、イギリス、イタリア、エジプト、スペイン、ドイツ、フランス

地中海地方原産の30〜90cmほどの丈になる多年草。花と葉はポプリ、ビネガーの香りづけにも使われる。

精油の働き
- 心へ　心の緊張をほぐし、不眠を改善する。
- 体へ　1 血圧を抑える。
　　　 2 痛みを緩和する。
- 肌へ　しっしんの治りを促し、かゆみを鎮める。

みつばちも大好きな
フレッシュな香りのハーブ

「レモンバーム」の名でも知られるメリッサは、神経の緊張と消耗、どちらにも働くとされ、古くから幅広く用いられてきた精油です。

16世紀のスイスの医師・パラケルススは、メリッサを「生命のエリキシル（万能薬・不老不死の薬）」と呼んだほど、心身両面に対してのすぐれた働きを信頼していました。メリッサとは「みつばち」を意味するギリシャ語で、初夏から夏にかけて咲くこの花をみつばちが好むため、この名があります。

植物としてのメリッサは繁殖力が強く、ヨーロッパ各地で見られるハーブですが、開花後は香りが変わるため、開花直前に抽出したものが香りの濃度が高いものとなります。精油成分の含有率が極めて少なく採油率が低いため、大変高価な精油。そのため、純正の精油「真正メリッサ」「メリッサ・トゥルー」のほか、レモングラスなどをブレンドした「メリッサ・ブレンド」も出回っています。

おもな作用
血圧降下、抗炎症、鎮静

おもな成分
ネラール、ゲラニアール、酢酸ゲラニル、β-カリオフィレン、ゲラニオール

相性のいい精油
イランイラン、カモミール、ジャスミン、ゼラニウム、ネロリ、ラベンダー、ローズ、ローズマリー

使用上の注意
- 刺激性があるため、低濃度での使用がおすすめ。
- 妊娠中・授乳中は使用を避ける。

PART 2　精油図鑑 / Essential Oil

慣れてきたら

モミ
Saghalien fir
［別名トドマツ］

樹木系

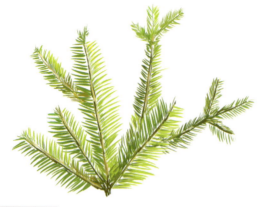

精油DATA

採油方法	枝と葉の水蒸気蒸留法
揮発度	ミドルノート
香りの強さ	中

精油の色：無色

香りの特徴
やさしくフレッシュな森林の香り。

使い方

血行をよくし、体を温めるアロマバスに。筋肉痛をほぐし、においを取る足湯に。空気中を清浄にする芳香浴に。

精油の働き

心へ　心を落ち着かせ、リフレッシュさせる。

体へ　呼吸器系のトラブルを改善する。

肌へ　ニキビを予防・改善する。

植物DATA

原料となる植物／**トドマツ**
学名　*Abies sachalinensis*
科名　マツ科
おもな産地　日本

樹高30mにもなる常緑の針葉樹。雌雄同株で5〜6月ごろ開花する。

やさしくさわやかな木の香りで、森林浴をする気分になる精油

　モミの精油は、トドマツの葉と枝を蒸留して抽出されます。「ファーニードル（fir needle）」と呼ばれることもあり、さわやかでやさしい森の香りが特徴です。深い森の中にいるような香りで、森林浴のように心を落ち着かせてくれます。

　モミの仲間は、約40種類あるといわれ、その中でも日本に自生するのは、モミ、ウラジロモミ、シラビソ、オオシラビソ、トドマツの5種です。北海道から屋久島まで、沖縄を除く各地に分布しています。この5種のうち、最も収油率が高いのがトドマツです。

　香りのおもな成分である酢酸ボルニルには鎮静や神経のバランスをととのえる作用、ピネンには空気清浄や殺菌の作用などがあります。芳香浴や入浴、マッサージなどに使うと、気分をスッキリさせるほか、呼吸器系の働きをととのえるのにも役立つといわれています。

おもな作用
血圧降下、抗炎症、殺菌、神経バランス調整、鎮痙、鎮静

おもな成分
酢酸ボルニル、酢酸ファンジル、β-ピネン、α-テルピニル、d-リモネン、グロブロール、β-カリオフィレン

相性のいい精油
オレンジ・スイート、サイプレス、ティートリー、フランキンセンス、ベルガモット、ユーカリ、ラベンダー、レモン、レモングラス、ローズマリー

使用上の注意
・妊娠中・授乳中は使用を避ける。

慣れてきたら　　　　　　　　　　　　　　　　　　　　　　　　PART 2　精油図鑑 / Essential Oil

ヤロウ・ブルー
Yarrow blue

ハーブ系

精油DATA

採油方法	花と葉の水蒸気蒸留法
揮発度	ミドルノート
香りの強さ	中〜強
香りの特徴	さわやかさと甘さを併せもつハーブの香り。

精油の色
青色

使い方

婦人科系の不調改善のためのマッサージオイルに。

植物DATA

原料となる植物／ヤロウ

学名	*Achillea millefolium*
科名	キク科
おもな産地	アメリカ、西アジア、ハンガリー

おもにヨーロッパ、西アジア、北米に生育する、丈60cmほどの多年草。

精油の働き

心へ
1　極度の緊張をほぐす。
2　気力が衰えたとき、勇気をふるい起こさせる。

体へ
1　月経を正常にし、更年期障害をやわらげる。
2　免疫力を高め、風邪を予防するのに役立つ。

肌へ　傷やあかぎれの炎症をやわらげる。

深く美しい青い色をもつ
体に活力を与える精油

　アズレンブルーと呼ばれる美しい青色が特徴の精油です。この色は、抗ウイルス・抗炎症作用の強いカマズレンという成分を豊富に含むため。風邪の予防や筋肉痛の緩和などにおすすめですが、女性ホルモンに作用して、月経痛や更年期障害など、女性特有のトラブルを改善する働きがあるともいわれています。

　ギリシャ神話では、アキレウスがトロイア戦争で兵士のケガを手当てしたときに用いたハーブとされ、学名の *Achillea* もこれに由来します。ヤロウの葉には、こまかな切れ込みが入っていることから、「ミルフォイル（1000枚の葉）」とも呼ばれ、日本でも「セイヨウノコギリソウ」の名をもちます。ヨーロッパでは、この葉に悪霊を追い払う力があるとして、魔よけやお守りに使われたり、ハーブティーとして広く親しまれている、身近なハーブの一つです。

おもな作用
うっ滞除去、抗アレルギー、抗ウイルス、抗炎症、抗カタル、胆汁分泌促進、皮膚組織再生、ホルモン様

おもな成分
カンファー、α-ツヨネン、α-ピネン、カマズレン、1,8-シネオール、ボルネオール

相性のいい精油
アンジェリカルート、クラリセージ、ジュニパーベリー、メリッサ、レモン、レモンバーベナ、ローズマリー

使用上の注意
・妊娠中・授乳中は使用を避ける。
・キク科アレルギーの人は注意する。

PART 2　精油図鑑 / Essential Oil　　　　　　　　　　　　検定 1級+2級　初心者向き

ユーカリ
Eucalyptus
[別名ユーカリプタス]

樹木系

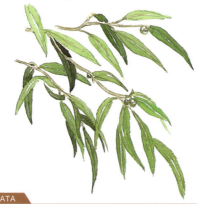

精油 DATA
採油方法	葉と枝の水蒸気蒸留法
揮発度	トップノート
香りの強さ	強

精油の色：無色

香りの特徴
ミント系のしみ通るようなシャープでクリアな香り。

使い方

芳香浴。風邪の初期症状に。

植物 DATA
原料となる植物 / **ユーカリ**

学名	*Eucalyptus globulus*
科名	フトモモ科
おもな産地	オーストラリア、スペイン、中国、ブラジル、ポルトガル、マダガスカル、南アフリカ

オーストラリア原産の、世界で最も高い木の一つ。葉にオイル分を多く含む。コアラの主食として有名。有用植物として40種以上が記録されている。

精油の働き
心へ　1 イライラした気分をリフレッシュ。
　　　2 脳を刺激してクリアにし、集中力を高める。
体へ　1 風邪や花粉症の症状をやわらげる。
　　　2 免疫力を高め、感染症を予防する。
肌へ　オイリーヘア、フケ症を改善する。

風邪や鼻炎のときに
リフレッシュできる精油

　オーストラリアの森林の4分の3を占めるといわれるユーカリの葉から採る精油です。先住民のアボリジニ族はこの木を「キノ」と呼び、傷薬や虫刺され、伝染病など、さまざまな治療に用いていました。

　ティートリーと同じフトモモ科のため、同じような働きがあります。

　ユーカリには約500もの種がありますが、そのうち精油に用いられるのは数種。最も一般的なグロブルス種（*E.globulus*）、「ペパーミント・ユーカリ」とも呼ばれるディベス種（*E.dives*）、「ブルーマリー」とも呼ばれるポリブラクテア種（*E.polybractea*）、「レモン・ユーカリ」とも呼ばれシトロネラールを多く含むシトリオドラ種（*E.citriodora* p.147）、マイルドで刺激の少ないラジアタ種（*E. radiata*）などです。それぞれ微妙に特徴が異なりますが、いずれも強いカンファー臭があり、抗菌・鎮痛・デオドラントの作用があるとされ、風邪、筋肉痛、花粉症、鼻炎などの対策に役立ちます。

おもな作用
強壮、去痰、抗炎症、抗カタル、抗菌、消臭、免疫調整、鎮痛

おもな成分
1,8-シネオール、γ-テルピネン、α-ピネン

相性のいい精油
コリアンダー、ジュニパーベリー、タイム、パインニードル、ベンゾイン、メリッサ、ラベンダー、レモン

使用上の注意
・刺激性があるため、低濃度での使用がおすすめ。
・妊娠中・授乳中は使用を避ける。

上級者向き　　　　　　　　　　　　　　　　　　　　　PART 2　精油図鑑 / Essential Oil

ユーカリ・シトリオドラ

Eucalyptus citriodora

[別名レモンユーカリ]

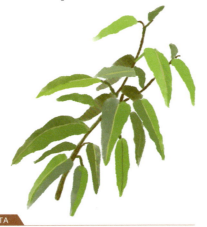

樹木系

精油DATA

採油方法	葉の水蒸気蒸留法
揮発度	トップノート
香りの強さ	強
香りの特徴	レモンのような柑橘類の香りに、甘いバルサム系の香りがミックス。

精油の色　　無色

使い方

虫よけスプレーとして

植物DATA

原料となる植物 / ユーカリ・シトリオドラ
学名　　*Eucalyptus citriodora*
科名　　フトモモ科
おもな産地　ブラジル、中国、マダガスカル、インドネシア

高さ20mほどになる常緑樹。樹皮に美しい斑があり、観賞用にも栽培される。

精油の働き

心へ　気分を開放的にする。
体へ　1 風邪などのウイルス感染症対策。
　　　2 痰を切る働き。
肌へ　1 皮膚の炎症を抑える。
　　　2 殺菌効果で虫よけとして。

清涼感のあるレモンの香り、虫よけとしても活用される

　多くの種類があるユーカリ（p.146）の一種。葉の形は、若葉は楕円形ですが、細長い形に成長し、この葉から精油を採油します。植物としてはユーカリの一種ですが、その葉にレモンのような香りがあります。シトリオドラの接頭語にあたるシトロンとはフランス語でレモンを意味し、ユーカリ・シトリオドラのレモンの香り成分はシトロネラールです。

　オーストラリアではこの葉をそのまま乾燥させて、リネンの香りづけに使い、シラミなどの虫よけにもよいと使用されていました。実際にシトロネロールとシトロネラールの働きで虫よけ効果も期待できます。ただ、毒性・刺激性が強いため、肌につけると人によっては感作する（アレルギー反応を起こす）場合があります。

おもな作用
消毒、抗ウイルス、殺菌、消臭、去痰、殺菌、殺虫

おもな成分
シトロネラール、シトロネロール、イソプレゴール

相性のいい精油
シトロネラ、ティートリー、ユーカリ、レモングラス

使用上の注意
・妊娠中・授乳中は使用を避ける。

PART 2　精油図鑑 / Essential Oil

慣れてきたら

ユズ
Yuzu

柑橘系

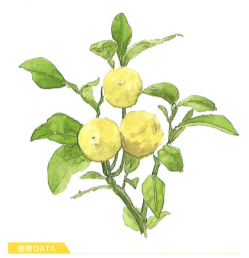

精油DATA

採油方法	果皮の圧搾法または水蒸気蒸留法
揮発度	トップノート
香りの強さ	中〜強

精油の色

圧搾法／黄色

水蒸気蒸留法／無色

香りの特徴
料理の香りづけなどに使われるように、さわやかで懐かしい日本の香り。

使い方

圧搾法／
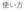

水蒸気蒸留法／

植物DATA

原料となる植物	**ユズ**
学名	*Citrus junos*
科名	ミカン科
おもな産地	日本

中国原産の常緑高木。果実、果皮はおもに食用にされる。

精油の働き

心へ　1 気持ちを前向きにさせる。
　　　2 イライラを落ち着かせ、おだやかにさせる。

体へ　血行をよくし、冷え性を改善させる。

肌へ　肌をみずみずしく保つ。

日本人になじみ深い甘い香りが心のバランスをととのえる

　日本人にはおなじみの柑橘類・ユズの日本特産の精油。リモネン、シトラールなどの成分が血行を促進し、新陳代謝を活発にするため、体が温まり、冷え性にはうれしい精油です。昔から「冬至の日にユズ湯に入ると風邪をひかない」といわれていたのは、この働きを知っていた日本人独自のアロマテラピーともいえます。非常に淡くさわやかで、懐かしさを感じさせる香りは、気分を高め、イライラを抑えるとされます。ほかにも、疲労や筋肉痛、神経痛、リウマチなどの症状の緩和、肌の保湿などの作用が知られています。

　もともとユズは中国を原産とし、日本へは奈良時代までに朝鮮半島経由で伝わったと考えられています。日本では古くから、邪気を払う果実と信じられてきました。現在、その生産と消費量は日本が最大。精油は非常に酸化しやすいので、保管は冷蔵庫で。

おもな作用
強壮、駆風、血行促進、抗ウイルス、殺菌、刺激

おもな成分
リモネン、α-ピネン、γ-テルピネン、シトラール

相性のいい精油
オレンジ・スイート、ゼラニウム、シトロネラ、シダーウッド、パルマローザ、ベルガモット、レモン、ローズ

使用上の注意
・刺激性があるため、低濃度での使用がおすすめ。（圧搾法のもののみ）
・妊娠初期・分娩前後の使用は控え、妊娠後期、授乳期間中は半分の濃度で使用。
・酸化しやすいため、8度以下での保管が望ましい。

慣れてきたら PART 2 精油図鑑 / Essential Oil

ライム
Lime

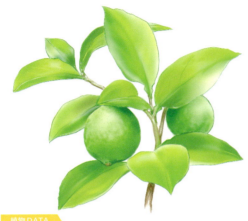

 柑橘系

精油DATA

採油方法	果皮の水蒸気蒸留法
揮発度	トップノート
香りの強さ	中

精油の色：無色

香りの特徴
苦みのある、フレッシュかつシャープな香り。レモンよりも芳香が強く、甘さもある。

使い方

シャープな香りをブレンドに生かし、フットスプレーなどに。

精油の働き

心へ　1 心を活気づけ、前向きな気持ちにさせる。
　　　2 集中力を高める。

体へ　1 呼吸器系の痛みや炎症をやわらげる。
　　　2 消化液の分泌を促し、食欲を増進させる。

肌へ　肌を引き締めるため、脂性肌に向く。

植物DATA

原料となる植物	**ライム**
学名	*Citrus aurantifolia*
科名	ミカン科
おもな産地	イタリア、西インド諸島、メキシコ

アジア原産の低木。ミカン科の中では最も原始的な種。実の多くは食用にされる。ほかに芳香がベルガモットに似た、ライム・スイートがある。

疲れた心をシャキッと元気づける、フレッシュな香り

　苦みを含んだ柑橘系のさわやかな香りの精油です。気分を活気づけ、集中力を高め、また食欲を刺激し、消化を助ける作用もあります。収れん作用があるため、男性用香水の原料としても人気です。ライム自体の香りは淡く、ほかの香りとも合わせやすいため、いろいろな精油とのブレンドに使われます。

　ライムはムーア人によってアジアからヨーロッパに伝えられたあと、大航海時代にアメリカに運ばれた果物。当時は、乳酸発酵させた酢漬けのキャベツ（ザワークラウト）とともに貴重なビタミンCの補給源とされ、船員たちを苦しめた壊血病対策に用いられていました。ちなみに、イギリス海軍の水兵の愛称「ライミーズ」も、ライムの名にちなみます。

　独特の苦みがある芳香から、コーラやジンジャーエールの香りづけに用いられるほか、香水にも広く使われています。

おもな作用
強壮、解熱、抗ウイルス、殺菌、殺虫、収れん、食欲増進

おもな成分
リモネン、γ-テルピネン、テルピノレン、パラシメン

相性のいい精油
イランイラン、ゼラニウム、ネロリ、パルマローザ、ベルガモット、ラベンダー、ローズ

使用上の注意
・刺激性があるため、低濃度での使用がおすすめ。
・妊娠初期・分娩前後の使用は控え、妊娠後期、授乳期間中は半分の濃度で使用。

149

PART 2　精油図鑑 / Essential Oil

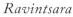

ラヴィンサラ
Ravintsara

ハーブ系

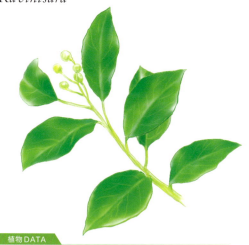

植物DATA
原料となる植物 / **ラヴィンサラ**
学名　*Cinnamomum camphora*
科名　クスノキ科
おもな産地　マダガスカル

マダガスカル原産のクスノキ科の樹木。ホーリーフ同様クスノキの変亜種。

精油DATA
採油方法　枝と葉の水蒸気蒸留法
揮発度　　トップ〜ミドルノート
香りの強さ　中

精油の色
淡黄色

香りの特徴
カンファー調でスッとした深い香り。わずかにフローラルを感じる。

使い方

筋肉痛をやわらげるマッサージに。感染症予防のための芳香浴にブレンドで。

精油の働き
心へ　緊張をほぐし、気分を落ち着かせる。
体へ　1 筋肉や関節の炎症、リウマチを鎮める。
　　　2 風邪などの感染症を予防する。

「体によい葉」という名をもつが、長くラベンサラと混同された精油

　マダガスカル産のハーブ、ラヴィンサラの精油です。同じクスノキ科の「ラベンサラ」（*Ravensara aromatica*　p.152）と外見がよく似ており、ともに現地の言葉（マラガシー語）で「体によい葉」という意味の「ラヴィンサラ」と呼ばれてきました。
　現地では古くからこの2種を分類せずに扱い、万能薬として用いられ、そのため、精油自体も長らく混同されていました。
　ラヴィンサラの精油は、緊張を解きほぐし、気持ちを落ち着かせる力があります。また、リモネンを多く含むラベンサラに対し、1,8-シネオールを50％以上含むのが特徴。このため、ラベンサラよりも免疫調整作用や、抗菌・抗ウイルス作用にすぐれ、感染症の対策などにも活用できるのではないかとされています。医学界でも抗生物質と同じ働きがあるのではと注目の精油なのです。

おもな作用
抗ウイルス、抗菌、免疫調整

おもな成分
1,8-シネオール、α-ピネン、β-ピネン、2-メチルオクタン

相性のいい精油
イランイラン、オレンジ・スイート、ゼラニウム、ベチバー、レモン、ローズ

使用上の注意
・妊娠中・授乳中は使用を避ける。

初心者向き　　　　　　　　　　　　　　　　　PART 2　精油図鑑 / Essential Oil

ラバンディン
Lavandin

フローラル系

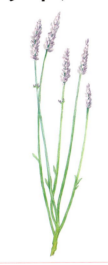

精油DATA

採油方法	花と葉の水蒸気蒸留法
揮発度	ミドルノート
香りの強さ	中
香りの特徴	ラベンダーに似た甘美な香りをやや刺激的に、クリアにしたもの。

精油の色
無色〜淡黄色

使い方

肩こり改善のマッサージに。

植物DATA

原料となる植物 / **ラバンディン**

学名	*Lavandula hybrida*
科名	シソ科
おもな産地	フランス

ヨーロッパ産の多年草で、真正ラベンダーとスパイクラベンダーの交配種。花はおもに香料として利用される。

精油の働き

心へ　疲れた心をリフレッシュさせる。
体へ　1 筋肉痛、肩こりをやわらげる。
　　　　2 咳、風邪など呼吸器系症状をやわらげる。
肌へ　皮膚炎を改善する。

シャープな香りを放つ
ラベンダーの自然交配種

　ラバンディンは、真正ラベンダーとスパイクラベンダーとの自然交配によって生まれた、ヨーロッパ産のラベンダーです。

　標高800m以上の高地で生育する真正ラベンダーと、標高の低いところで育つスパイクラベンダーの中間地帯で栽培されます。丈夫で、大きな花をつける種ですが、真正ラベンダーより香りが強く、採油率が2倍以上も高いことから、1930年代にラバンディンから精油が作られるようになった当初は、真正ラベンダーの香りを補強するために使われていました。

　真正ラベンダーの精油と同じように使用することができますが、真正ラベンダーよりカンファー成分を多く含み、シャープで刺激的な香りがするため、特に呼吸器系の症状緩和に役立つとされます。安価なため、香水や石けんなどの日用品にも用いられています。

おもな作用
去痰、強壮、抗うつ、鎮痙、瘢痕形成、皮膚組織再生

おもな成分
リナロール、酢酸リナリル、カンファー、オシメン、カリオフィレン、1,8-シネオール、ラバンデュリルアセテート

相性のいい精油
オレンジ・スイート、カモミール、クラリセージ、ジャスミン、ゼラニウム、ベルガモット、レモン

使用上の注意
・妊娠中・授乳中は使用を避ける。

PART 2　精油図鑑 / Essential Oil

ラベンサラ
Ravensara

ハーブ系

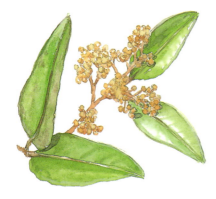

精油 DATA

採油方法	葉の水蒸気蒸留法
揮発度	トップ〜ミドルノート
香りの強さ	中
香りの特徴	スパイシーな中に甘さのある深い香り。

精油の色 淡黄色

使い方

ボディオイルに。感染症を予防する。

植物 DATA

原料となる植物	ラベンサラ
学名	*Ravensara aromatica*
科名	クスノキ科
おもな産地	マダガスカル

マダガスカル原産の高木で、湿度の高い熱帯雨林に自生する植物。古くから葉は薬と香りづけに使用。

精油の働き

心へ
1 意識をクリアにし、集中力を高める。
2 疲れた心や憂うつな気分をやわらげる。
3 不安を取り除き、安眠を促す。

体へ
1 風邪や呼吸器系の痛みや炎症をやわらげる。
2 免疫力を高め、感染症を予防する。
3 筋肉痛などの痛みをやわらげる。

肌へ　感染症を予防するボディオイルに。

おだやかに心身をリセットさせる、用途の広さが魅力

　マダガスカル産の高木、ラベンサラの精油です。アロマテラピーに用いられるようになったのは1980年代からと新しく、日本ではまだなじみがありません。が、広い用途をもち、しかも作用がおだやかで肌への刺激も少なく、子どもにも安心して使えるため、ラベンダーに匹敵する万能精油といわれています。風邪などの感染症に対する抗菌・抗ウイルス作用、免疫力を高める働きに対して、ヨーロッパでは近年、医学界からも注目を集めています。

　近年、「ラベンサラ」として出回っている精油の成分にばらつきがあることが発覚し、その原因は、植物学的には全く異なる「ラヴィンサラ（*Cinnamomum camphora*）」の精油（p.150）が混在していることがわかりました。産地でも長らく同じ植物と思われていたためですが、どちらも有効成分を多く含み、現在はしっかり区別されています。

おもな作用
強壮、去痰、抗ウイルス、抗炎症、抗カタル、抗菌、免疫調整

おもな成分
リモネン、α-ピネン、サビネン、β-ピネン、カンフェン、α-テルピネオール、リナロール、テルピネン-4-オール、1,8-シネオール

相性のいい精油
タイム、パインニードル、ユーカリ、ラベンダー、ローズマリー

使用上の注意
・妊娠中・授乳中は使用を避ける。

検定 1級 + 2級　初心者向き　　　　　　　　　　　　　　　　　　　　　　　PART 2　精油図鑑 / Essential Oil

ラベンダー
Lavender

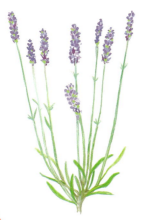

フローラル系

精油DATA

採油方法	花と葉の水蒸気蒸留法
揮発度	トップ〜ミドルノート
香りの強さ	中
香りの特徴	やわらかで軽い、さわやかな花の香り。ややウッディーな香りを含む。

精油の色：淡黄色

使い方

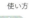

芳香浴、マッサージ、吸入、湿布、沐浴と、すべてに利用できる。

植物DATA

原料となる植物	真正ラベンダー
学名	*Lavandula officinalis*、*Lavandula angustifolia*、*Lavandula vera*
科名	シソ科
おもな産地	イギリス、イタリア、オーストラリア、日本、フランス、ブルガリア

ヨーロッパ原産の草丈は30〜60cmほどの常緑灌木。花は穂のようにつき、紫のほか、白、ピンクの花もある。葉にも芳香がある。

精油の働き

心へ　緊張やストレスをやわらげ、眠りを促す。

体へ
1. 頭痛、月経痛、筋肉痛の痛みをやわらげる。
2. 血行を促し、リンパの流れをよくする。

肌へ
1. 日焼けによる炎症を鎮め、やけどの治りを促す。
2. ニキビ、虫刺され、水虫などを改善する。

アロマテラピーが生まれるきっかけとなった、リラックスと安眠を誘う精油の代表

20世紀初頭、ルネ・モーリス・ガットフォセがやけどの手当てに使うと、傷の治りが早かったことから、植物の精油に薬効があることを本にまとめ上げました。その本から、アロマテラピーという言葉が生まれ、「原点」とされる精油です。すぐれた鎮静作用があり、不眠、抗うつなどに用いられるほか、血圧の降下・鎮痛・殺菌・消毒・抗炎症作用もあり、感染症や虫刺されにも役立ちます。刺激もおだやかなため、安全で使いやすい精油とされます。

ラベンダーは多品種で、精油もそれぞれ成分や作用、香りが異なります。代表種*L.angustifolia*は「真正ラベンダー」と呼ばれ標高800m以上の高地に生育する種。この名はラテン語「lavo（洗う）」に由来し、もともとはプロバンスの高地に自生していたものを羊飼いが刈り、グラースの香料会社に売っていましたが、需要の高まりとともに大量に栽培されるようになりました。

おもな作用
強壮、血圧降下、抗うつ、抗炎症、殺菌、鎮痙、鎮静、瘢痕形成、皮膚組織再生、鎮痛

おもな成分
リナロール、ボルネオール、α-テルピネオール、酢酸リナリル、酢酸ラバンデュリル、1,8-シネオール、カリオフィレン

相性のいい精油
オレンジ・スイート、カモミール、クラリセージ、ジャスミン、ゼラニウム、レモン、ローズマリー

使用上の注意
・妊娠初期・分娩前後の使用は控え、妊娠後期、授乳期間中は半分の濃度で使用。

PART 2 　精油図鑑 / Essential Oil

上級者向き

ランタナ
Lantana

スパイス系

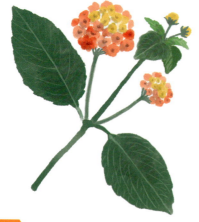

精油 DATA

採油方法	花、枝葉からの水蒸気蒸留法
揮発度	トップ〜ミドルノート
香りの強さ	強

精油の色

無色〜淡黄色

香りの特徴
スパイシーで鼻腔が刺激されるような香り。

使い方
虫よけに用いられる。

精油の働き
心へ　リラックス作用で気持ちを安定させる。
肌へ　虫よけとして。

植物 DATA
原料となる植物 / ランタナ

学名	*Lantana camara* L.
科名	クマツヅラ科
おもな産地	マダガスカル、インド、南米など

常緑小低木で、同じ茎から違う色の花が咲く。

可憐な花とは裏腹に強い生命力をもつ
まだ新しい注目の精油

　熱帯に多いランタナの木は、可憐な小さな花がスプレー状に玉のようになって咲き、同じ茎から違う色の花が咲いたり、徐々に色が変化するなどの特徴があります。とても生命力が強く、原産は中南米とされていますが、世界50カ国以上に分布しています。野生化する力も強く、ほかの植物の成長を妨げることがあり、「世界の侵略的外来種ワースト100」にも入っているほど。日本でも温かい季候の土地で野生化している姿が見られます。

　主に観賞用で、花の香りは、どこか懐かしい甘さで、鳥や虫をひきつけますが、精油を採油するのは枝葉も含むため、甘さ控えめでスパイシーな香です。その香りが虫よけにも役立ちます。

　比較的新しい精油なので、未知数のパワーが期待されます。

おもな作用
抗菌、抗ウイルス

おもな成分
ダバノン、β‐カリオフィレン、ゲルマクレンD、α‐フムレン、サビネン、α‐ピネン、β‐ピネン、1,8‐シネオール、ネロリドール

相性のいい精油
ゼラニウム、フランキンセンス、ローズウッド

使用上の注意
・肌への使用はしない。
・妊娠中・授乳中は使用を避ける。

慣れてきたら　　　　　　　　　　　　　　　　　　　　　PART 2　精油図鑑 / Essential Oil

リツエアクベバ
Litsea cubeba
[別名 メイチャン、リトセア]

ハーブ系

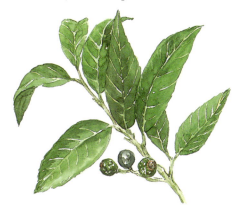

精油DATA
採油方法	果実の水蒸気蒸留法
揮発度	トップノート
香りの強さ	強

香りの特徴
レモンにも少し似た、甘酸っぱいフレッシュな香り。

精油の色 淡黄色

使い方

ストレス解消、痛みをやわらげるためのトリートメントオイルに。

精油の働き
- **心へ**　気分を鎮める作用と高揚させる作用の両方をもつ。
- **体へ**　1 消化を促し、吐き気を鎮める。
　　　　2 呼吸器系の炎症や痛みをやわらげる。
- **肌へ**　脂性肌の皮脂バランスをととのえ、清潔に保つ。

植物DATA
原料となる植物 / リツエアクベバ

学名	*Litsea cubeba*
科名	クスノキ科
おもな産地	中国、マレーシア

アジア原産の香り高い葉と花をつける低木。スパイシーな実の多くは香料として用いられる。

心身に太陽の輝きにも似た
パワーを与えてくれる精油

　スパイシーで、レモンに似た柑橘系の香りがする精油です。鎮静作用とともに、精神を刺激して気分を高揚させる効果があるので、ストレスなどで気持ちが疲れているときに助けてくれます。

　リツエアクベバの精油の歴史は1950年代からと新しく、欧米で広く知られるようになったのは最近のことです。メリッサに含まれるネロールやゲラニオールという成分が含まれているうえ、価格はリーズナブルなことから、ヨーロッパでは高価なメリッサの代用になることが多いそうです。なお、成分にレモングラスと同じくらいのシトラールを含み、柑橘系の香りがしますが、柑橘系の植物ではなく、光毒性はありません。

　「リツェア」「リトセア」「メイチャン」などの別名をもち、コショウによく似た小さな実は中華料理によく使われるため、「チャイニーズ・ペッパー」と呼ばれることもあります。

おもな作用
うっ滞除去、抗うつ、抗炎症、抗菌、鎮静、消化促進

おもな成分
ネロール、ゲラニオール、d-リモネン、シトラール

相性のいい精油
イランイラン、オレンジ・スイート、ジャスミン、ゼラニウム、ネロリ、バジル・リナロール、プチグレイン、ラベンダー、ローズ、ローズウッド、ローズマリー

使用上の注意
・刺激性があるため、低濃度での使用がおすすめ。
・妊娠中・授乳中は使用を避ける。

PART 2　精油図鑑 / Essential Oil

リンデン
Linden
[別名 **西洋ボダイジュ、ライムツリー**]

ハーブ系

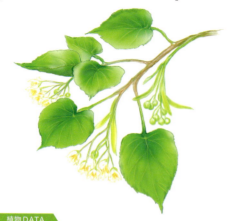

精油DATA
採油方法	花と苞の水蒸気蒸留法、揮発性有機溶剤抽出法
揮発度	トップノート
香りの強さ	中

精油の色：明るいオレンジ

香りの特徴
グリーンを基調とした中に、ソフトな甘さのあるさっぱりとした香り。

使い方

フレグランスに。

植物DATA
原料となる植物 / **リンデン**
- 学名　*Tilia vulgaris*、*Tilia europaea*
- 科名　シナノキ科
- おもな産地　フランス

中国（ヨーロッパ）原産の落葉高木。樹高は30mにも成長する。花、苞は代表的なハーブティーの一つ。

精油の働き
心へ
1 落ち込んだ気持ちを明るくし、自信を与える。
2 リラックスさせて安らかな眠りを促す。

体へ
1 頭痛などを鎮める。
2 呼吸器系、消化器系のトラブルをやわらげる。

幸福感を与えてくつろいだ気分になれる
やさしい上品な香り

　エレガントで甘い花の香りを放つリンデンは、リラックス効果にすぐれ、安眠を促すハーブとして知られています。発汗を促す作用もあり、風邪のひき始めなどにおすすめ。さらに肌に潤いを与え、きめをととのえるとされ、スキンケアや入浴剤としても利用されます。

　リンデンは、ヨーロッパでは「千の用途をもつ木」として知られています。古代ゲルマン民族はこれを民族の象徴と見なし、崇めていました。また葉が美しく、花の香りがよいので、ヨーロッパでは街路樹に使われることも多く、教会や広場でシンボルツリーとしてよく植えられるなじみの深い樹木です。

　こうしたハーブから採れる精油には粘性があり、溶剤抽出法によって抽出されたアブソリュートは特に香り高く、貴重で高価な精油です。

おもな作用
駆風、抗炎症、鎮痙、鎮静

おもな成分
ファルネソール、ゲラニオール、ネロール、テルピネオール、アントラニル酸メチル、酢酸リナリル、ジャスモン

相性のいい精油
イランイラン、グレープフルーツ、ジャスミン、ベンゾイン、ラベンダー、ローズ

使用上の注意
・妊娠中・授乳中は使用を避ける。

| 検定 1級＋2級　初心者向き | PART 2　精油図鑑 / Essential Oil |

レモン
Lemon

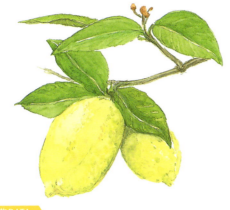

柑橘系

精油DATA

採油方法	果皮の圧搾法
揮発度	トップノート
香りの強さ	強

淡緑がかった黄色　精油の色

香りの特徴
レモンを切ったときに広がる、キリッとした鋭さのある、フレッシュな柑橘系の香り。

使い方

芳香浴に。集中力を高め、空気を浄化する。

精油の働き

心へ
1 心の動揺を鎮め、冷静にする。
2 集中力を高め、意識をクリアにする。

体へ
1 感染症を予防する。
2 冷え性、むくみを改善する。

肌へ
1 血行をよくし、肌の明るさを取り戻す。
2 髪や爪を強くし、成長を促す。

植物DATA

原料となる植物 / レモン

学名	*Citrus limon*
科名	ミカン科
おもな産地	アメリカ、イスラエル、イタリア、ギニア、スペイン、ブラジル、南アフリカ

インド原産の常緑低木。果実はおもに食用にされ、いろいろな加工品がある。また観賞用として鉢植えなどにも適している。

おなじみのフレッシュな香りは気分転換にぴったり

　柑橘系フルーツの代表的精油です。フレッシュでスッキリとした香りには、意識を高揚させ、理解力や集中力を高め、気分をリフレッシュさせる効果があります。さまざまな感染症を防ぎ、肌の新陳代謝を高めたり、冷えやむくみを改善するなど、幅広い用途に用いられます。20世紀半ばにアロマテラピーの基礎を作ったフランス人医師のジャン・バルネは、研究の結果、レモンの精油には空気中の菌を殺す殺菌作用があると発表しました。

　レモンの名は、アラビア語とペルシャ語で柑橘類の果実を指す「ライムン」と「リムン」に由来するといわれ、ヨーロッパで栽培されるようになるのは十字軍の遠征以降ですが、プリニウスの『博物誌』にはレモンが解毒剤として使われていたことが書かれており、その効能は古くから知られていました。

おもな作用
うっ滞除去、強壮、抗ウイルス、抗菌、消化促進

おもな成分
リモネン、α-ピネン、β-ピネン、γ-テルピネン、ゲラニオール、リナロール、シトラール、オクタナール

相性のいい精油
イランイラン、カモミール、カルダモン、サンダルウッド、ジュニパーベリー、ジンジャー、ネロリ、フェンネル・スイート、フランキンセンス、ベンゾイン、リンデン、ユーカリ、ラベンダー、ローズ

使用上の注意
・光毒性があるため、使用直後に紫外線に当たることは避ける。
・刺激性があるため、低濃度での使用がおすすめ。
・妊娠初期・分娩前後の使用は控え、妊娠後期、授乳期間中は半分の濃度で使用。

PART 2　精油図鑑 / Essential Oil

検定 1級　初心者向き

レモングラス
Lemongrass

柑橘系

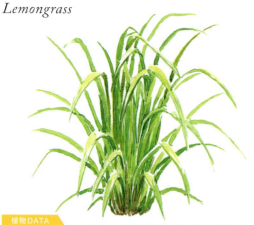

精油DATA

採油方法	全草の水蒸気蒸留法
揮発度	ミドルノート
香りの強さ	中～強

精油の色：黄色

香りの特徴
湿度の高い森林の中にいるような、強烈だがさわやかな印象の、木々の緑を思わせる香り。

使い方

ほかの精油とブレンドし、筋肉痛をやわらげるマッサージオイルに。

植物DATA

原料となる植物 / レモングラス

学名　*Cymbopogon flexuosus*（東インド型）
　　　Cymbopogon citratus（西インド型）
科名　イネ科
おもな産地　インド、インドネシア、エジプト、オーストラリア、グアテマラ、スリランカ、中国、西インド諸島、ネパール、ブータン、ブラジル

インド原産のイネ科の多年草で、草丈 80～120cmになり、夏から秋にかけて茶色の穂をつける。葉はエスニック料理に欠かせない。

精油の働き

心へ　疲労感や不安感、ストレスを解消する。

体へ　消化を助け、胃腸の炎症を鎮める。

肌へ　1 リンパの流れをよくし、セルライトを除去する。
　　　2 ハリを与え皮脂のバランスをととのえる。
　　　3 ニキビや水虫などの治りを促す。

エネルギーを与えるさわやかな香りで
インドで愛されてきた精油

　レモンよりも強い柑橘系のさわやかな香りがしますが、イネ科のレモングラスから採れる精油です。鎮痛・抗炎症作用があり、マッサージに使えば筋肉の痛みやこりをやわらげ、リンパの流れをよくしてむくみやセルライトの解消に役立ちます。母乳の出をよくするともいわれています。また、主成分であるネロールやゲラニオールには防虫作用があるため、虫よけにも使われます。レモンに似たフレッシュな香りと強力な殺菌作用が空気に働くので、ペットのノミ対策にもなり、ペットのいる家庭にはおすすめです。

　西インド型と東インド型があり、東インド型のほうが、特徴成分シトラールを多く含むため、リフレッシュ効果が高いとされます。東南アジアでは、タイのトムヤムクンをはじめ料理には欠かせないスパイスとなっているほか、ハーブティーにして飲まれています。

おもな作用
血行促進、抗炎症、抗菌、抗真菌、消化促進、鎮静、防虫、鎮痛

おもな成分
リモネン、ミルセン、ゲラニオール、ネロール、シトロネラール、シトラール、メチルヘプテノン

相性のいい精油
コリアンダー、シダーウッド、ジャスミン、ゼラニウム、ティートリー、ニアウリ、ネロリ、バジル・リナロール、パルマローザ、ヤロウ・ブルー、ローズマリー

使用上の注意
・妊娠中・授乳中は使用を避ける。

上級者向き　　　　　　　　　　　　　　　　　　　PART 2　精油図鑑 / Essential Oil

レモンティートリー
Lemon tea tree

樹木系

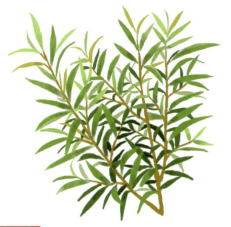

精油DATA
採油方法	葉と枝の水蒸気蒸留法
揮発度	トップ〜ミドル
香りの強さ	中

精油の色：淡黄色

香りの特徴
レモンのさわやかさとティートリーの清涼感がミックスした香り。

使い方
 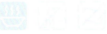

芳香浴や虫よけスプレーとして。

植物DATA
原料となる植物	レモンティートゥリー
学名	*Leptospermum petersonii* F.M.Bailey
科名	フトモモ科
おもな産地	オーストラリア

高さ5mほどになる低木常緑樹。とがった小さな葉をもち、円い花びらの白い花を咲かせる。

精油の働き
心へ
1 気分をリフレッシュして前向きに。
2 集中力を高め、思考をクリアに。

体へ
1 風邪などのウイルス感染症対策。
2 血行をよくし、筋肉疲労をやわらげる。

肌へ
虫よけに。

ティートリーに似て異なる
レモンの香りでリフレッシュする

　ティートリー（p.100）と同じくオーストラリアに多く生息するフトモモ科の植物で、葉に清涼な香りがあります。

　ティートリーと似た香りももちますが、ティートリーの主成分である毒性の少ないテルピネン系の成分をほとんど含まず、逆に防虫効果のあるシトロネラールの成分が強いのが特徴。レモンのさわやかな香りで、虫よけに用いられることが多いですが、抗菌作用もあるため、芳香浴に使うと、空気を清浄し、風邪などの感染症対策にもなります。

　また、スッキリとしたレモンの香りで気分をリフレッシュしたいときにも合い、思考がクリアになることから、勉強や仕事に集中したいとき、気持ちを前向きにしてやる気を起こしたいときにも向いています。

おもな作用
抗菌、抗ウイルス、抗炎症、鎮静、鎮痛、殺虫、血行促進

おもな成分
ゲラニアール、ネラール、α-ピネン、シトロネラール、ゲラニオール、イソプレゴール、リナロール、スパツレノール

相性のいい精油
ネロリ、プチグレイン、ラベンダー

使用上の注意
・刺激性があるため、低濃度での使用がおすすめ。
・妊娠中・授乳中は使用を避ける。

PART 2　精油図鑑 / Essential Oil

慣れてきたら

レモンバーベナ
Lemon verbena

ハーブ系

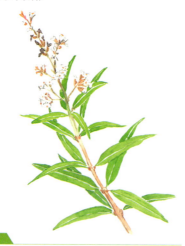

精油 DATA

採油方法	葉の水蒸気蒸留法
揮発度	トップノート
香りの強さ	強

精油の色

明るいオリーブ色

香りの特徴
レモンに似たクールな香りの中に、メロンの甘さを少し加えたようなデリケートな香り。

使い方

リラックスのための芳香浴やフレグランスに。

精油の働き

心へ　気持ちをリラックスおよびリフレッシュさせる。

体へ
1　吐き気、消化不良などをやわらげる。
2　むくみを解消し、脂肪の消化を助ける。
3　気管支炎や鼻づまりの症状をやわらげる。

植物 DATA

原料となる植物 / **レモンバーベナ**

学名　*Lippia citriodora*、*Aloysia triphylla*
科名　クマツヅラ科
おもな産地　アルジェリア、スペイン、モロッコ

落葉性低木。バーベイン（*Verbena officinalis*）、リツエアクベバ（P.155と混同されやすい。葉は代表的なハーブティー。

レモンよりほのかに甘く、リフレッシュを誘う精油

　レモンに似たさわやかで甘い香りをもつ精油です。鎮静作用が高く、気分をリラックスさせるほか、体のむくみを解消したり、消化器や呼吸器系に働きかけて、不快な症状をやわらげるとされます。ただし採油率が約0.02％と非常に低いため、純粋な精油は高価で、手に入りにくいことも。炎症を鎮める作用もあります。一般には香水や石けんの材料として用いられています。

　レモンバーベナは、18世紀ごろ南米からヨーロッパに伝わったハーブで、フレッシュな香りから、肉や魚料理のにおい消しや、かつてはフィンガーボウルの水の香りづけにも使われました。

　ヨーロッパでは安産を誘う「聖なる草」といわれ、ハーブティーにして飲まれているほか、このハーブティーでワインを割ったものは、手軽な鎮静剤として知られています。

おもな作用
血行促進、強壮、去痰、抗炎症、抗カタル、鎮静、免疫調整、消化促進

おもな成分
ネロール、ゲラニオール、リモネン

相性のいい精油
イランイラン、カモミール、グレープフルーツ、ゼラニウム、ネロリ、バジル・リナロール、パルマローザ、ベルガモット、ライム、ラベンダー、ローズ、ローズマリー

使用上の注意
・フレグランスを除き肌への使用は避け、0.2％以下の濃度で使用（ロバート・ティスランド※による）。
・妊娠初期・分娩前後の使用は控え、妊娠後期、授乳期間中は半分の濃度で使用。

※ p.98 参照。

慣れてきたら　　　　　　　　　　　　　　　　　　　　　PART 2　精油図鑑 / Essential Oil

レモンマートル
Lemon myrtle

樹木系

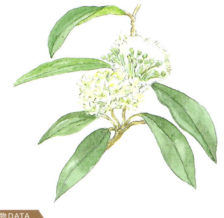

精油DATA
採油方法	枝、葉の水蒸気蒸留法
揮発度	トップ〜ミドルノート
香りの強さ	中

香りの特徴
レモンに似たさわやかな香り。

精油の色：淡淡黄色

使い方

集中力を高める芳香浴に。空気を清浄するルームスプレーに。虫よけスプレーに。

精油の働き
心へ　心を落ち着かせる。
体へ　免疫機能を高める。

植物DATA
原料となる植物／**レモンマートル**
学名　*Backhousia citriodora*
科名　フトモモ科
おもな産地　オーストラリア

オーストラリアの亜熱帯性地域に自生する常緑樹。樹高は大きいものでは30mにもなり、初夏〜夏にクリーム色の花をつける。

オーストラリアでは薬用とされた、フレッシュなレモンの香り

　レモンマートルの木の精油で、原産地は、オーストラリア。クイーンズランド州の海岸沿いに自生する樹木で、オーストラリアの先住民族であるアボリジニが、古くから薬草として活用していたそうです。湿気の多い多雨林以外での栽培は難しいとされていましたが、多くの成分を含むハーブとして知られるようになってから、商品栽培もスタート。日本でも鉢植えの苗が市販されています。
　葉と枝を蒸留して作られる精油は、名前のとおり、レモンに似た香り。レモンよりレモンらしいという評判があるほどです。香りのもとはシトラールという成分です。これらには鎮痛作用や抗炎症作用をはじめ、抗菌作用や血圧降下作用、心を落ち着かせる作用など、さまざまな働きがあります。

おもな作用
抗菌、消臭、抗ウイルス、免疫力向上、抗炎症、血圧降下、鎮痛

おもな成分
シトラール、イソゲラニアール、イソネラール、ゲラニオール、リナロール、ネロール、シトロネロール、メチルヘプテノン

相性のいい精油
サイプレス、サンダルウッド、シダーウッド、マートル、ユーカリ、レモングラス

使用上の注意
・刺激性があるため、低濃度での使用がおすすめ。
・妊娠中・授乳中は使用を避ける。

PART 2　精油図鑑 / Essential Oil

検定 1級 + 2級　初心者向き

ローズ・アブソリュート
Rose

 フローラル系

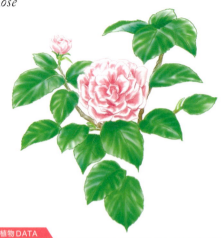

精油DATA

採油方法	花の揮発性有機溶剤抽出法
揮発度	ベースノート
香りの強さ	強

精油の色：濃オレンジ色

香りの特徴
甘さを含んだ、エレガントで気高いローズの花の濃厚な香り。女性が多く好む。

使い方

フレグランスに。

精油の働き

心へ
1 ネガティブな感情をほぐす。
2 緊張およびストレスの解消を助け、眠りを促す。

体へ
ホルモンバランスをととのえ、月経不順や更年期障害をやわらげる。

肌へ
1 肌細胞の再生力を高め、肌を引き締める。
2 傷、皮膚炎やしっしんを改善する。

植物DATA

原料となる植物 / ローズ
学名　Rosa damascena、Rosa centifolia
科名　バラ科
おもな産地　トルコ、フランス、ブルガリア、モロッコ

北半球のほぼ全域が原産の木。背丈は1〜2mほどで、春から秋にかけて美しい花が咲く。花は植物療法や料理、美容で利用される。

古くから人々に愛されてきた、甘美な香りの女王

「花の女王」と呼ばれるバラの花の精油です。古くから女性たちを魅了してやまないその優雅な香りは、ネガティブな感情を癒やして心をおだやかにし、自律神経や内分泌系に働きかけて女性ホルモンのバランスをととのえ、女性らしさを高め、月経前のイライラや更年期の症状をやわらげるといわれています。心身ともに、女性のための精油です。

ローズの採油には2つの方法があり、溶剤抽出法によって採油されたものが、ローズ・アブソリュートです。香りが熱による影響を受けないため、より気品ある香りが香水の原料としても人気です。収油率は水蒸気蒸留より高くなります。

なお、バラは園芸品種を含めると数千もの種類がありますが、精油の抽出に使われるのは原種に近いほんの数種に限られます。

おもな作用
強壮、抗うつ、抗炎症、催淫、収れん、鎮静、ホルモン様

おもな成分
ダマセノン、シトロネロール、ネロール、ゲラニオール、フェニルエチルアルコール、ローズオキサイド

相性のいい精油
オレンジ・スイート、カモミール、クラリセージ、サンダルウッド、ジャスミン、ゼラニウム、ネロリ、パチュリ、パルマローザ、ベルガモット

使用上の注意
・刺激性があるため、低濃度での使用がおすすめ。
・妊娠中・授乳中は使用を避ける。

初心者向き

PART 2　精油図鑑 / Essential Oil

ローズウッド
Rosewood

樹木系

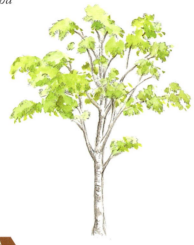

精油DATA

採油方法	木部または枝葉の水蒸気蒸留法
揮発度	ミドル〜ベースノート
香りの強さ	中

精油の色：無色〜淡黄色

香りの特徴
ローズを思わせるような甘く落ち着いた香りに、ウッディーの軽くスパイシーな香りをミックス。

使い方

クリームやフェイシャルスチームに。

精油の働き

心へ　ストレスを解消し、憂うつな気分をやわらげる。

体へ　1 ストレス性の頭痛、偏頭痛をやわらげる。
　　　2 免疫力を高め、感染症を予防する。

肌へ　1 切り傷などの治りを促す。
　　　2 皮脂のバランスをととのえ、老化を防ぐ。

植物DATA

原料となる植物 / **ローズウッド**
学名　　　　　*Aniba rosaeodora*
科名　　　　　クスノキ科
おもな産地　　ブラジル、ペルー

アマゾン原産の樹高40mにも及ぶ常緑高木。木部はその美しさと香りのよさから高級家具の木材としても用いられる。

ストレスを吹き飛ばし、元気にしてくれるローズに似た芳香

　落ち込んだとき、やる気の出ないときなどに、気分を高揚させてくれる、やさしい香りの精油です。免疫力を高める効果もあり、感染症の予防に用いられます。また催淫作用があるともいわれ、香水の原料としては長く使われてきましたが、アロマテラピーに使われるようになったのは、比較的最近のことです。

　ヨーロッパに最初にもたらされたのはフランス領ギアナ産のもので、出荷されていた港の名にちなみ「カイエンヌ油」とも呼ばれていました。バラの花を思わせる甘い香りですが、バラとは全く異なるアマゾン原産の大木です。マホガニーに似た重く堅い木材で、家具などの材料にされました。主産地のブラジルでは、一時は乱伐により絶滅が危惧されましたが、現在は政府によって保護されています。ただし、精油の蒸留は厳しく制限されているため、入手しにくくなっています。

おもな作用
強壮、去痰、抗ウイルス、抗菌、催淫、鎮静

おもな成分
リナロール、α-テルピネオール、α-テルピネン、cis-リナロールオキサイド、trans-リナロールオキサイド

相性のいい精油
イランイラン、クローブ、コリアンダー、シナモンリーフ、ジャスミン、フランキンセンス、ラベンダー

使用上の注意
・妊娠中・授乳中は使用を避ける。

PART 2 精油図鑑 / Essential Oil

検定 1級＋2級 ｜ 初心者向き

ローズ・オットー
Rose otto

フローラル系

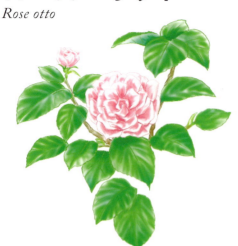

精油DATA
採油方法	花の水蒸気蒸留法
揮発度	ミドル〜ベースノート
香りの強さ	中
香りの特徴	深みがあり、しっかりと残る芳醇でややスパイシーなローズの香り。

精油の色：淡黄色

使い方

アンチエイジングのためのスキンケアに。

植物DATA
原料となる植物 / **ダマスクローズ**
学名　　　 *Rosa damascena*
科名　　　 バラ科
おもな産地　トルコ、ブルガリア、モロッコ

中央アジア原産の小さなトゲをもつ灌木。花は、香料、植物療法、料理、美容と幅広く利用される。

精油の働き
心へ　1 ネガティブな感情をほぐす。
　　　2 緊張やストレスを解消し、眠りを促す。
体へ　1 月経周期を正常化させる。
　　　2 消化器系を活発にし、食欲を増進させる。
肌へ　1 皮膚炎やしっしんの治りを促す。
　　　2 毛細血管を強化する。

最高級のローズを使った、最高の香りと品質を誇る精油

　ダマスクローズの花から水蒸気蒸留法によって抽出される、採油率がきわめて低い精油で、大変貴重で高価です。

　3000kgの花から採れる精油はわずか1kg、バラの花約100個分が精油1滴といわれるほど。ローズの中でも希少な存在で、ブルガリア産のものが最高品質といわれています。

　そのうっとりするような甘い香りは、ストレスや緊張をやわらげてくれるほか、婦人科系の不調にも効果的とされます。また、肌の再生能力を高めるアンチエイジング効果にすぐれ、中世ヨーロッパでは、不老長寿の妙薬、若返りの薬として、人気がありました。中世のアラビアの医師であり哲学者のイブン・シーナーはこのバラのフローラルウォーターを治療に利用したそうです。

　低温（約10度以下）で固まるという性質がありますが、手で温めると再び液体に戻ります。

おもな作用
強壮、抗うつ、抗菌、催淫、収れん、精神高揚、鎮静、瘢痕形成、皮膚弾力回復、ホルモン様

おもな成分
ゲラニオール、シトロネロール、ネロール、フェニルエチルアルコール、オイゲノール、ダマスコン

相性のいい精油
オレンジ・スイート、カモミール、クラリセージ、サンダルウッド、ジャスミン、ゼラニウム、ベルガモット

使用上の注意
・刺激性があるため、低濃度での使用がおすすめ。
・妊娠中・授乳中は使用を避ける。

検定 1級+2級 | 初心者向き　　　　　　　　　　　　　　　PART 2　精油図鑑 / Essential Oil

ローズマリー
Rosemary

 ハーブ系

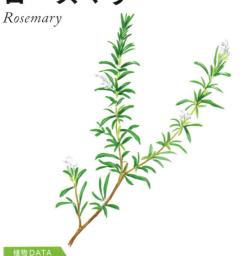

精油 DATA

採油方法	全草の水蒸気蒸留法
揮発度	ミドルノート
香りの強さ	中～強

精油の色：淡淡黄色

香りの特徴
強い樟脳のような、フレッシュで、すがすがしいグリーンの香り。

使い方

肩こり、筋肉痛をやわらげるトリートメントオイルに。

精油の働き

心へ　脳に刺激を与え、眠気を覚ます。
体へ　頭痛、偏頭痛、軽いめまいをやわらげる。
肌へ　1 肌のたるみやむくみを解消する。
　　　2 フケを抑え、毛髪の成長を促す。

植物 DATA

原料となる植物 / ローズマリー

学名	*Rosmarinus officinalis*
科名	シソ科
おもな産地	アメリカ、イタリア、スペイン、チュニジア、フランス、ポルトガル、モロッコ

地中海沿岸地方が原産の常緑低木。葉は代表的なスパイスで料理の香りづけなどに用いられる。

すがすがしい香りが魅力。
若返りのハーブとしても有名

　脳を活性化させ、集中力と記憶力を高めるとされる精油です。精油には約8種類のケモタイプ（p.31）があります。その中でも、香りがおだやかなベルベノン、刺激が少なくスッキリとした香りで抗菌作用があるシネオール、刺激的でシャープな香りで筋肉痛解消に役立つカンファー、の3種類が有名です。

　ローズマリーは長い歴史をもつため、非常に多くの逸話があります。学名はラテン語で「海のしずく」という意味。聖母マリアが青いマントでその花を青く変えたところから「マリア様のバラ」と呼ばれます。なかでも「ハンガリアン・ウォーター」の逸話は有名。14世紀のハンガリーのエリザベート1世がローズマリーを主成分とする痛み止めの化粧水を使ったところ、若々しさを取り戻したため、この水は「若返りの水」と呼ばれたそうです。髪によいとも伝承されています。

おもな作用
強壮、去痰、血行促進、抗カタル、胆汁分泌促進、免疫調整

おもな成分
1,8-シネオール、α-ピネン、β-ピネン、カンフェン、リモネン、β-カリオフィレン、カンファー、ボルネオール、酢酸ボルニル

相性のいい精油
グレープフルーツ、シダーウッド、ゼラニウム、バジル・リナロール、ペパーミント、レモングラス

使用上の注意
・妊娠中・授乳中は使用を避ける。

PART 2　精油図鑑 / Essential Oil

上級者向き

ロータス
Lotus

フローラル系

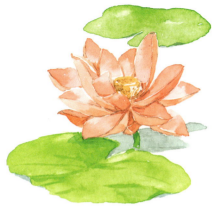

精油DATA

採油方法	花の揮発性有機溶剤抽出法
揮発度	ベースノート
香りの強さ	中
香りの特徴	上品な甘さが印象的なさわやかな香り。

精油の色
濃い茶色

使い方
 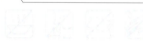
フレグランスに。

精油の働き
心へ　1 気持ちを落ち着かせ、満ち足りた気分にする。
　　　2 気分をリフレッシュさせる。
肌へ　肌をしっとりさせ、乾燥を防ぐ。

植物DATA
原料となる植物 / **ハス**

学名	*Nelumbo nucifera*、*Nymphaea lotus*
科名	ハス科
おもな産地	インド

池などの水上に葉や花を高くつき出して生え、長い地下茎をもつ。スイレンとは別種。

東洋の奥ゆかしさを秘めた
水辺の花のさわやかな香り

　仏教で「聖なる花」といわれるロータス（蓮）の精油です。粘性が高く、濃厚な香りがするため、そのままでは好き嫌いが分かれるかもしれませんが、希釈して使用すると、ほのかな香りとなり、とても心安らぎます。ロータスの花を植物油につけたインフューズドオイル（浸出油）にも保湿成分があるとされ、石けんやクリームの原料に利用されているようです。

　ヒンドゥー教でもピンク・ロータスは、富と繁栄の女神ラクシュミーの象徴として、神様に捧げる花とされています。ハスと近縁の植物にスイレンがあり、混同されることも多いようですが、科も違い、花の姿、咲き方も違います。ハスは中央に花托（穴のあいた芯）があり水面から高いところで咲き、根（レンコン）は食用にされます。

　ただ、精油がアロマテラピーに使われたのは比較的最近のこと。採油量が少なく、非常に希少なオイルです。

おもな作用
抗うつ、強壮、鎮静、リフレッシュ

おもな成分
テトラデカノール、1-テトラデカノール、テルピネン-4-オール

相性のいい精油
サンダルウッド、ゼラニウム、ネロリ、フランキンセンス、ベンゾイン

使用上の注意
・フレグランス以外の肌への使用は避ける。
・妊娠中・授乳中は使用を避ける。

166

慣れてきたら　　　　　　　　　　　　　　　　　　　　PART 2　精油図鑑 / Essential Oil

ローレル
Laurel
[別名 月桂樹、ベイ]

スパイス系

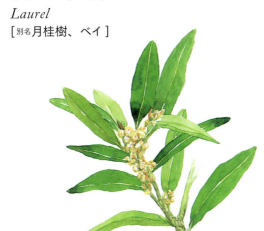

精油DATA
採油方法	葉の水蒸気蒸留法
揮発度	トップノート
香りの強さ	中
香りの特徴	シナモンにも若干似た、甘さを含んだスパイシーな香り。

精油の色：淡緑がかった黄色

使い方

筋肉痛や肩こり改善のためのマッサージに。

精油の働き
心へ　うつやパニックのときに、情緒を安定させる。
体へ　1 消化不良、食欲不振などを改善する。
　　　　2 関節の痛みをやわらげる。
肌へ　1 ニキビ、水虫、肌のかゆみを改善する。
　　　　2 髪の成長を促進し、フケを抑える。

植物DATA
原料となる植物 / ローレル
学名　*Laurus nobilis*
科名　クスノキ科
おもな産地　スペイン、セルビア・モンテネグロ、モロッコ

和名は月桂樹。南欧原産の常緑高木。丸みがありつややかな形の葉はスパイスになる。木はステッキなどを作る際にも使用された。

料理などでもおなじみの
スパイシーな香りのハーブ

　甘さを含んだスパイシーな香りが特徴で、消化不良や食欲不振といった消化器系のトラブルによいとされる精油です。成分のカテキンには、殺菌・消毒・消臭のほか、痰を取る働きもあるので、風邪や感染症の予防にもおすすめです。

　ローレルは、別名のベイ、和名の月桂樹（げっけいじゅ）という呼び名でも知られていますが、学名の *Laurus* は、ラテン語で「称賛」を意味する laudis に由来し、古代ギリシャでは、勝利と平和の象徴。戦いや競技の勝者にローレルの冠（月桂冠）が授けられたことは有名です。その葉は、煮込み料理には欠かせないスパイスとしてもおなじみ。ヨーロッパでは、毎朝2枚のローレルの葉を食べると、肝臓を強くすることができるといわれていました。

　葉のもつ殺菌作用は、空気をきれいにすることから、葉をつけた枝でリースを作り、部屋にかけておくのもよいでしょう。

おもな作用
強肝、強壮、鎮痙、収れん、殺菌、消化促進、消毒、消臭、去痰

おもな成分
1,8-シネオール、リナロール、オイゲノール、ピネン、サビネン

相性のいい精油
イランイラン、オレンジ・スイート、シダーウッド、ジュニパーベリー、ユーカリ、ラベンダー

使用上の注意
・刺激性があるため、低濃度での使用がおすすめ。
・妊娠中・授乳中は使用を避ける。

167

PART 2　精油図鑑 / Essential Oil

ロザリーナ
Rosalina
[別名 ラベンダーティートリー]

ハーブ系

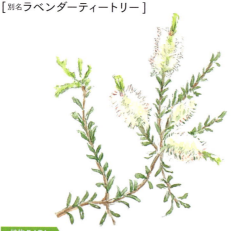

精油DATA
採油方法	枝、葉の水蒸気蒸留法
揮発度	ミドルノート
香りの強さ	中
香りの特徴	ラベンダーとユーカリを合わせたような清涼感のある香り。

精油の色　明るいオレンジ

使い方

ニキビ予防のためのフェイシャルスチームに。
風邪予防の吸入に。安眠のためのトリートメントに。

植物DATA
原料となる植物 / **ロザリーナ**
学名　*Melaleuca ericifolia*
科名　フトモモ科
おもな産地　オーストラリア

タスマニア北部で見られるティートリーに似た樹木。やわらかく細長い葉をたくさんつける。

精油の働き
心へ　1 心を落ち着かせる。
　　　2 緊張をやわらげ、眠りを促す。
体へ　鼻づまりをやわらげる。
肌へ　炎症を鎮める。

ユーカリとラベンダーをミックスしたような香り

　ロザリーナというフトモモ科の樹木を原料とした精油です。葉と枝を蒸留して作られる精油で、ユーカリに似た清涼感のあるスッキリした香りの中に、ラベンダーのようなやわらかさが感じられるのが特徴です。ロザリーナがティートリーの近似種であることと、香りがラベンダーを思わせることから、ラベンダーティートリーの別名がつきました。

　心を鎮めてリラックスさせてくれるリナロールと、呼吸器の炎症を鎮めたり、血行を改善して代謝を促進したりする働きのある1,8-シネオールを豊富に含みます。風邪のひき始めや花粉の季節に、芳香浴のほか、入浴剤にしたり、トリートメントオイルとして利用するのもおすすめです。

　また、フレグランスとしても楽しめ、オーデコロンやルームスプレーのブレンドに加えるのもよいでしょう。

おもな作用
抗感染、免疫調整、強壮刺激、鎮静、血圧降下、抗不安、抗炎症、血行促進

おもな成分
リナロール、1,8-シネオール、パラシメン

相性のいい精油
グレープフルーツ、サイプレス、ベルガモット、ユーカリ、ラベンダー、レモン、ローズマリー

使用上の注意
・妊娠中・授乳中は使用を避ける。

> 上級者向き

PART 2　精油図鑑 / Essential Oil

ロベージ
Lovage

スパイス系

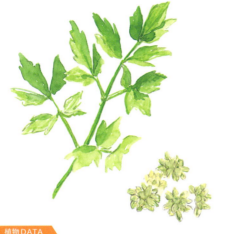

精油DATA

採油方法	根の水蒸気蒸留法
揮発度	ベースノート
香りの強さ	強

香りの特徴
フレッシュでやや甘さを感じる、ウッディーな基調もある温かみのある香り。

精油の色　濃い琥珀色

使い方

フレグランスのベースノートとして使うのが最適。

精油の働き

心へ　気分を安定させ、前向きな気持ちにする。

体へ　1 消化の促進を助ける。
　　　　 2 筋肉痛など痛みをやわらげる。

植物DATA

原料となる植物 / **ロベージ**

学名	*Levisticum officinalis*
科名	セリ科
おもな産地	ドイツ、フランス

ヨーロッパ原産の草本。葉、茎、種、花、根のすべてから独特の香りを放つ。葉、茎、種は食用にされる。

ヨーロッパでは古くから珍重されてきたハーブの精油

　セロリにも似た青臭さと、甘くウッディーな香りが入り混じった精油です。消化を促進し、気分を安定させるといわれます。ただし、香りはかなり強いため、ほかの精油とブレンドする際は、控えめに使うのが、おすすめです。

　原料のロベージは漢方の生薬「当帰(とうき)」に似た植物で、古代ギリシャ・ローマ時代にはスパイスとして使われていたようです。ヨーロッパでもポピュラーなハーブで、植物全体から独特の香りを放つことから、若芽はサラダに、葉はスープやシチュー、茎は砂糖漬けやピクルス、種子はお菓子やパンにと、すべての部位がさまざまな料理に用いられます。また、根の部分は古くから消化促進・消臭・防腐・鎮静によいとされる薬草として、修道院のハーブ園で多く栽培されていたことから、「修道院のハーブ」としても知られています。

おもな作用
消化促進、消臭、防腐、鎮静、解熱、浄化

おもな成分
リモネン、カンフェン、α-ピネン、β-ピネン、フタライド類、酢酸テルピニル

相性のいい精油
カーネーション、ガルバナム、ラバンジン、ローズ、ローレル

使用上の注意
・刺激性があるため、低濃度での使用がおすすめ。
・妊娠中・授乳中は使用を避ける。

PART 2　精油図鑑 / Essential Oil　　　　　　　　　　　　　　　　　　上級者向き

ワームウッド
Wormwood
[別名 アブサン、ニガヨモギ]

ハーブ系

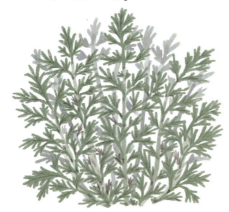

植物DATA

原料となる植物	ワームウッド
学名	Artemisia absinthium
科名	キク科
おもな産地	モロッコ、チュニジア、スペイン

草丈40cmほどの多年草。低灌木で乾燥した気候のもとに育つ。

精油DATA

採油方法	葉の水蒸気蒸留法
揮発度	ミドルノート
香りの強さ	中
香りの特徴	カンファーに似た香りに、エキゾチックなスパイシーで甘い香りが混ざる。

精油の色　暗い緑色

使い方

一般的なアロマテラピーには使用しない。

虫駆除に使われた植物は
苦みのある葉が特徴的

　草餅に使われるヨモギの一種で、葉に独特の苦みと甘みがあります。旧約聖書のヨハネの黙示録にも登場し、古くから苦みを象徴する植物とされてきました。その苦み成分には虫を駆除する作用があるとされ、駆虫や毒出しとして使われたことから「worm（虫）wood（木）」という名がついています。

　その甘みと苦みを生かした蒸留酒が「アブサン」で、独特の香りで中毒性が高いリキュールです。ワームウッドの精油にはデトックス効果があり、香りはリキュールのアブサンにも似ていますが、ボルネオールの成分を含み、より芳醇な香りです。神経毒性があるとされ、一般のアロマテラピーでの使用は避けますが、フレグランスとしてかつては男性用化粧品などに使われてきました。

おもな作用

去痰、駆虫、抗炎症、抗カタル、抗菌、消毒、刺激、鎮痙、通経

おもな成分

ボルネオン、ボルネオール、α-ツヨン、β-ツヨン、カンフェン、1,8-シネオール、ピノカルボン、酢酸サントリニル、ヨモギアルコール

使用上の注意

・妊娠中・授乳中は使用を避ける。
・キク科アレルギーの人は注意する。

PART 3
植物油 バター ワックス図鑑

精油を希釈して、肌へ浸透をさせるための「基材」としての植物油やバター、ワックス33種のプロフィールを紹介します。肌を保湿する効果や、原料植物の特性を生かした積極的な働きもあります。精油を加えなくても使えるので、アロマテラピーをより広く楽しむことができるでしょう。

植物油、バターは、必ず化粧品として売られているものを使用してください。食用のものは肌には使用しません。

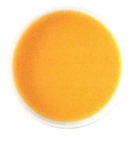
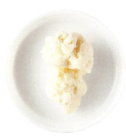
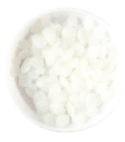

この章の読み方

植物油、バター、ワックスのプロフィールを、五十音順に1ページに3種類紹介しています。原料になった植物のことから肌への働き、注意事項までわかります。

精油を希釈して使うための「基材」となる、植物油、バター、ワックス

　精油は原液が肌にふれると刺激が強すぎるため、通常は基材で希釈して使います。基材のうち、植物油は肌から精油が浸透するのを助けるため、キャリアオイル（carrier＝運ぶもの、媒体）、ベースオイルとも呼ばれています。また、常温で固体になる油脂のことはバターといいます。バターのほとんどは手で温めるなど、体温で溶けます。植物油＆バターには、ビタミン、ミネラル、必須脂肪酸など美容に有効な成分が多く含まれ、単体でも肌へのいい働きをするものがたくさんあります。植物由来のものがほとんどですが、ミツロウだけは動物由来です。

　植物油は、原料も精製法もさまざまで、性質、浸透性も個々に違います。肌に合うものを選びましょう。また、必ずパッチテスト(p.23)をしてから使いましょう。

基本の希釈率
フェイス用に使う場合は、植物油30mlに精油を3滴以内、ボディ用として使う場合は、植物油30mlに精油6滴以内が目安です。

保管方法
ピュアなものほど、添加物がないかわりに、酸化が早いオイルも多くあります。使用期限を守り、開封後は新鮮なうちに使い切りましょう。香りが変質していると感じたら、使用をやめましょう。

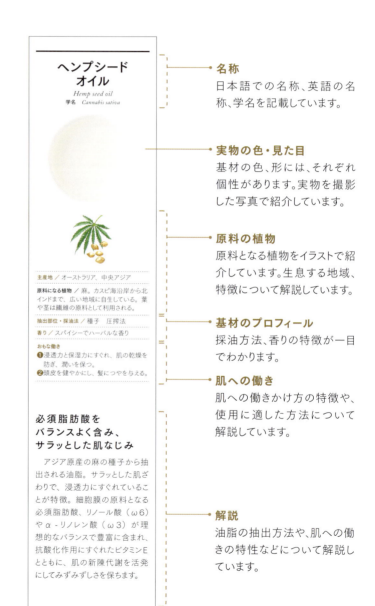

名称
日本語での名称、英語の名称、学名を記載しています。

実物の色・見た目
基材の色、形には、それぞれ個性があります。実物を撮影した写真で紹介しています。

原料の植物
原料となる植物をイラストで紹介しています。生息する地域、特徴について解説しています。

基材のプロフィール
採油方法、香りの特徴が一目でわかります。

肌への働き
肌への働きかけ方の特徴や、使用に適した方法について解説しています。

解説
油脂の抽出方法や、肌への働きの特性などについて解説しています。

アプリコットカーネルオイル
Apricot kernel oil
学名　*Prunus ameniaca*

主産地／アメリカ、フランス
原料になる植物／アプリコット（西洋アンズ）。中国が原産地の落葉樹。ヨーロッパからアメリカへと移植された。
抽出部位・採油法／種子（仁）　圧搾法
香り／ほぼ無臭
おもな働き
❶肌質を選ばないが、特に乾燥肌、老化肌、敏感肌のフェイシャルマッサージに適している。
❷皮膚によく浸透し、栄養を与えてやわらかくする。肌荒れの改善にも役立つ。

栄養価が高いのにマッサージにも使えるサラサラ感

サラサラとした質感ですべりがよく、単独でマッサージに使うのに向いています。肌にいいオレイン酸やビタミン成分をたっぷり含み、美肌効果も期待でき、美容液のように使うこともできます。栄養価の高さから、原産地の中国では古くから食用としても用いられていました。漢方ではこの種子を咳止めやぜんそくなどの薬として利用します。

アボカドオイル
Avocado oil
学名　*Persea americana*

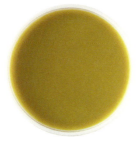

主産地／イスラエル、スペイン、南アメリカ
原料になる植物／アボカド。中南米産。15世紀にスペイン人によって発見され、ヨーロッパに導入。栄養価の高い果実はサラダやオードブルとして人気。
抽出部位・採油法／果肉　圧搾法
香り／コクのあるフレッシュグリーンのやや強い香り
おもな働き
❶保湿力が高いため、乾燥肌や老化肌の悩みに積極的に働きかける。
❷ほかのオイルに比べて角質への浸透力が高く、表皮に用いると肌をやわらかく若々しくする。
使用上の注意／衣服やタオルに色がつくことがあるので注意。

粘性と香りが強く、美容目的で使用される

オレイン酸、ビタミン、レシチンなどを豊富に含む栄養価の高いオイルで、一般的に化粧品の原料とされるなど、おもに美容目的に用いられます。浸透力にすぐれていて単独での使用も可能ですが、粘り気が強くすべりが悪いことと香りが強いことから、ほかのキャリアオイルに10％ほどの割合で混ぜて使用されることが多いようです。ネイルケアにもおすすめ。

アルガンオイル
Argan oil
学名　*Argania spinosa*

主産地／モロッコ
原料になる植物／アルガン。モロッコの一部地域にしか生息しない樹木。
抽出部位・採油法／種子（仁）　圧搾法
香り／ほぼ無臭
おもな働き
❶肌質を問わず使え、乾燥対策、皮脂コントロール両方に力を発揮。
❷髪をつややかに保ち、パサつきを抑える。
使用上の注意／敏感肌の人は、必ずパッチテスト（p.23）を。

栄養価豊富な、髪と肌の「万能オイル」

乾燥の厳しい北アフリカでも枯れることのない木、アルガンの実の種子の、その仁から採れる、希少なオイル。オレイン酸、リノール酸など、肌や髪に必須な脂肪酸を豊富に含むうえ、オリーブの約2倍以上のビタミンEも含み、高い抗酸化作用があることから、髪、肌の万能オイルと呼ばれています。

PART 3 　植物油・バター・ワックス図鑑

アルニカオイル

Arnica oil
学名　*Arnica montana*

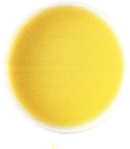

主産地 ／ フランス
原料になる植物 ／ アルニカ。高山地帯に生息するキク科の植物。葉がやわらかく、黄色い花をつける。日本の高山地域に自生するウサギギクの仲間。
抽出部位・採油法 ／ 花　浸出法
香り ／ アルニカの花独特の香り
おもな働き
肌荒れを防ぎ、肌をやわらかく保つ。
使用上の注意 ／ 敏感肌の人は、必ずパッチテスト（p.23）を。

打ち身・捻挫の「薬草」エキスをオイルに

　フランスの高原に咲くキク科のアルニカの花をおもにヒマワリ油などで浸出したオイル。ヨーロッパでは打ち身や捻挫の応急対処の薬草とされ、肩・腰・関節や運動後のマッサージに適します。肌荒れを防ぎ、やわらかく保つ効果も。香りが強いので、ほかの植物油と混ぜての使用がおすすめです。

オリーブオイル

Olive oil
学名　*Olea europaea*

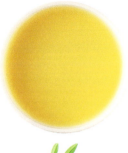

主産地 ／ イタリア
原料になる植物 ／ オリーブ。果実をつけ始めてから100年以上実らせ続ける。
抽出部位・採油法 ／ 果肉　圧搾法
香り ／ 果肉特有のフルーティーな独特の香り
おもな働き
❶炎症やかゆみを抑え、妊娠線の予防にも効果がある。
❷ヘアトリートメント効果があり、シャンプーの原料に向く。
使用上の注意 ／ まれにアレルギー反応を起こすことがある。目に入るとしみて非常に痛いので、フェイシャルマッサージに用いるときは注意する。

栄養価の高さから、美容にも使えるオイル

　食用としてポピュラーなオイルですが、栄養価の高さから美容目的にもよく用いられます。アボカドオイル同様、種子ではなく果肉から搾油します。肌につける場合は食用のものではなく、化粧品として販売されているものを使いましょう。

オリーブスクワランオイル

Olive squalane oil
学名　*Olea europaea*

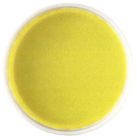

主産地 ／ スペイン
原料になる植物 ／ オリーブ。果実をつけ始めてから、100年以上実らせ続ける。
抽出部位・採油法 ／ オリーブオイルから蒸留・水素添加
香り ／ ほぼ無臭
おもな働き
必要な皮脂を補い、乾燥を防ぐ。
使用上の注意 ／ 敏感肌の人は、必ずパッチテスト（p.23）を。

オリーブオイルから抽出された優秀保湿成分

　オリーブオイルに含まれるスクワレンという成分をさらに抽出したオイル。人の皮脂に含まれていますが、加齢とともに失われてしまう成分。補うことで肌をしっとりと保ちます。浸透力にすぐれ、オリーブオイルより高価ですがサラサラした肌ざわりで刺激が少ないため、敏感肌の方にも安心です。

カカオバター（ココアバター）
Cocoa butter
学名　*Theobroma cacao*

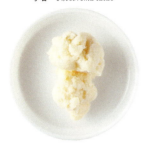

- 主産地／ガーナ、インド、ジャワ、スリランカ、中南米
- 原料になる植物／カカオ。ラグビーボールを細くしたような形の茶色い大きな果実の中に、長さ3cmほどの種が30数個つまっている。
- 抽出部位・採油法／種子　圧搾法
- 香り／ホワイトチョコレートのような甘い香り
- おもな働き
  ① 常温では固形だが体温で容易に溶け、そのまま保湿クリームや軟膏として利用できる。
  ② 皮膚をやわらかくすべすべにする効果がある。リップクリームの原料としても需要が高い。
- 使用上の注意／皮膚にアレルギー反応を起こすことがある。ほかの動物・植物性脂肪やワックス類などを含んだ製品もあるので表示に注意する。

酸化しにくい天然のバターは、甘い香りが魅力

　カカオ豆から抽出される植物性の天然バターです。カカオの甘い香りと保湿効果の高さが魅力。化粧品やヘアケア製品の原料として広く利用されています。常温で固形のため、手作り石けんやクリームの固さの調節にも重宝します。手のひらの体温で（融点は35〜36度）やわらかくして、直接肌に用いることもできます。また、酸化しにくいので長期保存も可能です。

カスターオイル（ヒマシ油）
Castor oil
学名　*Ricinus communis*

- 主産地／アメリカ
- 原料になる植物／ヒマ（蓖麻＝唐胡麻＜トウゴマ＞の別名）。古代エジプト人はランプの燃料に利用していたといわれる。種子は豆のような形。
- 抽出部位・採油法／種子　圧搾法
- 香り／わずかだが特有の香りがある
- おもな働き
  ① 粘性が高いので、マッサージには使用しない。保湿効果がすぐれており、基礎化粧品やリップクリーム、シャンプーなどの原料に欠かせない。
  ② 寝る前に足の裏に塗ったり、おなかや腰などをマッサージすると、便通によいといわれる。

免疫力強化、デトックスなどの力もあるオイル

　日本ではヒマシ油の名でなじみのあるカスターオイル。良質なものは、多くのすばらしい効能をもっていて、体に塗ったり、湿布をするだけで全身の免疫力を強化します。体にたまった老廃物や毒素を排出する作用にすぐれ、便秘や関節の痛み、体がだるいといった不調にも即効性があります。

カメリアオイル（椿油）
Camellia oil
学名　*Camellia japonica*

- 主産地／日本
- 原料になる植物／ヤブツバキ。本州以南の日本全土、台湾、朝鮮半島に分布。日本から世界に広がった園芸花。
- 抽出部位・採油法／種子　圧搾法
- 香り／ほぼ無臭
- おもな働き
  ① 浸透性にすぐれ、乾燥肌、老化肌のスキンケアに向いている。
  ② 紫外線UVB波を吸収する作用があり、軽い日焼け止めとして利用できる。
  ③ 髪に用いると、ドライヤーやカラーリングのダメージから髪を守り、サラサラに保つ。

日本でも古くから髪や肌を美しく保つ油として人気

　椿油といえば、日本では昔から女性の黒髪を美しく保つ油として重宝されてきました。飲用や明かり用、薬として用いられたという記録もあります。紫外線防止効果があるので、髪や肌を日焼けから守ることができます。肌へのなじみがよく、あまりべたつきませんが、未精製の椿油はほかのオイルとブレンドすると使いやすいでしょう。酸化しにくく、比較的長期間の保存が可能。

PART 3　植物油・バター・ワックス図鑑

カレンデュラオイル

Calendula oil
学名　*Calendula officinalis*

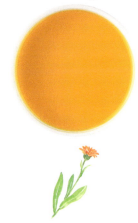

主産地／アメリカ、イギリス、オーストラリア、カナダ
原料になる植物／カレンデュラ（キンセンカ）。別名、ポットマリーゴールド。オレンジ色の花は栄養価が高く、食用（エディブルフラワー）や着色料にも用いられる。
抽出部位・採油法／花　浸出法
香り／コクのあるやや強い香り
おもな働き
❶抗炎症作用があり、肌荒れや肌の乾燥のケアに向く。
❷刺激がマイルドで赤ちゃん用の化粧品の原料としても使われる。

抗炎症作用で肌荒れのケアができるオイル

　オレンジ色が美しいカレンデュラですが、この花をほかの植物油に数日〜数週間浸して、有効成分を浸出させることができます。浸出油も美しいオレンジ色です。植物油はサンフラワー（ヒマワリ）オイルが一般的。こうして作るオイルはインフューズドオイル（浸出油）と呼ばれ、家庭でも作ることができます。

キャロットオイル

Carrot oil
学名　*Daucas carota*

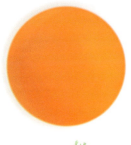

主産地／カナダ
原料になる植物／ワイルドキャロット、および食用ニンジンの根。食用ニンジンはワイルドキャロットの改良種。ワイルドキャロットは食用にはされない。
抽出部位・採油法／根　浸出法
香り／ほのかにニンジンの香りがある
おもな働き
β-カロテンやビタミンEの働きで細胞の酸化を防ぎ、肌の老化を予防・改善する。
使用上の注意／皮膚や衣類に色が付着することがあるので注意。

ニンジンの抗酸化作用を、抽出して活用

　ワイルドキャロットまたは食用ニンジンの根を植物油に2〜3週間浸して成分を浸出させ、ろ過して作るオイルです。鮮やかなオレンジ色と、ほのかなニンジンの香りが特徴。すぐれた抗酸化作用をもつβ-カロテンやビタミンEを含み、老化が気になる肌や日焼けした肌のケアに効果があるといわれています。トリートメントオイルや乳液のベースなどに使われます。

ククイナッツオイル

Kukui nut oil
学名　*Aleurites moluccana*

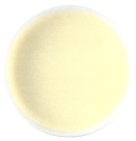

主産地／ハワイ
原料になる植物／ククイ。ハワイに自生する落葉高木。20〜30mになる。ハワイ州の州木。堅い皮で覆われた果実の中に原料の種子がある。
抽出部位・採油法／種子　圧搾法
香り／ほのかにククイナッツの香りがある
おもな働き
❶ビタミンが豊富で浸透性が高く、乾燥肌や肌荒れをすばやく改善する。
❷刺激が少ないので、敏感肌や赤ちゃん、お年寄りにも安全。

乾燥を潤し、ベビーマッサージにも使える安全性が魅力

　ハワイでおなじみの、サラサラしていてスッと肌に浸透する、スキンケアに適したオイルです。安全性が高く、ひどい乾燥肌でも、軽くマッサージするだけで潤いがよみがえります。ベビーマッサージにも使える安全性が注目を集めています。夏は日焼け用のサンオイルや、日焼け後の肌のケアにも活躍します。かつてはやけどの手当てにも使われました。別名キャンドルナッツ。

PART 3　植物油・バター・ワックス図鑑

グレープシード オイル

Grape seed oil
学名　*Vitis vinifera*

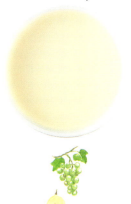

主産地	／イタリア、チリ、フランス
原料になる植物	／ブドウ。ワインの原料用に栽培されているもの。ワインの製造後に残るブドウの種子が原料。
抽出部位・採油法	／種子　圧搾法
香り	／ほぼ無臭

おもな働き
①軽くさっぱりした質感でよく広がるので、広範囲のマッサージがしやすい。
②刺激が少なく保湿効果が高いので、敏感肌や乾燥肌に有効。
③クレンジング作用があり、オイリー肌にも適している。

無臭に近く、ブレンドした精油の香りが生かせる

　ワインを製造したあとに残るブドウの種子を原料とする、ワインの副産物ともいえるオイルです。世界中で大量に生産されるワインが原料とあって、植物油の中では比較的安価な点が魅力。ほとんど無臭なので、精油の香りをより楽しみたいときにおすすめです。さっぱりしていてよくのびるので、ボディマッサージに向きます。ビタミンEを多く含み酸化しにくいのが特徴。

ココナッツオイル

Coconut oil
学名　*Cocos nucifera*

主産地	／インドネシア、フィリピン、インド、ベトナム
原料になる植物	／ココヤシ。よく実がなり多いものは年間200個の実をつける。生産性がよいため多くの地域で栽培されている。
抽出部位・採油法	／果肉　圧搾法
香り	／ココナッツの甘い香り

おもな働き
①肌への刺激は比較的強いので注意。
②酸化しにくいので、ほかのオイルに混ぜると酸化防止剤の働きをする。
③乾燥した髪をケアするヘアオイルに向く。

使用上の注意／敏感肌の人は必ずパッチテスト（p.23）を。

植物油の中でも特に軽いオイル

　化粧用油として出回るのは、精製（分留）された無色透明のタイプです。植物油の中で最も軽いといわれ、使用感は水のよう。食用のものは常温で白く固まり（融点25度）、石けんの原料としてもよく使われます。

小麦胚芽オイル

Wheat germ oil
学名　*Triticum vulgare*

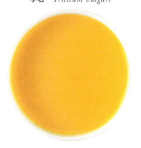

主産地	／アメリカ、オーストラリア、カナダ
原料になる植物	／小麦。小麦の粒から小麦粉を製造する過程で、オイルの原料となる小麦胚芽が分離される。
抽出部位・採油法	／小麦胚芽　圧搾法
香り	／穀類のやや強い香り

おもな働き
①豊富なビタミンEが血行を促し、乾燥や肌荒れ、老化防止に非常に有効。
②マッサージによって冷え性や、スポーツ後の筋肉痛が緩和される。

使用上の注意／小麦にアレルギーがある人は使用を控えたほうがよい。

抗酸化作用のビタミンEを豊富に含み、粘性が高い

　小麦胚芽油は、ビタミンEを豊富に含んでいることで有名な植物油です。ただ、粘性が強く使用感が重いため、マッサージに単独で用いることはほとんどなく、ほかの植物油に1〜5％程度ブレンドして使われます。ビタミンEの抗酸化作用の働きで、ブレンドオイル自体の寿命も長くなります。

177

PART 3　植物油・バター・ワックス図鑑

シアバター

Shea butter
学名　*Butyrospermum parkii*

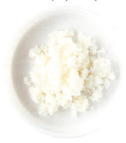

主産地／ガーナ、ナイジェリア、ブルキナファソ

原料になる植物／シア（カリテ）。サバンナに自生する。プラムのような実がなり、その種子の仁が原料。

抽出部位・採油法／種子（仁）　圧搾法

香り／やや甘いホワイトチョコレートのような香り

おもな働き
❶髪にパックすると育毛効果が期待できる。
❷抗酸化作用によりしわのないやわらかい肌をよみがえらせ、長時間保湿効果を持続する。
❸けがや炎症を治そうとする皮膚の力を促進するので、ハンドクリームやフットクリームに最適。
❹石けんにブレンドすると、肌の潤いを保つ。

体温で溶け、単独でクリームのようにも使用

　サバンナに分布するシアの木の種子から採れる油脂で、カリテバターとも呼ばれます。常温では固形ですが、肌に塗るとゆるやかに溶けるので（融点50度程度）、単独でクリームのように使用することも可能。紫外線から肌を守り加齢による肌の衰えに働きかけ、しわを目立ちにくくさせます。精製された無色無臭のものが化粧品原料として使われます。

スイートアーモンドオイル

Sweet almond oil
学名　*Prunus amygdalus* var.*dulcis*

主産地／アメリカ、イタリア、ギリシャ、フランス

原料になる植物／スイートアーモンド。春にピンク色の花をつける。緑色の果実の中の種子がオイルの原料。

抽出部位・採油法／種子（仁）　圧搾法

香り／ほのかにアーモンドの香ばしい香り

おもな働き
❶オレイン酸やビタミンなど豊富な栄養素を含み、肌をふっくらやわらかくする。
❷保湿効果が高く、乾燥肌や乾燥によるかゆみや炎症がある肌に適している。
❸なめらかですべりがよく、マッサージに用いるとリラックス感が高まる。

ナッツ独特の香りで、サラリとした使用感

　スイートアーモンドの種子から採れるオイル。オレイン酸を80％含む栄養価の高さとサラリとした使用感で、ボディマッサージに好適、サロンなどで最も頻繁に使われています。新鮮なオイルにはナッツの芳香がありますが、精油をブレンドすると気になりません。比較的安価な点も魅力です。

セサミオイル（ゴマ油）

Sesame oil
学名　*Sesamum indicum*

主産地／アフリカ、イタリア、インド、中国、南米

原料になる植物／ゴマ。東インドの熱帯地域が原産。さやの中の種子がオイルの原料。白ゴマから採れるオイルが最高級。

抽出部位・採油法／種子　圧搾法

香り／ほぼ無臭

おもな働き
❶ビタミンEやミネラルを豊富に含み、老化が気になる肌に効果的。
❷体を温め、冷え性や腰痛、肩こりなどの症状を緩和する。

4000年の歴史を誇る長寿の果実から搾るオイル

　インドのアーユルヴェーダでも使用されるオイルです。日本人にとっても身近なオイルですが、一般に料理に用いる色の濃いゴマ油は、ゴマを焙煎してから圧搾したもので香ばしいにおいが強く、アロマテラピーには向きません。マッサージ用には専門店で売られる化粧用のものを選びます。酸化しにくいため、ほかのオイルに混ぜると酸化防止剤の働きをします。

セントジョンズワート オイル
St. John's wort oil
学名　*Hypericum perforatum*

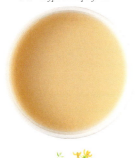

- 主産地 / アメリカ、イギリス、フランス
- 原料になる植物 / セントジョンズワート。和名は西洋オトギリソウ。古くから薬草として広く利用される。
- 抽出部位・採油法 / 花　浸出法
- 香り / ハーブ系の落ち着いた香り
- おもな働き
  1. すべての肌質に使えるが、特にオイリー肌、敏感肌の改善に有効。
  2. 筋肉痛や関節炎、神経痛などの痛みをやわらげ、切り傷、やけど、捻挫などの回復を促す。

花のもつ有効成分を ほかの植物油に 浸して抽出

　カレンデュラオイルと同様、花をほかの植物油に浸して作る浸出油です。植物油はおもにバージンオリーブオイルが用いられるのが一般的。黄色い花からしだいに有効成分がしみ出します。単独でも使用できますが、比較的高価なオイルなので、ほかのオイルに10〜20％の割合でブレンドするとよいでしょう。

ソヤオイル （大豆油）
Soya oil
学名　*Glycine max*

- 主産地 / アメリカ、ブラジル
- 原料になる植物 / 大豆。さやの中に3〜4個の種子（豆）ができ、その種子からオイルを抽出する。
- 抽出部位・採油法 / 種子　圧搾法
- 香り / おだやかな香り
- おもな働き
  1. 肌をやわらかくし、しっとりさせる。乾燥による肌荒れを防ぐ。
  2. 炎症をやわらげ、肌の再生を促す。
- 使用上の注意 / 酸化しやすいので注意。アレルギーを起こす場合があるので、使用前に必ずパッチテスト（p.23）を行う。

肌を守るために必要な 多くの脂肪酸を 豊富に含む

　大豆から抽出される油脂。大豆サポニンやビタミンEが豊富で抗酸化作用にすぐれています。リノール酸や大豆レシチン、大豆イソフラボンなども含まれているため、肌を老化から守り、しっとり保つのに役立ちます。食用のオイルもありますが、アロマテラピーには化粧品として販売されるものを使用しましょう。

月見草オイル （イブニングプリムローズオイル）
Evening primrose oil
学名　*Oenothera biennis*

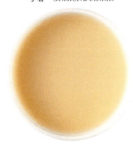

- 主産地 / アメリカ、地中海沿岸、中国
- 原料になる植物 / ツキミソウ。北米原産のハーブ。生命力が強く、乾燥地帯でも繁殖する。オイルの原料になるのは種子。
- 抽出部位・採油法 / 種子　圧搾法
- 香り / まったりとしたクセのある香り
- おもな働き
  1. しわを予防し、ハリのある肌に導く。
  2. 保湿効果にすぐれ、乾燥肌や乾燥によるかゆみ、炎症などを改善する。
- 使用上の注意 / 非常に酸化しやすいので、ごく少量ずつ購入するか、酸化防止効果のあるオイル（ホホバオイルなど）とブレンドするとよい。

アンチエイジング 効果の高い 「美容液」としても

　月見草オイルは、アンチエイジング効果の高いオイルとして、最近人気が高まっています。単独で使用する場合は、美容液として毎日のスキンケアにプラスすると、しわやたるみを防いで若い肌を維持します。また、キングス・キュアオール（King's cureall：王の万能薬）の異名をもち、北米の先住民は外傷の治療に用いていました。

PART 3 植物油・バター・ワックス図鑑

パームオイル

Palm oil
学名　*Elaeis guineensis*

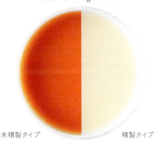

未精製タイプ　　　精製タイプ

主産地 ／インドネシア、ナイジェリア、マレーシア
原料になる植物 ／アブラヤシ。熱帯地域に自生し、直径5cmほどの実をつける。果肉のほか種子からもオイルが採れる（パームカーネルオイル）。
抽出部位・採油法 ／果肉　圧搾法
香り ／やや強い油臭さがある
おもな働き
おもに石けんの材料として用いられ、トリートメントオイルや手作り化粧品に利用されることはほとんどないが、溶けくずれにくい石けんを作ることができる。

ビタミンEと
カロテンが豊富で
美肌に

　パームオイルはパーム（アブラヤシ）の赤い果肉から採れるオイルです。植物性石けんの原料となるオイルとして広く知られ、手作り石けんの材料としてもよく使われます。石けんを堅く長持ちさせるほか、豊富に含まれるビタミンEとカロテンが美肌に導きます。精製された白色と、精製しない赤色（レッドパームオイル）があります。

ピーチカーネル
オイル

Peach kernel oil
学名　*Prunus persica*

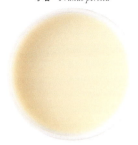

主産地 ／アメリカ
原料になる植物 ／モモ（桃）。食用にするモモの種子の中の仁からオイルが作られる。
抽出部位・採油法 ／種子（仁）　圧搾法
香り ／クセのない香り
おもな働き
❶肌の乾燥を防ぎ、潤いを保つ。
❷刺激が弱いので、フェイシャルマッサージに使用するとよい。
❸肌質を選ばないが、特に乾燥肌、老化肌、敏感肌に適している。
❹皮膚によく浸透し、栄養を与えて肌荒れを改善する。

刺激の少ない
軽い使用感で、
アロママッサージにも

　モモの種子の仁から抽出される油脂。サラリとした肌ざわりで刺激も少ないため、フェイシャルマッサージなどにおすすめ。保湿力が高いオレイン酸をたっぷりと含み、肌内部にゆっくり浸透して、乾燥肌のケアに適しています。細胞膜の原料となるリノール酸や、細胞の酸化を防いで肌を老化から守るビタミンEなども含まれています。

ピーナッツオイル

Peanut oil
学名　*Arachis hypogaea*

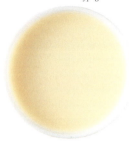

主産地 ／ナイジェリア、アメリカ、インド、中国
原料になる植物 ／落花生。花が受粉後、地中で結実する珍しい植物。オイルの原料は種子。搾りかすは飼料になる。
抽出部位・採油法 ／種子　圧搾法
香り ／ほのかにピーナッツの香りがある
おもな働き
❶多くの肌タイプに有効で、血行を促し健康な肌質にととのえる。
❷関節炎、リウマチの治療に有効。
使用上の注意 ／アレルギー反応を起こす場合があるので注意。使用前に必ずパッチテスト（p.23）を行う。

栄養価が高く、
重めの使用感で
クリームなどに使用

　ピーナッツから採れる栄養価の高いオイルです。ビタミンやたんぱく質が豊富に含まれ、肌にはもちろん髪の毛の健康にも働きます。スキンケアや、手作り石けん、食用にも用いられますが、使用感がやや重く、マッサージには軽めのキャリアオイルとブレンドするのがおすすめ。クリームや石けんに使うとなめらかでマイルドな使用感になります。

ヒッポファエオイル（サジーオイル）

Sea-buckthorn oil
学名　*Hippophae rhamnoides*

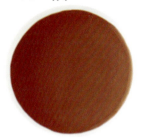

主産地 ／ 中国、ロシア、モンゴル

原料になる植物 ／ ヒッポファエ（ウミクロウメモドキ）。ロシアや中国の高地に自生するグミ科の植物。果実は食用にもなる。

抽出部位・採油法 ／ 果実　圧搾法

香り ／ フルーティーな香り

おもな働き
ビタミンA・C・Eが非常に豊富なので、フェイシャルオイルとして最適。ホホバオイルなどに10％程度ブレンドするとよい。

使用上の注意 ／ 高濃度で使用すると、皮膚や衣類に色が付着することがあるので注意。

肌を守り、皮脂バランスをととのえる働きも

　ヒッポファエから抽出。果肉の色により色素が濃く、ほかの植物油とブレンドして使用することが多いオイルです。中国名の「沙棘油（サジーオイル）」、英名の「シーバックソーンオイル」と呼ばれることも。各種ビタミンのほか、リノール酸やリノレン酸を豊富に含み、皮脂のバランスをととのえるのに役立ちます。

ヘーゼルナッツオイル

Hazelnut oil
学名　*Corylus avellana*

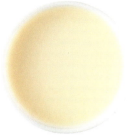

主産地 ／ フランス、トルコ

原料になる植物 ／ ヘーゼルナッツ。北ヨーロッパ原産の落葉樹。1本の木に雌雄両性の花をもつ。オイルの原料は種子。

抽出部位・採油法 ／ 種子　圧搾法

香り ／ ほのかにヘーゼルナッツの香りがある

おもな働き
❶豊富な栄養素を含み、あらゆる肌トラブルに効果的。特に傷んだ肌の修復や老化肌を改善。
❷収れん作用があり、ニキビ肌やオイリー肌の改善に効果がある。

使用上の注意 ／ アレルギーを起こす場合があるので注意。使用前に必ずパッチテスト（p.23）を行う。

オイリー肌のケアにも使える、ベタつきのないオイル

　ヘーゼルナッツの種子から採れるオイルで、使用感がマイルドで浸透力にすぐれています。べたつきがほとんどないため、ボディ用のトリートメントオイルに適しています。ベビーマッサージに用いても安全です。オイルでありながら軽い収れん作用があるため、オイリー肌のケアにも。石けんに用いると保湿力の高いものが作れます。

ヘンプシードオイル

Hemp seed oil
学名　*Cannabis sativa*

主産地 ／ オーストラリア、中央アジア

原料になる植物 ／ 麻。カスピ海沿岸から北インドまで、広い地域に自生している。葉や茎は繊維の原料として利用される。

抽出部位・採油法 ／ 種子　圧搾法

香り ／ スパイシーでハーバルな香り

おもな働き
❶浸透力と保湿力にすぐれ、肌の乾燥を防ぎ、潤いを保つ。
❷頭皮を健やかにし、髪につやを与える。

必須脂肪酸をバランスよく含み、サラッとした肌なじみ

　アジア原産の麻の種子から抽出される油脂。サラッとした肌ざわりで、浸透力にすぐれていることが特徴。細胞膜の原料となる必須脂肪酸、リノール酸（ω6）やα-リノレン酸（ω3）が理想的なバランスで豊富に含まれ、抗酸化作用にすぐれたビタミンEとともに、肌の新陳代謝を活発にしてみずみずしさを保ちます。

PART 3　植物油・バター・ワックス図鑑

ホホバオイル

Jojoba oil
学名　*Simmondsia chinensis*

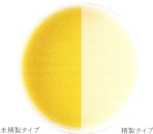

未精製タイプ　　　精製タイプ

主産地／アメリカ、イスラエル、メキシコ
原料になる植物／ホホバ。砂漠地帯に自生する低木。灰緑色の肉厚の葉は水分を失わない工夫。オイルの原料は堅果。
抽出部位・採油法／種子　圧搾法
香り／（精製）ほぼ無臭、（未精製）ハーブ系の個性的な香り
おもな働き
❶すべての肌質に合い、浸透性がよい。肌をやわらかくし、保湿する効果がある。
❷紫外線から肌を守る作用がある。

高い抗酸化作用を
もち、手作り化粧品に
ぴったり

　別名ホホバワックス（Jojoba wax）。一般的にオイルに分類されていますが、成分的には植物性の液体の蝋（ろう）すなわちワックスです。低温になると凝固しますが、温めると液体に戻り、湯せんにかけても傷みが進みません。抗酸化作用が強く手作り化粧品に最適。精製と未精製のタイプがあり、未精製タイプはほのかな香りが楽しめます。

ボリジオイル

Borage oil
学名　*Borago officinalis*

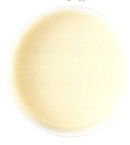

主産地／オーストラリア、カナダ、中国、フランス
原料になる植物／ボリジ。青い可憐な花を咲かせ、花、生葉は食用としても用いられる。オイルの原料は種子。
抽出部位・採油法／種子　溶剤抽出法
香り／ほぼ無臭
おもな働き
寝る前にナイト用オイルとして肌に塗っておくと、翌日はハリのあるふっくらした肌が期待できる。

ビタミン、ミネラルの
バランスで
美肌効果に期待大

　高い保護作用によって皮膚を守るγ-リノレン酸（GLA）が豊富に含まれたオイルです。ビタミン、ミネラルの相乗効果によって美容液並みの美肌効果が期待できるので、手作りの保湿クリームの材料として活用しましょう。比較的安価で入手できるため、月見草オイルの代用品とされることもあります。

マカデミアナッツ
オイル

Macadamia nut oil
学名　*Macadamia ternifolia*

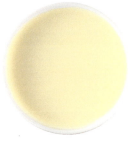

主産地／アメリカ、オーストラリア、ケニア
原料になる植物／マカデミア。オーストラリア先住民アボリジニの主食とされていたナッツがオイルの原料。
抽出部位・採油法／種子　圧搾法
香り／ほのかにマカデミアナッツの香りがある
おもな働き
❶加齢によって失うパルミトレイン酸を効率よく補い、ハリのある若々しい肌をよみがえらせる。
❷すぐれた保湿性と浸透力により、乾燥肌の悩みを軽減する。
❸紫外線から肌を守る。

肌の若返りに
成果を上げる
パルミトレイン酸が豊富

　マカデミアナッツオイルの一番の特徴は、パルミトレイン酸を含んでいることです。これは、人間の皮脂と共通する成分で、肌への浸透性にすぐれています。そのため、肌につけると吸い込まれるような感じで吸収され、サラッとした使い心地に。乾燥肌のケアに適しています。また、紫外線から肌を守る力ももったオイルです。

PART 3　植物油・バター・ワックス図鑑

マンゴーバター

Mango butter
学名　*Mangifera indica*

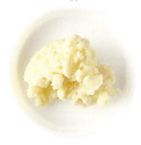

主産地／インド、フィリピン、マレーシア、メキシコ

原料になる植物／マンゴー。実、花、樹皮に薬効がある。オイルの原料は実の中にある平べったい種子。

抽出部位・採油法／種子　圧搾法

香り／かすかに甘い香り

おもな働き
❶肌をやわらかくし、保湿する。リップクリームの材料にも向く。
❷紫外線から肌を守る。肌に塗っておくときれいに日焼けできる。

使用上の注意／まれにアレルギー反応を起こすことがあるので、念のため必ずパッチテスト（p.23）をしてから使用。

保湿効果とともに、紫外線から肌を守る働きも

　マンゴーの果実の種子から搾油される植物性バターで、ほんのりと甘い香りがします。保湿効果が高く、肌をやわらかくする作用があります。乾燥肌の人に心強い存在です。また、紫外線から肌を守り、老化防止の作用もあるといわれています。そのため、多くの化粧品や石けんに用いられています。

ミツロウ

Beeswax
学名　*Apis mellifera*

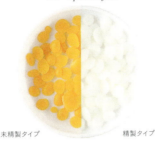

未精製タイプ　　　精製タイプ

主産地／アメリカ

原料になる植物／みつばちの巣。ミツロウは、みつばちが巣作りのために分泌する天然動物性ワックス。

抽出部位・採油法／みつばちの分泌物で作られた巣を精製、加工する。※未精製のものは花粉やプロポリスなどを含んでいる。

香り／（未精製）独特の甘い香り、（精製）無臭

おもな働き
保湿、柔軟、殺菌、抗炎症、治癒作用などがあり、市販のクリームや塗り薬の材料として使われる。

みつばちが分泌するワックスで肌をしっとりやわらかく

　ミツロウは、みつばちの腹部にあるろう腺から分泌されるワックスです。化粧品や石けん、ろうそく、絵の具、紙、建材などの原料として古代より広く活用されてきました。肌をしっとりやわらかくし、保護します。ミツロウ本来の色と香りが残る未精製タイプと、色と香りを取り除いた精製タイプがあるので、用途や好みで使い分けましょう。

ローズヒップオイル

Rose hip oil
学名　*Rosa canina* 、*Rosa rubiginosa*

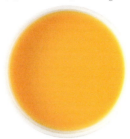

主産地／アメリカ、チリ

原料になる植物／ドッグローズ。野バラの一種で、南米アンデス山脈に自生。果実の中の種子がオイルの原料。

抽出部位・採油法／種子　圧搾法

香り／フルーティーな香り

おもな働き
しみ、しわ、くすみ、ニキビあと、乾燥肌、たるみなど、加齢や生活環境の悪化による肌の衰えを改善する。

使用上の注意／非常に酸化が早いので、少量ずつ購入し、開封後は冷蔵庫に保管するとよい。

美容効果が高いリノール酸、α-リノレン酸が豊富

　ドッグローズという野バラの果実の種子から採れるオイルです。リノール酸やα-リノレン酸をたっぷり含むため、しみ、しわの改善や美白のパワーへの期待が寄せられる美容オイルとして有名。単独で美容液として、またほかのオイルとブレンドしてフェイシャルマッサージをすると効果的です。

183

12カ月の精油

気候や行事に合わせて心や体をととのえられるおすすめの精油を紹介します。精油で季節を感じるのは素敵なことです。

1月
サンダルウッド	p.070、071
ベチバー	p.131
レモン	p.157

心身ともに改まる1年を、空気を清らかにする香りでスッキリとスタートしましょう。

2月
ティートリー	p.100
ネロリ	p.107
マージョラム・スイート	p.136

寒さの厳しい時期は体調不良を起こさないよう、抗菌力があり、気持ちを明るくする精油を。

3月
ゲットウ	p.065
ベルガモット	p.133
ユーカリ	p.146

花粉症の時期のサポートする香りと、別れや旅立ちで沈む気分を落ち着かせる香りが力になります。

4月
カモミール・ローマン	p.052
プチグレイン	p.122
ローズマリー	p.165

水温み、花開く季節。ポジティブになる香りや脳を活性化する香りが、門出を励ましてくれます。

5月
モミ	p.144
ラベンダー	p.153
ローズ・オットー	p.164

新環境で崩れやすい自律神経バランスを調整する精油と、紫外線の季節の美肌を守る精油を。

6月
イランイラン	p.037
グレープフルーツ	p.062
バジル	p.110

梅雨の湿度で重くなりがちな心と体。甘く癒される香りとさわやかな香りのミックスがおすすめ。

7月
カモミール・ジャーマン	p.051
サイプレス	p.069
パルマローザ	p.115

夏の始まりは汗の季節。抗菌防臭作用を持つ精油でさわやかに過ごして。アウトドアにもぴったり。

8月
ジャスミン	p.080
ペパーミント	p.132
ライム	p.149

真夏には華やかな香りでバカンス気分を盛り上げたり、清涼感たっぷりの精油でクールダウンがおすすめ。

9月
クラリセージ	p.061
マートル	p.137
ベチバー	p.131

夏の疲れはリラックスしてほぐして。女性特有の不調をやわらげる精油と、安眠できる精油が味方に。

10月
シダーウッド	p.075、076
ゼラニウム	p.090
レモングラス	p.158

秋、真っ盛り。不安を遠ざけ元気にしてくれる香りで、仕事も趣味も目いっぱい楽しんで!

11月
ジュニパーベリー	p.082
パチュリ	p.111
マンダリン	p.140

冷たい風に吹かれた夕暮れ、人恋しさをシャープな樹木系や甘みのある柑橘の香りで癒やして。

12月
オレンジ・スイート	p.045
ブラックペッパー	p.124
フランキンセンス	p.126

あわただしい師走は、「クリスマスの香り」のオレンジと、体を温める香りで1年を締めくくりましょう。

PART 4
アロマテラピーの楽しみ方

アロマテラピーを、生活の中に取り入れるためのさまざまな方法を紹介します。基本となる芳香浴から、お風呂などで楽しむ沐浴、オイルを使ったマッサージのハウツーも詳しく解説。どれも手軽に楽しめますが、注意すべきポイントについても知っておいてください。

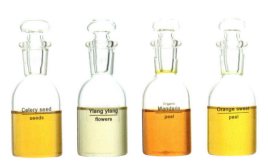

芳香浴

空気中に精油を拡散させて、嗅覚で香りを楽しみ 心身のバランスをととのえる方法

空気中に精油を拡散させ、鼻から芳香成分を取り入れる芳香浴は アロマテラピーを楽しむ基本の方法です。特別な道具を使わない方法もあり、 手軽に始めることができます。自分の部屋だけでなく、外出先でも楽しむ方法があります。

ディフューザー、アロマライトを使う

アロマディフューザーは、超音波や電動式のエアポンプによる空気圧で、精油の芳香成分の微粒子を空気中に拡散させる器具。熱を使わない拡散方法なので、精油の芳香成分を損ないにくく、また広い範囲に長時間香りが持続します。また、アロマライトは、電球の熱で精油を温める芳香浴専用のグッズです。上部にある受け皿に精油を1〜5滴落とし、スイッチを入れると、15ワット程度の明かりがつきます。徐々に精油が温められ、芳香成分が漂います。湯または水を使用するものもあります。器具を使うときは、必ず取扱説明書を確認してください。

マグカップを使う

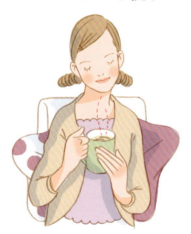

陶製またはガラス製のマグカップなどの容器に湯を8分目まで入れ、精油を1、2滴落とし、カップから立ち上る香りを楽しみます。カップをテーブルに置くか、みぞおちあたりに持ち、湯気とともに立ち上る香りを深呼吸すれば、p.190にあるスチーム吸入の手軽な方法となり、呼吸器系の不調をやわらげます。目を閉じたほうが香りに集中でき、満喫できます。

カップは使用後に洗っても精油の香りが残る場合があり、芳香浴専用として、食事用の器とは必ず別にしてください。

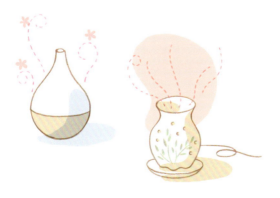

芳香浴の注意点
- 同じ香りの中にいると香りを感じにくくなります。
- 精油の量は、部屋の広さ、精油の種類による香りの強さなどを目安に、調節しましょう。
- 香りの感じ方には個人差があります。人が集まる場所で行う際は、置き場所や香りの強さ、精油の種類などに配慮しましょう。
- ときどき部屋の換気をしながら行いましょう。

ハンカチやティッシュを使う

木綿など精油の浸透性のいいハンカチ、またはティッシュペーパーに精油を1、2滴落とし、鼻に近づけて深呼吸します。精油によっては布に着色するものがあるので、しみが残ってもかまわないものにしましょう。

専用のストーンを使う

精油が浸透しやすい素焼きの陶器や石にしみ込ませる方法。仕事や読書などひとりで楽しみたいときに適しています。枕元に置いたり玄関などに置くのもよいでしょう。電力や熱を使わず安全な方法です。

天然塩などを使った芳香浴

天然塩や重曹などに混ぜて置く方法も。身近なものを使うので手軽です。小皿に盛ってハーブなどをブレンドするとよいでしょう。

天然塩で車内消臭するレシピ例

車の中の消臭に。化学合成の芳香剤は苦手だけど、車特有のにおいは消したいという場合によい方法です。樹木系のスパイシーな香りと、フルーティーな香りのブレンドでいやなにおいを撃退しつつ、さわやかな香りをキープ。

❶ボウルに天然塩を適量入れ、精油5〜10滴を加えて、スプーンなどでよく混ぜ合わせる。
❷①をコルク栓の広口びんなどに入れ、ふたをして倒れにくい場所に置く。
◎子どもが誤ってなめたりしないよう、置き場所には注意。不織布の袋に入れ、適当な場所に置くのもよいでしょう。

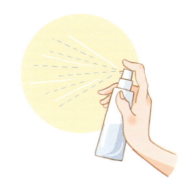

アロマスプレーで拡散する

精油の芳香成分を、一気に空中にすばやく拡散できます。玄関やトイレなどの消臭や、インテリアファブリックにもぴったり。また、外出時に携帯もできます。作り方も、好みの精油をエタノールに混ぜて精製水で希釈するだけと簡単です。精油は水に溶けないので、必ずエタノールに混ぜてから水を加えましょう。

アロマスプレーのレシピ例

精油は好みのものでOK。来客時に気分が明るくなるゼラニウムやオレンジ・スイート、就寝前にラベンダー、戸外の虫よけにレモングラス、また、いやなにおいを消したいときにはペパーミントやサイプレスなど消臭作用の高い精油で、一気にリフレッシュ。

❶スプレー容器に無水エタノール 5mlを入れ、精油を5〜10滴を加えてよく混ぜる。
❷①に精製水 45mlを加え、よく振って混ぜる。
使い方●使う前によく振って混ぜ、スプレーする。
保存●冷蔵庫で保存。2週間を目安に使い切る。

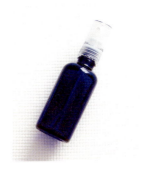

沐浴

精油の働きを高め、効率よく芳香成分を取り込む

入浴の温熱効果と精油の相乗効果でアロマを楽しむ方法です。
温浴することで血行がよくなり、体を浸すことで、鼻と皮膚から芳香成分を取り込みます。
浴室の密閉された空間で、より効率よく芳香成分が体に行き渡ります。

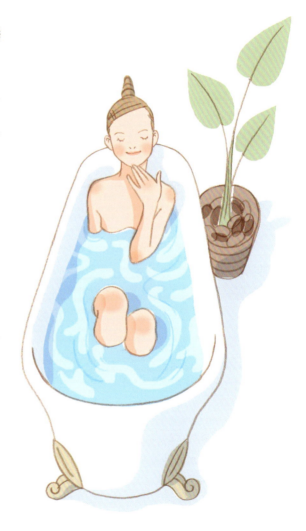

全身浴でリラックスしながら

精油は水に溶けないので、直接湯に入れず、必ず基材に混ぜた入浴剤を作ってから湯に入れ、よくかき混ぜて入浴します。精油は、1〜5滴。はじめは少なめから試してください。精油を混ぜる基材には、植物油、天然塩、重曹、はちみつなどが適しています。精油は無水エタノールで希釈して、それぞれの基材と混ぜます。また、湯の温度も大切です。リラックスしたいときは、ぬるめの湯（約38度）でゆっくり、リフレッシュしたいときは、少し熱めの湯（約40〜42度）にして短時間がよいでしょう。

半身浴なら体力負担も少なく

浴槽にみぞおちくらいまでつかるのが、半身浴。精油は1〜3滴までです。湯はぬるめにして、20〜30分くらいゆっくりとつかります。湯に肩までつかる全身浴に比べて心臓への負担が少なく、のぼせにくいので、長時間体を温めるのに適しています。下半身を中心に水圧がかかるため、血行がよくなり、冷え性の改善に。上半身を冷やさないようにタオルをかけるなど工夫します。

沐浴の注意点　●浴槽に入浴剤を入れたら、全体をよくかき混ぜてから入浴しましょう。肌に異常を感じたら、すぐ洗い流します。　●浴槽のタイプによっては使用できない場合があります。　●入浴剤は入浴の都度、ブレンドするか、できるだけ早く使い切りましょう。　●光毒性のある精油は、外出前の入浴には避けましょう。

足浴（フットバス）で足先から血行促進

大きめの洗面器やバケツなどに、少し熱め（42〜43度）の湯を、両足のくるぶしがつかる程度入れます。精油は1〜3滴を目安に無水エタノール5mlと混ぜて湯に入れ、さらによく混ぜ、5〜20分足を浸します。足から全身の血行がよくなります。冷え性や脚がむくみやすい人におすすめです。

手浴（ハンドバス）で腕から肩まで温める

洗面器に少しぬるめの湯を入れ、精油1〜3滴を無水エタノール5mlと混ぜて入れます。よく混ぜてから、両手の手首までを5〜10分くらい浸します。指先や腕の冷え改善だけでなく、上半身全体が温まり、腕から肩にかけての血行がよくなるので、肩こりや頭痛の改善に役立ちます。

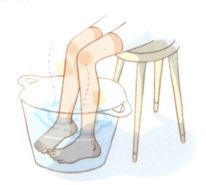
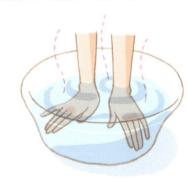

バスオイルのレシピ例

沐浴を楽しむなら植物油に混ぜると手軽で、保湿作用も加わります。心身ともにリラックスしたいならラベンダーやフランキンセンス。リフレッシュしたいならローズマリーやユーカリなど、その日の気分で精油を選んで。

❶ビーカーに植物油30mlを入れ、精油20滴（数種類ブレンドしても）を加える。
❷ガラス棒でよく混ぜてから、遮光びんに移す。
❸1回の入浴につき、びんをよく振ったバスオイル小さじ1を浴槽に張った湯に加え、よくかき混ぜて入浴する。

保存●遮光びんに入れて冷暗所で保存。1カ月を目安に使い切る。
◎オイルで浴槽がすべることがあるので注意しましょう。使用後は早めに湯を抜き、洗い流してください。作成日と精油名を記入したラベルを貼っておきましょう。

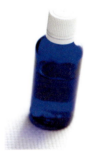

バスソルトのレシピ例

天然塩の発汗作用と精油の相乗効果で、体を温めるさわやかな入浴剤になります。カモミールやローズマリーがおすすめ。さらにハーブを加えれば香りも長持ちし、視覚的にも楽しめます。

❶天然塩300gにハーブ（ここではマロウのドライハーブ）を入れ、よく混ぜる。
❷入浴する際5mlの無水エタノールに精油1〜5滴を混ぜたものをスプレーなどで吹きつけて❶大さじ2杯に混ぜて使う。

保存●密閉容器に入れ、高温多湿を避けて保存。1カ月を目安に使い切る。
◎使用後は早めに湯を抜き、洗い流してください。

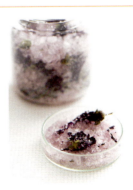

スチーム吸入、湿布

蒸気とともに芳香成分を取り入れる

吸入は、水蒸気とともに芳香成分を鼻や口から吸入し、呼吸器系の不調を緩和します。
湿布は、お湯の温熱作用、または水の冷却作用を利用し、香りを楽しむ方法です。

蒸気と一緒に揮発する精油を吸い込む吸入

洗面器に80度くらいの熱い湯を入れ、精油を1〜3滴たらします。乾いたバスタオルを頭からかぶり、目を閉じて、やけどに注意しながら湯の上20〜30cmあたりに立ち上る蒸気を顔に当てます。バスタオルで蒸気を逃さないようにして、深呼吸してリラックス。不快感があれば、すぐやめましょう。心地よいと感じられる程度、3〜5分ほど続けます。のどの痛みや鼻水の症状の緩和に、また、肌の老廃物を取り除く効果もあります。

マグカップを使って手軽にスチーム吸入する方法もあります。(p.186参照)

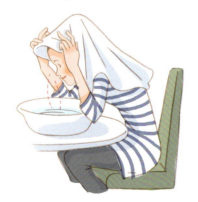

吸入の注意点
- 精油の種類によっては、刺激が強いものがあります。
- むせないように、またやけどに注意して行いましょう。
- 精油の香りや強さによって、滴数を調節しましょう。
- 咳やぜんそくの症状があるときは、蒸気が咳を誘発する可能性があるので、行わないでください。

温・冷湿布蒸気で肌から芳香成分を取り入れる

水や湯に浮かぶ精油をタオルですくいとるように浸して絞り、精油がついた部分が直接肌にふれないようにして、体に当てます。

温湿布 洗面器に熱湯を入れ、精油を1、2滴落とし、たんざく状にしたタオルを精油をすくうように浸して絞り、冷えやこりを感じる部分に当てます。タオルが冷めるまで使えますが、低温やけどに注意。タオルを絞るときもやけどに注意しましょう。

冷湿布 冷たい水(10〜15度)に精油を1、2滴落とし、精油をすくうようにタオルを浸して強めに絞り、熱をもっている部分に当てます。

温・冷湿布の注意点
- 精油の種類によっては、肌に刺激を与えるものがあります。
- 長時間の使用に注意。
- 肌に当てるとき、熱すぎたり、冷たすぎたりしないか注意しましょう。湿布を当てる箇所や時間を調整しましょう。
- 精油の色がタオルに付着する場合があるので注意しましょう。

スキンケア

基材を介して香りを肌にまとい楽しむ方法

精油は原液のまま直接肌につけることはできませんが、基材を使って適切に希釈することでスキンケアに芳香成分を取り入れることができます。アロマクラフトを作るルールもよく知って、活用してください。

精油を使って作る石けんやコスメなどをアロマクラフトと呼びます。使うときはもちろん、作る過程でも、精油の香りに癒やされてリラックスできます。基材と呼ばれる植物性の油脂などで希釈して作ります。植物油は肌から精油が浸透するのを助けます（p.172参照）。ただし、精油は原液が肌にふれると刺激が強すぎるので、製作中も精油が肌に直接ふれたり、目や口に入ったりしないように注意しましょう。

覚えておきたい注意事項

■ 精油は水との親和性が低い

ローションのようにベースに精製水を使うものは、精油をまず少量の植物油やアルコールで希釈してから、精製水に加えます。精油は水に溶けにくい性質をもっています。水などの水性の基材になじみにくいので、作りおきするようなクラフトは、使う前に、びんを振ったりかき混ぜたりして全体の濃度が均一になるようにしましょう。

■ 光毒性のある精油にくれぐれも注意

精油成分が肌に残ったまま紫外線にふれると赤くなったりかゆくなる反応を起こす精油の作用を、光毒性と呼びます（p.23参照）。使用には注意しましょう。

■ アロマクラフトの保管

多くの場合、1回および数回分で使い切れる量だけを作ります。精油も植物油も空気にふれることで、香りが揮発してしまったり、成分が変質します。保存の目安はアイテムごとに記載してありますが、香りが変化してきたと感じたら、使用をやめましょう。

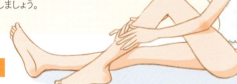

精油を希釈して生かす基材について

精油を希釈して生かすための基材は、植物油だけでなく、ほかにもいろいろあります。材料をそろえると便利。

■ 植物油、バター、ミツロウ
自然由来の油脂たち。ミツロウ以外は植物由来。（p.173〜を参照）

■ 無水エタノール
水に親和性のない精油を、水と混ざりやすくする、度数の高いアルコール。

■ 精製水
ミネラルや塩素など不純物を取り除いた水。化粧水などに

■ フローラルウォーター
水蒸気蒸留法で精油を蒸留するときに採れる芳香蒸留水。化粧水などに。

■ グリセリン
油脂のグリセリドからとれる無色透明のとろみのある液体。保湿剤として使用。

■ カオリン（クレイ）
スキンケア用のクレイ（粉末粘土）。血行を促し、毛穴や皮膚の老廃物を除去

■ モンモリオナイト（クレイ）
クレイパックの原料で、殺菌力があり、汚れの吸着力にすぐれ、肌の角質を除去

■ 天然塩
海水のミネラルをたっぷり含む天然塩。発汗作用も期待できる。

■ ドライハーブ
ドライハーブを入浴剤や石けんに加えれば、効能・香りとともに彩りをプラス。

■ ハーブパウダー
ドライハーブを粉末状にしたもの。色づけやスクラブ剤としてコスメ作りに。

■ 重曹（炭酸水素ナトリウム／重炭酸ナトリウム）
無臭・白色の弱アルカリ性の粉末。アロマテラピーでは医療用のものを使用。

■ ハチミツ
殺菌効果や、炎症を鎮める作用もあり肌をしっとりさせる効果も。

■ 石けん素地
無香料無着色で、グリセリン成分を含む。加熱して溶かして成形する。

そろえると便利な道具
ビーカー、ガラス棒、乳鉢・乳棒、計量スプーン、スパチュラ。料理用とは別にして、アロマクラフト専用としガラス・ステンレス・陶製のものを用意。使用後はよく洗浄し、清潔に保つ。

肌の清浄

消毒作用のある精油を使ったスキンケアクラフトで、肌をさっぱりさせましょう。肌を保護する皮脂を取りすぎないことも大切です。

石けん（ボディ用）の基本レシピ例

市販のMPソープ素地を使えば、しっとりした石けんが手軽に作れます。溶かして精油を混ぜて型に入れ、固めるだけ。リフレッシュできる柑橘系の精油や、抗菌作用の高いティートリーなどがおすすめです。

❶色づけをする場合はハーブパウダー少々を少量のぬるま湯で溶き、ペースト状にしておく。
❷ビーカーにMPソープ素地100gを入れ、電子レンジにかけ、完全に溶けたら、①を加えてよく混ぜる。さらに精油20滴を加え、よく混ぜる。
❸好きな型に流し入れ、風通しのよいところで冷まし、完全に固まったら型から取り出す。風通しのよいところでさらに3〜4日乾燥させる。

保存●乾燥した場所で、常温で約1年間。

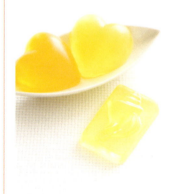

デオドラント

精油を希釈し、肌につけて香り成分を楽しみましょう。香りでリラックスしたり、リフレッシュすることで、スキンケア効果も期待できます。

香油の基本レシピ例

植物油に精油で香りづけしたものが香油。アルコールで希釈したオーデコロンよりも長い時間香りが肌にとどまって香り続けます。ローズ、ジャスミン、ネロリなど香りが濃厚なものがおすすめ。

❶ビーカーに植物油（ホホバオイルなど、香りの強くないもの）30mlを入れ、精油を6滴加える。精油は1〜4種類ほど、好きな組み合わせで。
❷ガラス棒でよく混ぜ合わせてから、遮光びんに移す。

使い方●使う前によく振って混ぜ、手首や胸元などに少量塗る。
保存●冷暗所で保存。1カ月を目安に使い切る。

ボディパウダーの基本レシピ例

汗を吸着してくれるカオリンなどのクレイを使って、制汗パウダーを手作り。ティートリーなどの収れん作用のある精油や、殺菌作用のある精油がおすすめ。

●密閉できるファスナー式のビニール袋に、カオリン大さじ2とコーンスターチ大さじ2を混ぜ、精油3滴を加えて、封をし、袋を振ってよく混ぜる。茶こしでふるい、パウダー容器に移す。

使い方●パフなどにパウダーを少量ずつとり、汗が気になる部分にはたく。肌を清潔にしてから使いましょう。
保存●冷暗所で保存して、1カ月を目安に使い切る。

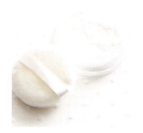

肌を癒やして保護する

肌細胞は、体を守るバリア機能をもっています。肌が乾燥するとバリア機能が落ちてしまうので、保湿して肌を守りましょう。

スキンケアローションの基本レシピ例

精油に植物油などの基材を少量プラスすることで、精油がスキンケアローションのベースとなる精製水と混ざりやすくなります。カモミール・ローマンやラベンダーなどは肌からリラックスさせてくれます。

❶ビーカーに無水エタノール 5mlを入れ、精油2滴を加えてガラス棒でよく混ぜる。
❷①にグリセリン 5mlを加えよく混ぜる。
❸②に精製水 40mlを加え、さらによく混ぜて、遮光びんに移す。

使い方●使う前にびんをよく振って混ぜ、手にとるか、清潔なコットンにしみ込ませて、顔にパッティングする。
保存●冷蔵庫で保存。1週間を目安に使い切る。

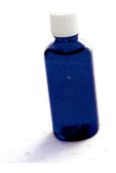

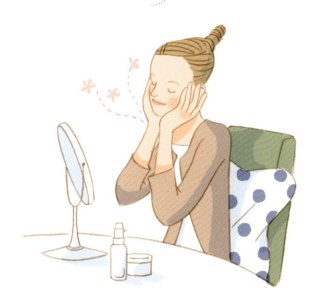

クレイパックの基本レシピ例

クレイが汚れを吸着する力を利用して、肌を守りながら毛穴の汚れと余分な皮脂を取り去りましょう。皮脂分泌を調整するゼラニウムやクラリセージなどがおすすめ。

❶乳鉢にホワイトクレイ大さじ1を入れ、精製水小さじ2を加えてしばらくおく。水分が浸透したら、ペースト状になるまで乳棒を使ってよく練り混ぜる。
❷ホホバオイル小さじ2を少しずつ加え、ペースト状になるよう練り合わせる。
❸精油2滴を加えて、さらに練り合わせる。

使い方●洗顔後、水けをふき取ってから、目と口の周りを避けてパックを塗る。そのまま1～3分おき、ぬるま湯で洗い流す。水けをふき取り、ローションで肌をととのえる。
保存●必ず1回分ずつ作り、その場で使い切る。

スキンケアスプレーの基本レシピ例

エタノールの効果で、肌をスッキリとリフレッシュしながら、精油の香りを楽しみましょう。炎症を鎮めるラベンダーや保湿作用のあるゲットウなどの精油がおすすめ。※刺激が少ない精油を選びます。

❶ビーカーに無水エタノール 5mlを入れ、精油3滴を加え、ガラス棒でよく混ぜる。
❷①に精製水 25mlを加えてよく混ぜ、遮光スプレーびんに移す。

使い方●メイクのあと、顔から20cmほど離し、ミストのように吹きつける。目はとじておくこと。
保存●冷暗所で保存して、1週間を目安に使い切る。

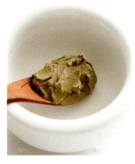

ボディのスキンケア

首から下の皮膚は、顔の皮膚よりもやや厚く丈夫ですが、それでも乾燥するとバリア機能が落ちてしまいます。特にひじ、ひざ、かかとなどの関節部分や、爪の周りの皮膚は乾燥してひび割れやすいので、しっかり保湿して保護します。また、衣類や靴で常に覆われて蒸れやすい部分はさっぱりリフレッシュしてあげましょう。

ボディスクラブのレシピ例

肌をすべすべにする天然塩のスクラブ。天然塩を乳鉢でこまかくすりつぶして使用します。使うときに1回分ずつ作るので、香りで心身ともにリフレッシュできます。グレープフルーツやローズマリー精油がおすすめです。

❶乳鉢に天然塩大さじ1を入れる。微粒子の天然塩が手に入らない場合は、パウダー状になるまで乳棒ですりつぶす。
❷①に植物油大さじ1を加えて混ぜ、精油3滴（数種ブレンドしても）を加えてさらによく混ぜる。
使い方●手のひらに少量とり、軽く洗った肌の気になる部分をやさしくマッサージ。ぬるま湯で軽く洗い流し、水けをふき、クリームなどで保湿を。
保存●1回ごとに使い切る。

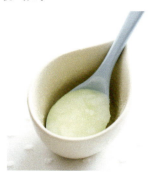

ボディオイルのレシピ例

ちょっとカサカサして気になる部分に、さっと手軽に塗れるボディオイルが便利。お風呂上がりなど血行がよくなっているときが効果的です。ローズマリー精油などがおすすめ。

●ビーカーにホホバオイル15mlを入れ、精油3滴を加えてガラス棒でよく混ぜ、遮光びんに移す。
使い方●清潔な手のひらにオイルをとり、気になる部分に塗布する。
保管●冷暗所で保存して、1カ月を目安に使い切る。

ネイルオイルのレシピ例

根元の甘皮部分が乾燥すると爪がひび割れたり、二枚爪になってしまったり。爪によいレモンの作用で爪と爪の周りの皮膚をオイルで守りましょう。

●アボカドオイル5mlとホホバオイル15mlをビーカーに入れ、精油2滴を加えてガラス棒でよく混ぜ、遮光びんに移す。
使い方●スポイトで1本の指に1、2滴ずつオイルを落とし、甘皮から爪先にかけて、マッサージするように塗り込む。レモンには光毒性があるため使用後すぐに紫外線に当たることは避ける。
保管●冷暗所で保存して、1カ月を目安に使い切る。

フットスプレーのレシピ例

立ちっぱなし、座りっぱなしで足がむくんでつらいとき、また靴を脱いだときのにおいが気になるときにも便利なフットスプレー。ユーカリやローズマリーなどのスッキリする精油で。

❶ビーカーに無水エタノール5mlを入れ、精油6滴を加えてよく混ぜる。
❷①に精製水25mlを加えて、ガラス棒でさらによく混ぜ合わせ、スプレー遮光びんに移す。
使い方●仕事やショッピングのあと、疲れた脚に吹きつける。香りで気分もリフレッシュ。
保管●冷蔵庫で保存し、1週間を目安に使い切る。

アロマトリートメント

香りとマッサージの相乗効果で体をメンテナンス

自分の好きな精油、または用途に合わせた精油を選んで、手作りオイルを作り、トリートメントしてみましょう。香りとマッサージの相乗効果で時間をかけて心身ともにメンテナンスしてください。

アロマトリートメントは、疲労した筋肉をほぐし、ストレスによる緊張をやわらげ、自律神経のバランスをととのえます。また、肌をさすることで、血行やリンパ液の流れをよくし、余分な水分や老廃物をデトックス。スキンケア効果も期待できます。

希釈濃度についての注意事項

精油を肌に使う場合の希釈濃度の目安は、植物油の量に対して、
- ボディに使用する場合…1％以下
- 顔に使用する場合…0.1〜0.5％以下

ただし、これはあくまでガイドラインです。デリケートな肌に使用する場合は、これよりもさらに低い濃度から始めることをおすすめします。

トリートメントオイルのレシピ例

希釈率を守り、光毒性のある精油や肌への刺激のある精油を避ければ、基本的に自分が好きな精油を選んでOKです。成分の働きにも注目して選びましょう。

❶ビーカーに植物油30mlを入れ、精油を加える。

精油の量は基準を守り、香りの好みや強さによって加減しますが、植物油30mlに対して精油は、ボディ用には1〜6滴以下、フェイス用には1〜3滴以下が適量。希釈濃度を守りましょう。

❷ガラス棒でよく混ぜ合わせ、保存容器に移す。作成日などを記入したラベルを貼る。

使い方●使う前にびんをよく振って中身を混ぜ、手のひらに適量をとり、ケアしたい部分をやさしくなでるようにマッサージする。

保管●冷暗所で保存。1カ月を目安に使い切る。

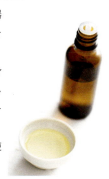

目的に合わせたトリートメントオイルレシピ例

ホルモンバランスをととのえる	うつな気分のときに	脚のむくみに	目の疲れ・肩こりに
クラリセージ………2滴 ベルガモット*………2滴 ラベンダー………2滴 スイートアーモンドオイル ………30ml ●おなかや腰をなでるようにマッサージ	カモミール・ローマン ………1滴 ラベンダー………2滴 オレンジ・スイート………2滴 スイートアーモンドオイル ………30ml ●くつろぎながらハンドマッサージ	サイプレス………2滴 ジュニパーベリー ………2滴 グレープフルーツ* ………2滴 ホホバオイル………30ml ●ふくらはぎから足の裏までマッサージ	ラベンダー………2滴 ローズマリー・カンファー ………2滴 レモングラス………2滴 ホホバオイル………30ml ●首筋や肩をもみ込むようにマッサージ

＊光毒性のある精油は、使用直後に紫外線に当たらないよう注意。

セルフトリートメントで心も体もリフレッシュ

トリートメントするときは、力を入れすぎないように気をつけて、「気持ちいい」を基準にしましょう。始める前に体を温め、軽くストレッチをしてほぐしておくと効果的。入浴後がおすすめです。入浴しない場合でも、手浴や足浴、温湿布などをしたり、よくさすって温めます。オイルのなじみ方がよくなり、ふれた体の部分を冷やしません。手も温めておきましょう。

オイルは、まず手にとり、両手によくなじませます。オイルがつきすぎるとすべってしまうので、たくさんつけすぎないようにしてください。

トリートメントの基本

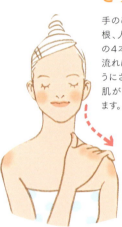

さする
手のひらや親指のつけ根、人さし指から小指の4本を使い、リンパの流れに沿うように流すようにさすります。摩擦で肌が温まる効果もあります。

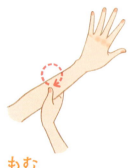

もむ
親指、または中指を肌に軽く押し当て、心地よいと感じる力で小さな円を描くようにします。まぶたやおなかなど、デリケートな部分は親指よりも中指を使いましょう。

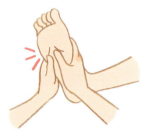

押す
親指、または中指を使って押します。また人さし指から薬指の3本を使う場合、親指のつけ根を使って広い面積で圧をかける方法もあります。

ハンドトリートメント

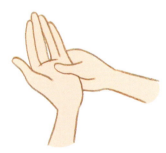

手指・手のひら・手の甲
オイルを手になじませて、手の甲全体をゆっくりと親指を使って押す。手のひらは数カ所を痛くないようにゆっくりと2〜3秒押して離す。手の指を1本ずつもみほぐす。

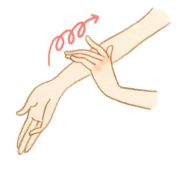

腕
手首からひじまで、手で包み込むように少し強めにさする。このとき、手首からひじへ向かって、腕の内側と外側をらせんを描きながらさする。

フットトリートメント

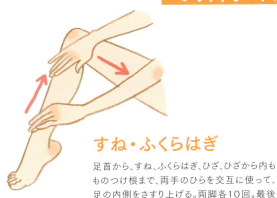

すね・ふくらはぎ
足首から、すね、ふくらはぎ、ひざ、ひざから内ももものつけ根まで、両手のひらを交互に使って、足の内側をさすり上げる。両脚各10回。最後に両手で脚を包むようにして、もみほぐす。

くるぶし・足
親指でくるぶしの周りを丁寧にさする。足首回りも軽く親指を押し当てながら、円を描くようにもみほぐす。

ベビーマッサージでスキンシップを楽しむ

まだ言葉を使い始める前の赤ちゃんと、マッサージでスキンシップすることは、究極のコミュニケーションになります。親子のきずなを深めるベビーマッサージをスタートしてみましょう。赤ちゃんは、人の手でふれられることが大好きです。マッサージをしてあげると、赤ちゃんは安心してリラックスするし、マッサージするママやパパの気持ちも幸せになることでしょう。

ベビーマッサージは軽くさするだけで十分です。どこからどう始める、というルールはありません。赤ちゃんがいやがらない部分、気持ちよさそうにする部分を、話しかけながらやさしくなでるようにします。簡単ですが、注意すべきことをきちんと守りましょう。

ベビーマッサージで注意すべきこと

- 赤ちゃんの肌に直接使えるのは、植物油のみ。精油は一切使いません。
- 赤ちゃんの体を冷やさないように、部屋は暖かくして、オイルは手のひらで十分温めてから使いましょう。
- マッサージ中に芳香浴をすると、よりリラックスできますが、赤ちゃんや授乳期のママが使用できる精油には制限があります。使える精油については、p.24を参照してください。

おなかのトリートメント

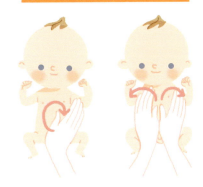

手のひらを使って、おなかを時計回りになでたり、両手でおなかから肩にかけてなでてあげましょう。わきもさすってあげましょう。

背中のトリートメント

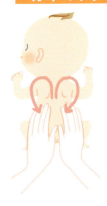

手のひらを使って、うつぶせにした赤ちゃんの背中から肩をなでます。また、わきからお尻、背中全体を両手で包み込むようにさすってあげましょう。

生活の中で使う方法

精油がもつ清浄にする力を活用してきれいな暮らしに

精油の中には、殺菌・抗菌作用や消臭作用、汚れを落とす作用をもつものがあります。この特性を生かして、掃除に使用したり、部屋の空気を清浄にするようなクラフトを作って使ってみましょう。精油のもつ芳香成分で、気持ちも明るくスッキリとします。

殺菌力を生かして洗剤に

ナチュラルでエコな掃除方法が人気です。重曹やクエン酸などだけでも効率的に生活の汚れを落とすことはできますが、さらに精油のいい香りとともに、消臭効果や殺菌効果を利用しましょう。また、柑橘系の精油には、油との親和性から汚れ落としに使えるものもあります。

キッチン洗剤のレシピ例

ティートリー、ラベンダー、レモングラスなど精油の抗菌作用を生かしたり、好みの香りがあることで、食器洗いが楽しくなります。

●無香料の食器洗い洗剤100mlに精油20滴（2種類以上ブレンドしても）を加え、全体に均一に混ぜ、洗剤用の容器に入れる。

使い方●キッチン洗剤を水で湿らせたスポンジなどにとり、食器を洗い、流水で洗い流してすすぎ、乾いた布でふき取る。

保管●冷暗所で保存し、1カ月を目安に使い切る。

クレンザーのレシピ例

重曹はクレンザーがわりになり、また油汚れを落とすのにとても効果的。グレープフルーツ、ティートリーなど殺菌、消臭の作用がある精油をプラスして、ナチュラルクリーニングで大活躍。

●重曹100gに精油20滴（2種類ほど合わせても）を加え、全体に精油成分が行き渡るように、よく混ぜ合わせる。

使い方●少量ずつたわしやスポンジなどにとり、水を少々加えて、汚れを掃除する。

保存●密閉容器に入れて、乾燥した場所で保管。1カ月を目安に使い切る。

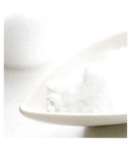

掃除用スプレーのレシピ例

油分を落とす力をもつオレンジ・スイートを使った掃除用のスプレーなら、掃除しつつ、空気を清浄にしてくれます。窓ガラスや鏡などの掃除に。

●スプレー容器に水道水300mlを入れ、精油10滴を加え、ふたをしてよく振る。

使い方●窓ガラスや鏡にスプレーを吹きつけて、雑巾などでふき取る。

保管●その日のうちに使い切る。

生活のニオイを消臭する

ただ単に、いい香りで生活のいやなニオイを覆い隠すのではなく、消臭効果のある精油を使えば、いやなニオイを分解してよい香りを残すことができます。そして香りが弱くなった重曹は、掃除に使えます。また、重曹だけでなくp.187で紹介したように天然塩に精油を混ぜて使うこともできます。

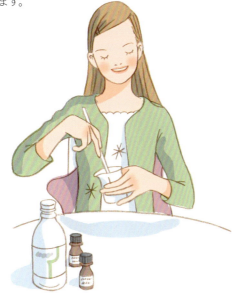

トイレの消臭剤のレシピ例

ペパーミント、サイプレスなど空気を清浄にし、消臭作用の強い精油を重曹に加えたナチュラル消臭芳香剤です。トイレだけでなく玄関や、部屋のタバコ臭を追い払うのにも効果的。香りがなくなったら、交換します。

❶ボウルに重曹を入れ精油を加えて、スプーンでよく混ぜ合わせる。
❷①を広口びんや皿に盛り、トイレに置く。
◎子どもが誤ってなめたりしないよう、置き場所には気をつけてください。

掃除機の排気のニオイ対策例

掃除機の排気は意外とにおうものです。ユーカリ、タイムなど殺菌力がありスッキリした香りの精油のデオドラント効果で、よい香りに包まれてスッキリと掃除ができます。

方法●重曹大さじ1に精油3～5滴を加え、よくしみこませたら床にまき、掃除機で吸う。
●フィルター式の掃除機ならフィルターを交換するときに、新しいフィルターに精油を1～3滴落としてセットする。

公共の場でも生かされるアロマテラピー

アロマテラピーは、生活の中で個人的に楽しむだけではありません。近年、パブリックスペースなどでの活用が増えてきました。リラックスした雰囲気や、すがすがしい空気にすることで、公共の場によい効果を生み出します。仕事や作業を集中して進められたり、無味乾燥になりがちな雰囲気をやわらげて人間関係をスムーズにしたり。場所・場面ごとに活用されている例を紹介します。

学校や図書館で	授業中や読書中には、集中力を高め心を落ち着かせる精油を、休憩スペースではリラックスできる精油で芳香浴。
保育園・幼稚園で	園児の登園前に、風邪の季節なら抗菌力のある精油を、夏なら虫よけ作用のある精油を使ったルームスプレーを。
オフィスビルや商業施設で	受付では社風に合う精油の芳香浴で、来客によい第一印象を。人の出入りが多い場所には消臭効果のある精油を。
美容院やエステサロンで	使用するタオルやガウン、スリッパにスプレーなどで香りづけすれば、気持ちよくリラックスしてもらえます。
医療現場や介護施設で	カウンセリング時や待合室に心を落ち着かせる精油で芳香浴。入院患者や通所者への手足のオイルマッサージにも。

目的&お悩み別 おすすめ精油一覧表

心の調子をととのえる　　　　　　　　　　　　　　　　　　Mental Care

リフレッシュしたい	カモミール・ジャーマン	グレープフルーツ	ジュニパーベリー
緊張をほぐしたい	イランイラン	クラリセージ	ブルーサイプレス
寝つきが悪いときに	ラベンダー	カモミール・ローマン	オレンジ・スイート
熟睡したい	フランキンセンス	カモミール・ジャーマン	サンダルウッド
落ち込んだときに	ジャスミン	シトロネラ	ゼラニウム　　ベンゾイン
リラックスしたい	イランイラン	ラベンダー	サンダルウッド　　ベルガモット
眠気を覚ます	レモン	ローズマリー	ペパーミント
イライラを鎮めたい	ユーカリ	ネロリ	パチュリ　　ベチバー
月経前のうつ	ベルガモット	クラリセージ	フェンネル・スイート　マンダリン
集中力をアップしたい	ローズマリー	レモン	ゲットウ　　バジル・リナロール
産後の憂うつな気分	オレンジ・スイート	プチグレイン	ネロリ
女性特有の気持ちの落ち込み	ローズ・オットー	ジャスミン	ゼラニウム

美容・肌の調子をととのえる　　　　　　　　　　　　Beauty & Skin Care

乾燥肌、保湿	カモミール・ローマン	ラベンダー	ネロリ
エイジングケア	ゼラニウム	ゲットウ	フランキンセンス
ハンドケア	ゼラニウム	オレンジ・スイート	ローズ
むくみ	グレープフルーツ	ジュニパーベリー	ローズマリー
汗のにおい対策	レモングラス	シトロネラ	ローズマリー
頭皮ケア	パルマローザ	レモングラス	シダーウッド
ネイルケア	レモン		
フットケア（かかとの角質）	ベンゾイン	オレンジ・スイート	
フットケア（足の疲れ）	ペパーミント	ユーカリ	ローズマリー
抗菌石けん	レモングラス	サンダルウッド	ティートリー
ニキビ・吹き出物	ラベンダー	ティートリー	カユプテ

200

目的やお悩みに合わせて精油を選ぶときは、成分や作用を理解すると、より効果的に使いこなせます。
この一覧表の精油はそれぞれ単品で使用してもいいし、ブレンドすることで効果を深める組み合わせとなっています。

体の調子をととのえる　　　　　　　　　　　　　　　　　　　　Body Care

頭痛	ペパーミント	カモミール・ローマン	パチュリ	
冷え改善	ローズマリー	ゼラニウム	ネロリ	
風邪（予防）	ユーカリ	ティートリー	レモングラス	ユズ
風邪（初期症状）	ラベンサラ	ニアウリ	パルマローザ	ミルラ
便秘	レモン	マージョラム・スイート	ブラックペッパー	
咳がひどいときに	フランキンセンス	カモミール・ジャーマン	カユプテ	ブルーサイプレス
二日酔い	グレープフルーツ	スペアミント	ハッカ	フェンネル・スイート
腰痛	カモミール・ジャーマン	シトロネラ	プチグレイン	
肩こり	ラベンダー	ローズマリー		
更年期	ペパーミント	ゼラニウム	ミルラ	
ダイエット	グレープフルーツ	ジンジャー	ローズマリー	
胃もたれ（消化促進）	ペパーミント	ジュニパーベリー	ハッカ	
汗のにおい（デオドラント）	レモン	パインニードル		
花粉症	ペパーミント	ユーカリ		
虫よけ	ユーカリ・シトリオドラ	シトロネラ	バジル・リナロール	
やけどしたとき	ラベンダー	ローズマリー	パインニードル	
すり傷・切り傷	ティートリー	ラベンダー		
スポーツ（ウォーキング、集中）	レモン	ニアウリ	ブラックペッパー	
スポーツ（ヨガ、瞑想）	パチュリ	オレンジ・スイート	サンダルウッド	

生活に生かす　　　　　　　　　　　　　　　　　　　　　　Housekeeping

キッチンの清掃	レモングラス	ティートリー	ハッカ	
窓や鏡をきれいに	オレンジ・スイート	レモン	プチグレイン	
トイレの消臭	ティートリー	ローズマリー	ペパーミント	
掃除機の排気消臭	ユーカリ	サイプレス	ヒノキ	
車内の消臭	ペパーミント	シダーウッド	グレープフルーツ	ライム

精油の作用についての用語解説

用語	読み方	作用
あ		
引赤	いんせき	血液の量を増やし、局部を温かくする
うっ滞除去	うったいじょきょ	水分がたまっているのを改善する
か		
緩下	かんげ	腸の中を緩め、排便を促進する
強肝	きょうかん	肝臓の機能を刺激し、高める
強心	きょうしん	心臓を刺激して活性化させる
強壮	きょうそう	体のさまざまな機能や能力を向上させる
去痰	きょたん	気管支から過剰な粘液を除去する
駆虫	くちゅう	寄生虫や害虫を駆除する
駆風	くふう	腸内にたまったガスを排出させる
血圧降下	けつあつこうか	血圧を低くする
血圧上昇	けつあつじょうしょう	血圧を上昇させる
血管拡張	けっかんかくちょう	血管壁を拡張させる
血管収縮	けっかんしゅうしゅく	血管壁を収縮させる
血行促進	けっこうそくしん	血液の流れをよくする
解毒	げどく	毒物物質を中和させる
解熱	げねつ	体を冷却させ、高い体温を低下させる
抗アレルギー	こうあれるぎー	アレルギー症状を軽減させる
抗ウイルス	こうういるす	ウイルスの繁殖を抑制する
抗うつ	こううつ	うつな気分を明るく高める
抗炎症	こうえんしょう	炎症を鎮める。抗カタル。鼻水などの粘膜の症状をやわらげる
抗菌	こうきん	細菌の繁殖を抑える
抗酸化	こうさんか	細胞の酸化を防いで、老化を防止する
抗真菌	こうしんきん	真菌（カビによる水虫やカンジダ膣炎など）の繁殖を抑える
興奮	こうふん	感情を高ぶらせる
さ		
催淫	さいいん	性欲を高める
催乳	さいにゅう	母乳の出をよくする
細胞成長促進	さいぼうせいちょうそくしん	皮膚細胞の成長を促す
催眠	さいみん	眠気をもたらす
殺菌	さっきん	細菌を殺す
殺虫	さっちゅう	虫を殺す
弛緩	しかん	筋肉を緩ませる
子宮強壮	しきゅうきょうそう	子宮の機能を高め、正常化する
刺激	しげき	外部から働きかけて、感覚や心に反応を起こさせる
止血	しけつ	出血を止める

精油にはさまざまな天然由来の薬理成分が含まれており、それぞれが異なる働きをもち、心身に作用します。
本書では精油の作用について紹介していますが、難しい用語が多いため、ここでその意味と働きを紹介します。

用語	読み方	作用
収れん	しゅうれん	組織を引き締める
消化促進	しょうかそくしん	消化を助ける
消臭	しょうしゅう	においを消す
食欲増進	しょくよくぞうしん	食欲を高める
自律神経調整	じりつしんけいちょうせい	自律神経の機能を正常化させる
神経強壮	しんけいきょうそう	アドレナリンの分泌量を増やし、エネルギーを増進させる
神経バランス調整	しんけいばらんすちょうせい	自律神経のバランスをととのえる
頭脳明晰化	ずのうめいせきか	頭をはっきりさせる
制汗	せいかん	汗を抑える
精神高揚	せいしんこうよう	気分を高める。やる気がみなぎる
整腸	せいちょう	腸の消化、吸収、運動などの機能を高める
組織細胞再生	そしきさいぼうさいせい	傷ついた組織を再生させる

た

用語	読み方	作用
胆汁分泌促進	たんじゅうぶんぴつそくしん	胆汁排出を増加させる
鎮痙	ちんけい	けいれんを鎮める
鎮静	ちんせい	興奮を鎮める
鎮痛	ちんつう	痛みをやわらげる
通経	つうけい	月経を促し、規則的にする

な

用語	読み方	作用
粘液過多治癒	ねんえきかたちゆ	粘膜を鎮静させ、粘液が過剰に分泌するのを治す

は

用語	読み方	作用
発汗	はっかん	汗を出す
瘢痕形成	はんこんけいせい	傷が治り、瘢痕（かさぶた）ができるのを助ける
光毒性	ひかりどくせい	皮膚につけて日光に当たると、しみの原因になる肌トラブルを起こす
皮膚細胞再生	ひふさいぼうさいせい	皮膚細胞ができるのを助ける
皮膚弾力回復	ひふだんりょくかいふく	皮膚の弾力を取り戻す
皮膚軟化	ひふなんか	皮膚をやわらかくする
疲労回復	ひろうかいふく	疲れを取り、体力を回復する
分娩促進	ぶんべんそくしん	安産を助ける
防虫	ぼうちゅう	寄生虫や害虫を防ぐ
保湿	ほしつ	皮膚の水分を保つ
ホルモン様	ほるもんよう	ホルモンに似た作用

ま

用語	読み方	作用
免疫調整	めんえきちょうせい	免疫バランスをととのえ、免疫力を高める
免疫賦活	めんえきふかつ	免疫機能を調整し、正常化させる

ら

用語	読み方	作用
冷却	れいきゃく	冷たくして、症状を鎮める

精油の芳香成分と特徴

アルデヒド類

特徴●強壮、解熱、神経系の鎮静、免疫刺激作用。皮膚刺激が強いので、低濃度で扱う。
成分の名前●アニスアルデヒド、クミンアルデヒド、シトラール、シトロネラール、デカナール、バニリン、ネラール、ゲラニアール、オクタナール、ペリラアルデヒド
この成分が多く含まれる精油●レモングラス

エステル類

特徴●抗ウイルス、抗炎症作用のほか、神経系の鎮痛作用。毒性が少ない。
成分の名前●アントラニル酸メチル、アンゲリカ酸イソアミル、アンゲリカ酸イソブチル、安息香酸ベンジル、酢酸ゲラニル、酢酸ネリル、酢酸ベンジル、酢酸ボルニル、酢酸ミルテニル、酢酸ラバンデュリル、酢酸リナリル、プロピオン酸ネリル、安息香酸メチル、酢酸テルピニル
この成分が多く含まれる精油●イランイラン　ジャスミン

カルボン類

特徴●抗酸化作用がある。
成分の名前●安息香酸、桂皮酸
この成分が多く含まれる精油●ベンゾイン

ケトン類

特徴●肝臓の機能を高めるほか、脂肪分解、かさぶたが作られるのを助けるなどの作用がある。神経毒性があるので、多量に含む精油は扱いを慎重に。
成分の名前●α-イロン、γ-イロン、α-イオノン、β-イオノン、イソメントン、ℓ-カルボン、d-カルボン、カンファー、β-ジオン、cis-ジャスモン、ダマスコン、ダマセノン、ツヨン、ヌートカトン、フェンコン、タジェトン、アルテミシアケトン、ベチボン、ベチベロン、メントン
この成分が多く含まれる精油●ペパーミント　ヤロウ・ブルー

酸化物（オキサイド）類

特徴●抗菌、抗ウイルス作用など。とても変化しやすく高温や酸素、水に弱い。皮膚刺激が強い。
成分の名前● trans-リナロールオキサイド、cis-リナロールオキサイド、1,8-シネオール、ビサボロールオキサイド
この成分が多く含まれる精油●ペパーミント　ローズマリー　ユーカリ

ジテルペンアルコール類

特徴●エストロゲンに似た作用があり、ホルモンに影響する。抗菌作用をもつ。
成分の名前●スクラレオール、フィトール
この成分が多く含まれる精油●クラリセージ　ジャスミン

セスキテルペンアルコール類

特徴●エストロゲンに似た作用があり、ホルモンに影響する。抗菌、抗アレルギー作用。
成分の名前●グロブロール、サンタロール、セドロール、ネロリドール、パチュロール、ビリジフロロール、ファルネソール、フェニルエチルアルコール
この成分が多く含まれる精油●サンダルウッド　パチュリ

精油にはたくさんの多様な芳香成分が含まれます。
PART2(p.30〜)の各精油のプロフィールにも、下段に作用とともに「おもな成分」として表記してあります。
これらは、以下の13に分類され、それぞれに特徴があります。
芳香成分を知ることにより、精油の作用もより深く理解できるようになります。

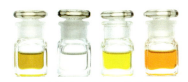

セスキテルペン炭化水素類

特徴●おもに炎症を抑える作用。うっ帯除去、抗アレルギー作用なども。
成分の名前●エレメン、α-ガイエン、カマズレン、β-カリオフィレン、β-trans-カリオフィレン、クルゼレン、α-コパエン、ガイアズレン、β-セスキフェランドレン、α-セドレン、パチュレン、ビサボレン、ヒマカレン、α-ファルネセン、β-ファルネセン、ブルネッセン
この成分が多く含まれる精油●シダーウッド　ミルラ

窒素含有物質

特徴●ジャスミンなどに含まれる香り成分。
成分の名前●インドール
この成分が多く含まれる精油●ジャスミン

フェノール類

特徴●強い殺菌力。大量で長期に使うと肝臓に負担がかかったり、皮膚刺激が起こることがある。
成分の名前●オイゲノール、カルバクロール、チモール、trans-アネトール、ヒノキチオール、メチルオイゲノール、アピオール、ミリスチシン
この成分が多く含まれる精油●クローブ　シナモンリーフ　パセリシード

モノテルペンアルコール類

特徴●抗ウイルス、殺菌作用、免疫調整作用も。毒性が少ない。
成分の名前●ゲラニオール、シトロネロール、テルピネオール、テルピネン-4-オール、ネロール、ボルネオール、メントール、ラバンジュロール、ℓ-リナロール、d-リナロール
この成分が多く含まれる精油●ローズウッド　ローズ・オットー

モノテルペン炭化水素類

特徴●ほとんどの精油に含まれる成分。うっ帯除去、強壮、去痰、抗炎症作用など。
成分の名前●trans-β-オシメン、カラレン、δ-3-カレン、カンフェン、サビネン、γ-テルピネン、パラシメン、α-ピネン、β-ピネン、α-フェランドレン、β-フェランドレン、β-ミルセン、リモネン
この成分が多く含まれる精油●オレンジ・スイート　グレープフルーツ　ベルガモット

ラクトン類

特徴●血栓を防ぐ作用で、血圧を降下させる。皮膚刺激、神経毒性があるので、多く含む精油の扱いに注意。
成分の名前●ジャスミンラクトン、フロクマリン、フタライド類、ベルガプテン
この成分が多く含まれる精油●ベルガモット

香りのタイプ別　INDEX

PART1　精油図鑑は、精油名の五十音順に並んでいますが、香りの特徴ごとに知りたいときは、
このインデックスを利用してください。　※香りのタイプについての解説はp.20をご覧ください。

オリエンタル

イランイラン	037
サンダルウッド・インド	070
サンダルウッド・オーストラリア	071
スターアニス	086
ナルデ	105
パチュリ	111
ベチバー	131

柑橘

オレンジ・スイート	045
カフィアライムリーフ	049
カボス	050
カヤ	053
グレープフルーツ	062
シークワーサー	072
シトロネラ	077
タンジェリン	097
プチグレイン	122
ブラッドオレンジ	125
ベルガモット	133
マンダリン	140
メリッサ	143
ユズ	148
ライム	149
レモン	157
レモングラス	158

樹脂

エレミ	040
オークモス	041
オポポナックス	043
ガルバナム	056
シスタス	073
バルサム・ペルー	114
フランキンセンス	126
ベンゾイン	134
マスティックトゥリー	138
ミルラ	142

樹木

ガイヤックウッド	046
カユプテ	054
クスノキ	059
クロモジ	064
コウヤマキ	066
コパイバ	067
サイプレス	069
シダーウッド・アトラス	075
シダーウッド・バージニア	076
シベリアモミ	079
ジュニパーベリー	082
スギ	085
タムシバ	095
ティートリー	100
ニアウリ	106
パインニードル	109
ヒノキ	118
ヒバ	119
ブラックスプルース	123
ブルーサイプレス	127
ホーリーフ	135
マートル	137
マヌカ	139
モミ	144
ユーカリ	146
ユーカリ・シトリオドラ	147
レモンティートリー	159
レモンマートル	161
ローズウッド	163

スパイス

アニスシード	032
アンブレットシード	034
オールスパイス	042
オレガノ	044
カルダモン	055
クミン	060
クローブ	063
コリアンダー	068
シナモンリーフ	078
ジンジャー	083
トゥルシー	102
トンカビーンズ	103
ナツメグ	104
バニラ	113
ピンクペッパー	120
ブラックペッパー	124
ランタナ	154
ローレル	167
ロベージ	169

ハーブ

アンジェリカルート	033
イニュラ	035
イモーテル	036
ウインターグリーン	039
カシスリーフ（新芽）	048
キャロットシード	057
クラリセージ	061
ゲットウ	065
シソ	074
スペアミント	088
セージ	089
セロリシード	091
セントジョンズワート	092
タイム・リナロール	093
ダバナ	094
タラゴン	096
ディル	101
バジル・リナロール	110
ハッカ	112

バレリアン	116
ヒソップ	117
フェンネル・スイート	121
ペパーミント	132
マージョラム・スイート	136
ヤロウ・ブルー	145
ラヴィンサラ	150
ラベンサラ	152
リツエアクベバ	155
リンデン	156
レモンバーベナ	160
ローズマリー	165
ロザリーナ	168
ワームウッド	170

フローラル

イリス	038
カーネーション	047
カモミール・ジャーマン	051
カモミール・ローマン	052
キンモクセイ	058
ジャスミン	080
ジャスミン・サンバック	081
スイセン（ナルキッソス、ジョンキル）	084
スパイクラベンダー	087
ゼラニウム	090
チャンパカ	098
チュベローズ	099
ネロリ	107
バイオレットリーフ	108
パルマローザ	115
ブルーム・スパニッシュ	128
プルメリア	129
フレンチラベンダー	130
ミモザ	141
ラバンディン	151
ラベンダー	153
ローズ・アブソリュート	162
ローズ・オットー	164
ロータス	166

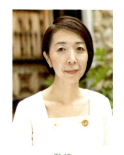
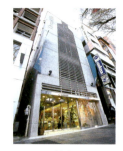

監修
佐々木 薫　Kaoru Sasaki

AEAJ認定アロマテラピー・プロフェッショナル。精油、ハーブの文化、歴史を探ることをライフワークとし、世界数十カ国を訪ね、レポートを続ける。各種カルチャースクール、社会人講座などの講師として活動。テレビ、マスコミを通じハーブ・アロマテラピーの魅力を普及する。生活の木Herbal Life College主任講師。著書に『スーパーはちみつ マヌカハニー使いこなしBOOK』『きほんのアロマテラピー』『佐々木薫のアロマテラピー紀行』(すべて主婦の友社)など多数。(株)生活の木カルチャー事業部ゼネラルマネージャー。

協力
株式会社 生活の木

生活の木は世界中のパートナーファーム(提携農園)から、厳選したオーガニックハーブや精油、植物油などを調達。全国約110の直営店のほか、カルチャースクール、ハーブガーデンや、アーユルヴェーダサロンなどを展開し、ハーブ、アロマテラピー、スーパーフードなどを活用したライフスタイルを提案する。

■ STAFF

装丁・本文デザイン
　　今井悦子(MET)

撮影(カバー、トビラ)
　　松木潤(主婦の友社)

撮影(序章)　那須野ゆたか　熊原美恵　宮城寛明

カバースタイリング　大谷優依

イラスト(植物画)
　　あらいのりこ(p.34、39、41、43、46、48、49、59、81、84、94、95、102、103、114、120、122、123、125、138、147、154、159、170)

　　永田デザイン室(上記以外)

イラスト(人物など)　岡本典子

DTP協力　AZ1

校正　北原千鶴子

編集　関川香織(K2U)

編集担当　森信千夏(主婦の友社)

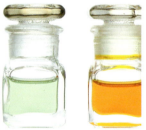
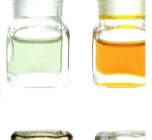

最新4訂版　アロマテラピー図鑑

令和元年　9月10日　第1刷発行
令和2年 12月10日　第2刷発行

監　修　　佐々木薫
発行者　　平野健一
発行所　　株式会社 主婦の友社
　　　　　〒141-0021
　　　　　東京都品川区上大崎 3-1-1 目黒セントラルスクエア
　　　　　電話　03-5280-7537（編集）
　　　　　　　　03-5280-7551（販売）
印刷所　　大日本印刷株式会社

© Kaoru Sasaki 2019 Printed in Japan　ISBN978-4-07-437978-1

R〈日本複製権センター委託出版物〉
本書を無断で複写複製（電子化を含む）することは、著作権法上の例外を除き、禁じられています。
本書をコピーされる場合は、事前に公益社団法人日本複製権センター（JRRC）の許諾を受けてください。
また本書を代行業者等の第三者に依頼してスキャンやデジタル化することは、
たとえ個人や家庭内での利用であっても一切認められておりません。
JRRC〈 https://jrrc.or.jp　eメール：jrrc_info@jrrc.or.jp　電話：03-3401-2382 〉

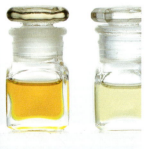

■本書の内容に関するお問い合わせ、また、印刷・製本など製造上の不良がございましたら、
　主婦の友社（電話03-5280-7537）にご連絡ください。
■主婦の友社が発行する書籍・ムックのご注文は、
　お近くの書店か主婦の友社コールセンター（電話0120-916-892）まで。
＊お問い合わせ受付時間 月〜金（祝日を除く）9:30〜17:30
　主婦の友社ホームページ　https://shufunotomo.co.jp/

※本書は『最新3訂版 アロマテラピー図鑑』(2014年刊)を改訂したものです。